Le guide de l'aromathérapie

Le guide de l'aromathérapie

Denise Whichello Brown

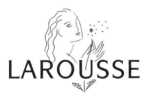

21 rue du Montparnasse 75283 Paris Cedex 06

Direction de la publication
Isabelle Jeuge-Maynart

Coordination éditoriale
Christine Dauphant
avec la collaboration de Marielle Euzéby

Traduction
Marie-Noëlle Pichard

Relecture-correction et mise en pages
Edire

Informatique éditoriale
Marion Pépin, Serge Boucher, Philippe Cazabet

Adaptation graphique
Cynthia Savage

Couverture
Véronique Laporte

Fabrication
Annie Botrel

Pour l'édition originale
© 1996, 2001, 2003, 2007 Denise Whichello Brown
Titre original : *Aromatherapy*
Première publication en anglais par Hodder Education,
338 Euston Road, London, NW1 3BH.

© Larousse 2008
Toute reproduction ou représentation intégrale ou partielle,
par quelque procédé que ce soit, du texte et/ou de la nomenclature
contenus dans le présent ouvrage, et qui sont la propriété de l'Éditeur,
est strictement interdite.

ISBN : 978-2-03-582224-6

Introduction	**1**
1 Histoire de l'aromathérapie	**3**
Les premières civilisations	4
Le Moyen Âge	8
Les XVIIᵉ, XVIIIᵉ et XIXᵉ siècles	9
Le XXᵉ siècle	9
2 L'extraction des huiles	**11**
Distillation	12
Expression	13
Extraction par solvants	13
Enfleurage	15
Extraction au dioxyde de carbone	15
Hydrodiffusion-percolation	15
Macération	16
3 Acheter, conserver et utiliser les huiles	**17**
Savoir choisir les huiles	18
Conserver	19
À faire et à ne pas faire, achat et conservation	19
Utiliser les huiles essentielles	20
4 Huiles de support, de base ou fixes	**30**
Huiles de support courantes	32
Autres huiles de support	44
5 Les huiles essentielles de A à Z	**48**
6 Fleurs de Bach	**123**
Les 38 élixirs de A à Z	124
Comment utiliser les Fleurs de Bach	140

sommaire

Sommaire

7 Aromamassage — 143

Planter le décor — 144

Équipement — 146

Attitude et état d'esprit — 146

Contre-indications — 147

Massage — 148

8 Manger sain — 154

À faire et à ne pas faire — 155

Des graines germées pour la santé — 156

Bienfaits des jus de fruits et légumes — 159

9 Circulation — 162

Anémie — 163

Angine de poitrine — 165

Hypertension artérielle — 168

Hypotension artérielle — 172

Mauvaise circulation — 173

Varices et varicosités — 175

D'autres huiles pour d'autres troubles circulatoires — 178

10 Digestion — 180

Anorexie mentale (et boulimie) — 181

Candidoses — 183

Constipation — 186

Brûlure, acidité stomacale, indigestion (dyspepsie) — 189

Obésité — 191

Des huiles pour d'autres troubles digestifs — 194

11 Muscles et articulations — 197

Arthrite, ostéoarthrite — 198

Polyarthrite rhumatoïde (PR) — 200

Goutte — 203

Des huiles pour d'autres problèmes musculaires ou articulaires	205

12 Peau et cheveux — 206

Peau	207
Cheveux	218

13 Problèmes féminins — 225

Aménorrhées (absence de règles)	226
Dysménorrhée (règles douloureuses)	228
Endométriose	229
Ménopause	231
Ménorragie (règles trop abondantes)	236
Syndrome prémenstruel (SPM)	237
Des huiles pour d'autres problèmes	242

14 Grossesse, accouchement, bébés et enfants — 243

Les maux les plus courants de la grossesse	244
Des Fleurs de Bach pour la grossesse	248
L'alimentation pendant la grossesse	248
Des huiles pour d'autres maux de la grossesse	249
Accouchement	250
Soins post-natals	251
Aromathérapie pour bébés	252
Des Fleurs de Bach pour les bébés	255
Aromathérapie pour les enfants	255
Quelques conseils alimentaires pour les enfants	260

15 Aromathérapie sensuelle pour les couples — 262

Parfumer	263
Massage	265
Difficultés sexuelles	266

16 Où aller après cette lecture ? 269

Quelle formation professionnelle ? 270

Consulter un aromathérapeute 270

Index thérapeutique 272

Affections touchant tête et cuir chevelu 272

Peau 272

Systèmes circulatoire et immunitaire 274

Système digestif 275

Système génito-urinaire 277

Système nerveux 278

Système respiratoire 280

Troubles musculaires et articulaires 281

Pour aller plus loin 282

Index 283

introduction

Aujourd'hui, de toutes les médecines douces, l'aromathérapie est celle qui se développe le plus rapidement. Les milieux médicaux s'y intéressent. Certains professionnels commencent même à l'utiliser. Désormais, il arrive de rencontrer cette discipline à l'hôpital, chez les généralistes ou dans les maisons de retraite.

L'aromathérapie emploie des huiles essentielles pures, extraites des différentes parties des plantes et des arbres. Ces substances liquides, naturelles et odorantes sont souvent considérées comme étant la « force vitale » ou « l'esprit » du végétal. Dotées de nombreuses propriétés, elles ont de multiples applications. Dans ce livre, vous découvrirez comment les utiliser, en toute sécurité, pour soigner famille et amis... et sans effets secondaires indésirables, au contraire de nombreux médicaments chimiques. Les étudiants en aromathérapie liront aussi ces pages avec profit.

Cette discipline est dite holistique, car elle soigne la personne dans sa totalité. On peut en user pour rétablir l'harmonie entre le physique, le mental et le spirituel. Elle est partie intégrante d'une approche globale de la santé qui s'intéresse aux causes profondes de la maladie plutôt qu'à ses seuls symptômes ; qui cherche à stimuler les capacités d'autoguérison du corps, afin de rétablir l'équilibre interne. L'aromathérapie ne se résume pas à la seule application d'huiles essentielles. Pour réussir un « soin d'ensemble » il faut prendre en compte des facteurs tel le régime alimentaire et le mode de vie.

Une grande partie de cet ouvrage est consacré au traitement «global» de différentes affections. J'indique quelles huiles essentielles choisir pour agir au niveau physique, émotionnel et spirituel. Je détaille aussi les caractéristiques des Fleurs de Bach. Ces dernières aident à soigner la personne, plus que la maladie. Leur action complète efficacement celle des huiles. Elles tendent à compenser nos humeurs négatives. L'inquiétude, la dépression ou la peur affaiblissent notre système immunitaire et peuvent provoquer de graves pathologies. Dans chaque cas, je conseille des régimes appropriés. Ce qui est indispensable si l'on doit entreprendre un véritable processus de guérison. Quand il le faut, je suggère d'autres possibilités d'action pour renforcer et soutenir le traitement principal.

Depuis que je suis entrée dans l'univers des huiles essentielles, mon existence a complètement changé. J'espère que l'aromathérapie trouvera sa place dans votre vie quotidienne. Grâce à ce livre, vous aurez peut-être envie d'en savoir plus sur ces fascinantes essences qui guérissent et qui nous aident à rétablir le fragile équilibre entre le corps et l'esprit.

Denise Whichello Brown

Dans ce chapitre, vous apprendrez :

- les origines et le développement de l'aromathérapie.

histoire de l'aromathérapie

Depuis la nuit des temps, l'homme utilise les plantes pour se soigner. Pour survivre, les peuples primitifs ont beaucoup suivi leurs instincts. C'est guidés par leur odorat et en dessinant leurs expériences qu'ils ont fini par connaître les herbes qui guérissent. Quand un animal est malade, il trouve intuitivement à se soigner dans son environnement naturel.

Les premières civilisations

Dans la grotte de Lascaux, en Dordogne, il existe des peintures montrant que l'homme connaissait les plantes médicinales et leurs usages. Selon les préhistoriens, elles auraient été réalisées 18 000 ans avant notre ère.

Au musée de Taxila, au Pakistan, on peut voir un « alambic » que les spécialistes datent d'environ 5 000 ans. Il aurait servi à la production d'eaux aromatiques et peut-être même, d'huiles essentielles. Son origine remonterait aux civilisations antiques de l'Indus ou d'Arabie. C'est très étonnant, d'autant qu'on situe habituellement l'invention de la distillation vers 1000 av. J.-C. Entre le Ve et le Ier millénaire, on n'a trouvé aucune autre trace de cette technique. Pourtant, il est probable que ces anciennes sociétés étaient bien plus avancées que nous ne le pensons.

L'Égypte

Je suis convaincue que l'aromathérapie est née en Égypte et que l'utilisation des plantes médicinales existe depuis au moins 3000 av. J.-C. D'ailleurs, tout nous prouve que les aromates faisaient partie de la vie quotidienne. C'est vers le IIIe millénaire que le roi Djoser fit construire, à Saqqarah, une pyramide à degrés, la plus ancienne connue à ce jour. Son architecte en était le génial Imhotep, réputé aussi comme docteur, astronome et scribe. Il fit beaucoup progresser la science médicale de son temps. On l'appelle parfois le « grand-père de l'aromathérapie ».

Le papyrus d'Ebers (1550 av. J.-C.), un des rares textes médicaux subsistant, nous révèle que l'arsenal thérapeutique égyptien avait largement recours aux plantes, autant par voie externe qu'interne. Les prêtres soignaient toutes sortes de maux avec des vins médicinaux. On prenait des inhalations pour les problèmes respiratoires, des bains de siège et des douches pour les troubles gynécologiques, on faisait des gargarismes pour les affections buccales et gingivales. Et pour les maladies de peau, on préparait des pommades.

L'Égyptien moyen employait beaucoup d'aromates en cuisine, afin de rester en bonne santé. Ainsi, l'ail avait la réputation d'éloigner les maladies et de protéger des épidémies. Mais on connaissait aussi l'anis, le carvi, la menthe, la marjolaine, le persil et de bien d'autres herbes et épices.

Habiles dans l'art des parfums, les Égyptiens ont en particulier inventé le fameux *Kyphi* – une préparation odorante qu'on appliquait sur la peau ou qu'on brûlait. C'était un mélange de 16 aromates, dont la composition exacte nous reste inconnue. On suppose qu'il contenait, entre autres, du calamus, de la cannelle, de l'encens, du henné, du genièvre et de la myrrhe. Produit très populaire, il avait de nombreux usages : parfum ou encens, mais aussi médicament. Inhalé pendant la méditation, il favorisait l'éveil spirituel et permettait d'accéder à de nouveaux états de conscience. L'encens, employé seul, avait la même propriété. Quand, en 1922, la tombe de Toutankhamon (1361–1352 av. J.-C.) fut ouverte, on y trouva un flacon scellé contenant un onguent qui, après trente-trois siècles, conservait toujours son arôme ! De l'encens entrait dans sa composition.

Les fragrances modifient nos émotions, les Égyptiens le savaient. Ainsi, tout pharaon disposait-il d'un arsenal de parfums spécialement élaborés à son intention : pour remonter le moral, calmer la nervosité, inciter à l'amour, tranquilliser ou exciter l'ardeur au combat…

Parfums et religion étaient intimement liés. En Égypte, c'était, un moyen d'honorer les dieux. À chaque divinité, on dédiait une senteur ; et les statues étaient parfois ointes d'huiles odorantes. On réservait la myrrhe à la lune et l'encens à Rê, le Soleil. Pendant les cérémonies religieuses, les prêtres brûlaient des aromates en offrande aux dieux. (En latin, *per fumum* signifie « par la fumée ».)

Les riches Égyptiennes s'offraient souvent un massage aromathérapique, après le bain. Des esclaves les enduisaient d'essences odorantes aux vertus rajeunissantes. L'huile de cèdre était particulièrement appréciée. Les femmes connaissaient aussi la contraception. Elles plaçaient dans le vagin certains mélanges de plantes qui agissaient comme spermicide.

Cette civilisation croyait profondément à la réincarnation et en la vie après la mort. Dans notre esprit, l'Égypte évoque toujours la momification. Les habitants de la vallée du Nil avaient atteint, dans l'art de l'embaumement, un degré élevé d'expertise. Ils prélevaient la plupart des organes importants :

vidaient l'abdomen et retiraient le cerveau en l'extrayant par les narines au moyen d'un crochet. Ensuite, ils remplissaient les cavités avec, entre autres, de la myrrhe, du séné et du galbanum. Le corps, vidé de son sang, était plongé dans un bain de natron (une solution de carbonate de sodium) pendant environ soixante-dix jours. Il était enfin enveloppé de bandelettes, au préalable imbibées d'huile de cèdre et autres substances aromatiques. Chaque embaumeur avait sa propre recette et ces formules se sont révélées très efficaces. Après des milliers d'années, on découvre des momies qui sont encore dans un remarquable état de conservation. Évidemment, ces procédures sophistiquées étaient réservées aux pharaons et aux grands prêtres.

On surnommait la vallée du Nil, le « Berceau de la médecine ». Des plantes médicinales telles l'encens, la cannelle, le cèdre et la myrrhe y furent acclimatées. Quand les Juifs ont quitté l'Égypte, vers 1240 av. J.-C., ils ont emporté tout un savoir et un trésor de résines et d'essences précieuses. La Bible, que ce soit l'Ancien ou le Nouveau Testament, cite à maintes reprises les huiles de calamus, de séné, de cannelle, d'hysope, d'olive… Et l'Enfant Jésus reçut, évidemment, en présent la myrrhe et l'encens.

La Chine

Bien avant la naissance du Christ, on utilisait, en Chine, les plantes et les massages. Il y a plus de 5 000 ans, le long du fleuve Jaune, les populations se servaient de feuilles d'armoise et de racines de jonc aquatique pour leur hygiène. Vers 2700 av. J.-C., l'empereur Shen Nung décrivait 365 espèces végétales dans son traité sur les herbes médicinales. Dans *Le Classique de médecine interne de l'Empereur Jaune,* œuvre du mythique Huang Ti, on trouve de nombreuses références aux massages et aux plantes. C'est aussi un des textes fondateurs de l'acupuncture.

L'Inde

Plantes et extraits de plantes y sont employés depuis au moins 3000 av. J.-C. L'antique médecine ayurvédique utilise de nombreuses techniques de massage, de points de pression et les huiles essentielles. Les *Veda* – l'un des plus anciens textes connus sur les herbes médicinales – mentionnent le basilic, la cannelle, la coriandre, le gingembre, la myrrhe et le santal.

Les Grecs

Dès l'Antiquité, les Grecs ont joué un rôle important dans la science des plantes médicinales : ils ont développé le savoir hérité des Égyptiens.

Le plus célèbre d'entre eux est, bien sûr, Hippocrate (460-377 av. J.-C.) qu'on surnommait le « Père de la médecine ». Il avait une approche globale du soin et préconisait un bain et un massage aromatiques par jour. Dans ses *Aphorismes*, il notait d'ailleurs que « les bains aromatiques sont fort utiles dans le traitement des problèmes féminins ».

Asclépiade (124-40 av. J.-C.) était, quant à lui, un adepte des thérapies douces : bain, massage, parfum et vin. Il s'opposait aux émétiques et purgatifs fort appréciés de son temps. Théophraste, le fameux botaniste, recommandait l'usage des essences odorantes, des emplâtres et des cataplasmes. Il avait remarqué que les huiles, appliquées sur la peau, pouvaient toucher les organes internes. Megallus, un parfumeur de renom, avait inventé une préparation à base de séné, de cannelle et de myrrhe : le *Megaleion*. Son efficacité était réputée dans toute la Grèce.

Les Romains

Au Ier siècle, Pedanios Dioscoride d'Anazarbe écrivit un traité un cinq volumes, le *De materia medica*. Une mine d'informations quant à l'utilisation des plantes et des aromates. Le cyprès, le genièvre, la marjolaine et la myrrhe font partie des quelque cinq cents végétaux répertoriés. Il mentionne aussi le *Kypphi*, auquel il attribue des vertus calmantes et le soulagement des crises d'asthme. On y trouve d'autres préparations thérapeutiques : *Amarakinon* pour les hémorroïdes et les règles douloureuses, *Susinon* pour la rétention d'eau et *Nardinon muron* pour la toux et les refroidisements. Une grande partie de nos connaissances actuelles, sur ce type de pharmacopée, vient de Dioscoride.

Les Romains raffolaient des parfums et des huiles odorantes, en massage, sur les cheveux ou les vêtements. Les hétaïres, ou prostituées, en usaient abondamment. Galien, le médecin des gladiateurs, fabriquait des pommades ; il avait même inventé une sorte de *cold cream*.

En campagne, les soldats emportaient toujours de la myrrhe pour soigner leurs blessures. Leur connaissance des plantes médicinales s'est répandue au rythme de leurs conquêtes. Partout où ils allaient, les Romains collectaient et acclimataient des semences. Ce sont eux qui ont importé en Angleterre, le persil, la sauge, le fenouil, la marjolaine et le thym.

Avicenne

On attribue à Avicenne (980-1037), médecin et érudit né en Perse, l'invention de la distillation. La technique existait à un niveau assez primitif, mais il l'a améliorée en allongeant le tube de refroidissement, auquel il a donné la forme d'un serpentin. Ce perfectionnement favorise la condensation de la vapeur d'eau et des particules aromatiques. L'eau de rose, produite avec la *Rosa centifolia*, devint un *must*. Les Persans l'exportaient en Chine, en Europe et en Inde. On s'en servait en médecine comme en cuisine. On se mit à fabriquer des parfums à base de roses, de lis, de narcisses et de violettes.

Durant sa vie, Avicenne écrivit près d'une centaine de livres. *Le Canon de la médecine* reste le plus connu. Jusqu'au milieu du XVIe siècle, cet ouvrage fut un texte de référence pour beaucoup d'écoles médicales. Le savant y mentionne de nombreuses huiles essentielles dont la camomille, la cannelle, l'aneth et la menthe poivrée.

À l'époque des croisades, les Occidentaux rapportèrent d'Orient des connaissances en parfums et la pharmacopée héritées des Romains.

Le Moyen Âge

Il existait dans les monastères des jardins d'herbes aromatiques. D'ailleurs, au XIIe siècle, l'abbesse allemande Hildegarde était renommée pour ses cultures de lavande.

Pendant le Moyen Âge, les populations se protégeaient de la peste avec des bouquets de lavande et de plantes diverses. Au XIVe siècle, on brûlait du pin et de l'encens dans les rues. On épandait sur le sol basilic, camomille, lavande, mélisse et thym ; et la mode était aux pelouses de camomille ! Comme les gens se lavaient peu, ils abusaient des parfums pour masquer les odeurs corporelles déplaisantes.

Au XVIe siècle, on écrivit de nombreux ouvrages sur la distillation, beaucoup en allemand. L'alchimie – cette pratique qui cherchait à transformer le vil métal en or – était largement répandue. En 1576, le médecin et alchimiste suisse, Paracelse, auteur de *La Grande Chirurgie*, affirmait que le rôle de l'alchimie n'est pas de changer le plomb en or, mais bien plutôt de fabriquer des remèdes... à partir des plantes.

L'Allemand Braunschweig publia en 1597, un livre intitulé *Neue Vollkommen Distillierbuch* ; vingt-cinq huiles essentielles y sont détaillées.

Durant toute la Renaissance, on utilisa largement ces substances et la botanique faisait partie intégrante des études médicales.

Les XVIIᵉ, XVIIIᵉ et XIXᵉ siècles

En Angleterre, de nombreux herboristes apparurent au cours du XVIIᵉ siècle. Parmi les plus renommés, citons John Parkinson, John Gerarde et Nicholas Culpepper, auteur, en 1653, du fameux *Complete Herbal*. Dans cette époque ravagée par la peste, les herbes aromatiques étaient à l'honneur. On avait remarqué que les parfumeurs, qui vivaient au milieu des huiles essentielles, résistaient à la maladie. Quant à la médecine courante, elle usait de ces substances pour soigner toutes sortes de maux externes et internes.

Au XVIIIᵉ siècle, la plupart des herboristes et certains docteurs les employaient. L'apothicaire préparait les potions et possédait son propre alambic.

« Géraniol », « citronellol » ! Ce sont les noms étranges que les scientifiques du XIXᵉ siècle donnèrent à certains composants chimiques de ces huiles. Pourtant, ces découvertes eurent de fâcheux résultats : on se mit à fabriquer des copies de synthèse des principaux constituants. Et la phytothérapie déclina à mesure que la chimie pharmaceutique prospérait. Malheureusement, ces médicaments provoquent souvent des effets indésirables et peuvent même se révéler tout à fait nocifs.

Le XXᵉ siècle

Le chimiste français Maurice Gattefossé est le fondateur de l'aromathérapie moderne. C'est lui qui inventa le mot, en donnant ce titre au livre qu'il publia en 1937. À l'origine de ses recherches, un accident. On raconte que, s'étant brûlé la main au cours d'une expérience, il la plongea dans le liquide le plus proche :

une solution à base d'huile de lavande. Il s'est ensuite servi des huiles essentielles pour soigner les blessures des soldats, pendant la Première Guerre mondiale.

Ces substances ont continué d'intéresser les chimistes. En Australie, Penfold et quelques autres ont étudié les bienfaits de l'arbre à thé. En Italie, les docteurs Giovanni Gatti et Renato Cayola ont découvert les propriétés psychothérapeutiques de certaines huiles, tels le jasmin et le citron.

En France, le docteur Jean Valnet, un chirurgien militaire influencé par le travail de Gattefossé, fit sensation dans le petit monde de la phytothérapie quand il publia, en 1964, son *Aromathérapie*. Pour beaucoup, c'est la bible de la discipline. Valnet a commencé par soigner les blessures de guerre avec des huiles essentielles. Par la suite, il a continué à s'en servir, enseignant leurs propriétés thérapeutiques à d'autres professionnels de la santé. Aujourd'hui, en France, certains médecins étudient l'aromathérapie et prescrivent ces substances.

Marguerite Maury (1895-1964) introduisit cette pratique en Grande-Bretagne, à la fin des années 1950. Elle appliquait les huiles essentielles par massages, après les avoir diluées dans une huile de support. Elle se fit surtout connaître dans le monde de la cosmétique. Dans son livre, *Le Capital jeunesse,* elle explore les méthodes de rajeunissement.

Aujourd'hui, l'aromathérapie connaît une vogue croissante. Ses applications sont variées et nombre d'entre nous utilise régulièrement les huiles essentielles pour se soigner. Même si, en France, l'aromathérapie n'est qu'une branche de la phytothérapie, quelques universités incluent cette spécialité dans des formations de médecines naturelles ouvertes aux médecins et pharmaciens. On commence même à rencontrer cette pratique à l'hôpital, chez certains généralistes et dans les maisons de retraite. Et la demande est toujours plus forte !

**Dans ce chapitre,
vous apprendrez :**

- les principales méthodes pour extraire les huiles essentielles.

L'extraction des huiles

2

Il existe de nombreuses méthodes qui permettent d'obtenir des substances aromatiques à partir de plantes. La plupart sont décrites dans ce chapitre. Mais, à proprement parler, les huiles essentielles ne sont produites que par distillation ou expression.

Distillation

La distillation est le procédé d'extraction le plus courant et le plus économique. Nombre d'historiens attribuent cette découverte au médecin et philosophe persan, Avicenne (voir chapitre 1). Il semble toutefois probable que les Égyptiens connaissaient cette technique sous une forme primitive. La distillation est un art difficile : elle doit préserver toutes les propriétés des précieuses huiles essentielles. Certaines plantes sont traitées immédiatement après la récolte, d'autres quelques jours plus tard, d'autres encore sont laissées à sécher avant l'extraction.

Dans la distillation, le matériel végétal est chauffé en le plongeant directement dans l'eau portée à ébullition, ou en l'exposant à la vapeur. Chaleur et vapeur font éclater la structure cellulaire de la plante, libérant ainsi l'huile essentielle. Les composés volatils sont entraînés par la vapeur d'eau le long d'un tuyau, jusqu'à une cuve de refroidissement où le distillat retourne à l'état liquide avant d'être récupéré dans un récipient. L'huile et l'eau ne se mélangeant pas, il est alors facile de les séparer par décantation : les huiles essentielles plus légères que l'eau flottent à la surface, alors que les plus lourdes (comme la girofle) tombent au fond.

Quant au liquide aqueux imprégné d'odeur, une fois séparé de l'huile et recyclé, il peut être utilisé comme eau aromatique. L'eau de rose ou l'eau de lavande sont produites de cette façon.

Au cours de la distillation, seules les particules les plus volatiles s'évaporent. Les huiles qui contiennent une grande quantité de petites particules (très volatiles) sont appelées « notes de tête » ; celles qui sont composées de molécules plus lourdes (moins volatiles), sont dites « notes de fond », les « notes de cœur » sont situées entre les deux.

L'arôme – très volatil – des notes de tête disparaît en vingt-quatre heures. C'est le cas du basilic, du pamplemousse, du citron, du citron vert (ou lime) et de l'eucalyptus. Ces huiles ont des propriétés stimulantes et revigorantes.

L'arôme des notes de cœur se prolonge trois à quatre jours. Citons, entre autres, la camomille, le géranium et la lavande. Elles ont un effet rééquilibrant et agissent essentiellement sur le métabolisme général, la digestion et le cycle menstruel.

L'arôme des notes de fond – les moins volatiles – persiste au moins une semaine. Ce sont, par exemple, l'encens, la myrrhe, le néroli, le patchouli et le vétiver. Ces huiles sont sédatives et relaxantes.

La première distillation est, en général, de meilleure qualité. Quand une huile essentielle est redistillée, on appelle ce procédé une « rectification ». Cette seconde distillation et les suivantes, donnent une huile moins chère et inutilisable en aromathérapie.

Expression

Cette méthode est exclusivement réservée à la famille des agrumes : bergamote, pamplemousse, citron, citron vert (lime), mandarine et orange. L'essence recherchée se trouve dans de petits sacs situés sous la surface de l'écorce. À l'origine, on pressait simplement l'écorce à la main et on récupérait l'huile dans une éponge. Une fois saturée, on l'essorait dans un récipient. Pourquoi ne pas essayer cette technique chez vous ? Vous pouvez installer votre petite industrie à la cuisine !

Aujourd'hui, ce sont des presses mécaniques qui exécutent le travail. On produit énormément d'huiles essentielles dans les usines de jus de fruit aux États-Unis. Il n'est toutefois guère recommandé d'utiliser ces substances qui sont contaminées par divers pesticides et engrais chimiques. Les huiles d'agrumes destinées à l'aromathérapie doivent provenir de fruits issus de l'agriculture biologique.

Tout le bénéfice de cette technique réside dans le fait que les essences ne sont pas chauffées. Malheureusement, certaines entreprises distillent l'écorce après expression, pour récupérer d'avantage de substance. Évidemment ces huiles sont de moindre qualité ; elles sont souvent mélangées à la première pression pour obtenir de plus grande quantité... et de plus gros profits !

Extraction par solvants

Ce procédé ne produit pas d'huiles essentielles. Il est employé pour certaines fleurs, des gommes et des résines. On obtient ainsi des « absolus » et des « résinoïdes ». Cette technique est utilisée pour obtenir plus de rendement ou pour extraire des huiles qu'on ne peut traiter autrement (par exemple, le jasmin qui est dénaturé par l'eau et la vapeur).

Absolus

Pour produire un absolu (ou essence absolue), on extrait l'arôme du matériel végétal (fleurs, feuilles, etc.), avec des solvants hydrocarbures tel le benzène ou l'hexane. Les plantes sont recouvertes de solvant et lentement chauffées afin de dissoudre les molécules odorantes. Le solvant extrait l'arôme ; la solution est ensuite filtrée pour produire la «concrète», un mélange solide composé, à parts égales, d'une substance semblable à la cire et d'une huile volatile (telle le jasmin).

Pour obtenir l'absolu, on ajoute ensuite de l'alcool pur à la concrète afin de séparer les particules aromatiques. La solution est refroidie et filtrée pour éliminer les impuretés et décanter les cires qui ne peuvent être dissoutes. L'alcool s'évapore lentement sous vide. Il reste alors un liquide coloré, épais et visqueux, connu sous le nom d'absolu.

On utilise couramment ce procédé pour la rose, le jasmin et le néroli. Néanmoins, il reste toujours une trace de solvant. Un absolu ne sera jamais aussi pur qu'une huile essentielle extraite par distillation. Du fait de leur prix élevé, ces produits sont parfois frelatés. Achetez-les toujours chez un bon fournisseur.

Résinoïdes

L'extraction par solvant est aussi employée pour produire des résinoïdes à partir de gommes et de résines. Les résines sont des substances solides et semi-solides exsudées par un arbre ou par une plante blessés. On récolte les résines à des fins commerciales, en entaillant l'écorce ou la tige et en laissant la gomme se solidifier au contact de l'air.

La résine naturelle est extraite avec un solvant alcool ou hydrocarbure (éther de pétrole, hexane). Ces solvants sont ensuite filtrés et éliminés par distillation. Quand on emploie un solvant hydrocarbure, il reste un résinoïde (par exemple du résinoïde de benjoin). Avec un solvant alcool, on obtient un absolu de résine (dans le cas de l'encens et la myrrhe, il existe à la fois des huiles essentielles produites par distillation à la vapeur et des absolus extraits par solvant).

En parfumerie, on utilise souvent les résinoïdes comme fixatifs pour prolonger l'arôme d'une fragrance (la concrète a la même fonction).

Enfleurage

Ce procédé sert aussi à produire une essence absolue, mais aujourd'hui il est pratiquement abandonné. C'est une technique qui exige beaucoup de temps et de travail, et de ce fait très coûteuse. Autrefois, on l'employait pour extraire l'arôme des fleurs délicates, tel le jasmin, qui continuent d'exhaler leur parfum même après avoir été cueillies. Pour ce faire, on enduit d'une graisse purifiée et inodore une plaque de verre montée sur un châssis en bois. Les fleurs sont étalées sur la couche de graisse qui absorbe les huiles essentielles. On les remplace tous les jours –pendant parfois plus de deux mois – jusqu'à saturation de la matière grasse. Cette graisse saturée d'huiles essentielles s'appelle la pommade. Elle est ensuite lavée à l'alcool et traitée. Une fois l'alcool évaporé, on obtient un pur absolu.

Extraction au dioxyde de carbone

Cette technique, assez récente, a été introduite dans les années 1980. Le prix de revient en est élevé, car l'équipement coûte cher. Ce procédé a été mis au point pour la parfumerie industrielle. Les huiles, extraites grâce au dioxyde de carbone, paraissent extrêmement pures et très proches de la substance originelle produite par la plante. Elles sont, en outre, vierges de tout résidu de dioxyde de carbone.

Les prix sont encore trop élevés pour l'utilisation en aromathérapie. Mais, dès que le coût aura baissé et la production augmenté, cette méthode pourra être accessible. Il faudra, toutefois, évaluer les bénéfices thérapeutiques de ces substances, puisque leur composition diffère de celle des huiles essentielles.

Hydrodiffusion-percolation

Cette technique d'extraction, la plus moderne, est plus rapide que la distillation et son équipement est bien plus simple que celui utilisé pour le dioxyde de carbone. Ce procédé consiste à faire passer un courant de vapeur d'eau à travers la masse végétale suspendue sur une grille. Le distillat composé de vapeur condensée et d'huile est ensuite refroidi. On obtient alors un mélange – eau et huile essentielle (comme dans la distillation) – qui est facilement séparé par différence de densité. La méthode semble prometteuse, mais nécessite, une fois encore, des recherches pour évaluer l'intérêt de ces huiles en aromathérapie.

Macération

Pour la macération, les plantes sont plongées dans une huile végétale chaude qui provoque la rupture des molécules odorantes. Le mélange est remué pendant plusieurs jours. L'huile, ainsi obtenue, est filtrée, mise en bouteille et prête à être utilisée pour les massages. Le calendula, la carotte et le millepertuis font de bonnes huiles macérée

Pourquoi ne pas essayer d'en fabriquer vous-même ? Remplissez à moitié un bocal en verre de la plante de votre choix (par exemple, de la mélisse), ajoutez la même quantité d'une excellente huile végétale chauffée à 60 °C, un peu d'huile de germe de blé (10 % environ) évitera au mélange de rancir. Vissez le couvercle et rangez le bocal dans un endroit chaud pendant une semaine ou deux. N'oubliez pas de le remuer tous les jours. Enfin, filtrez l'huile pour retirer les plantes, remettez le liquide en bouteille et étiquetez !

**Dans ce chapitre,
vous apprendrez :**
- comment reconnaître des huiles essentielles de bonne qualité ;
- comment les conserver dans les meilleures conditions ;
- les nombreuses manières d'utiliser les huiles essentielles.

Acheter, conserver et utiliser les huiles

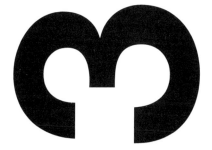

Savoir choisir les huiles

Pour obtenir les meilleurs résultats, il est capital de n'utiliser que des huiles d'excellente qualité. Malheureusement, celles qu'on trouve aujourd'hui sur le marché sont souvent médiocres et ne peuvent, en aucun cas, soulager vos problèmes de santé. L'aromathérapie n'utilise que 5 % des huiles essentielles produites dans le monde ! Les fabricants travaillent pour le parfum, pour les industries alimentaire, pharmaceutique et chimique. Dans la parfumerie et l'alimentaire, les industriels s'intéressent plus à la fragrance ou à la saveur des huiles qu'à leurs vertus thérapeutiques. En effet, il faut conserver la même formule chimique pour que le parfum ou le goût restent semblables. Il est donc parfois nécessaire de modifier ces huiles pour reproduire une qualité identique. Le prix est aussi une considération de première importance. Le temps, les mauvaises récoltes, la variété des plants, la nature du sol, la durée et la technique de culture, ainsi que la méthode d'extraction peuvent notablement changer la composition des huiles. On imagine les conséquences pour les industriels qui recherchent la standardisation. Pour cette raison, les fabricants rajoutent parfois des ingrédients synthétiques, des alcools, de l'huile végétale, des composants chimiques bon marché ou des huiles essentielles peu chères. Ils peuvent même carrément remplacer une essence de qualité par un produit similaire moins coûteux (par exemple, du lavandin peut être vendu pour de la lavande).

En aromathérapie, les huiles doivent être aussi «complètes», aussi pures et naturelles que possible pour produire l'effet thérapeutique désiré. Les substances synthétiques qui imitent l'arôme et l'apparence d'une huile, n'ont pas les mêmes propriétés. On ne doit en aucun cas s'en servir pour soigner, au risque de provoquer des effets secondaires indésirables, tout comme avec un médicament chimique. Il est impossible de reproduire, en laboratoire, tous les composants d'une huile essentielle. Il manquera toujours certains constituants indispensables, ainsi que des oligo-éléments. L'effet curatif résulte de l'interaction de *tous* les composants. La mention «nature identique» indique un produit de synthèse, fabriqué en laboratoire et, de ce fait, impropre à l'aromathérapie. En outre, ces huiles ne possèdent ni la «force vitale», ni la «vibration» qui ne peuvent provenir que des plantes vivantes.

Comme la plupart des fournisseurs achètent à des fabricants qui produisent aussi pour les industriels de la parfumerie et de l'alimentation, il faut que vous trouviez un détaillant qui vende surtout des huiles essentielles à usage thérapeutique. Au fil des années, j'ai découvert que ce genre d'achat reposait sur la confiance. (Voir «Pour en savoir plus».)

Bien les conserver

Les huiles essentielles sont extrêmement précieuses et peuvent coûter cher ; elles doivent être traitées avec respect. Elles sont plus sensibles aux ultraviolets qu'aux infrarouges. De ce fait, il vaut mieux les conserver dans des flacons ambrés (si vos bouteilles sont bleues, rangez-les dans un endroit sombre – c'est moins importante quand le verre est brun). Ne les versez jamais dans des récipients en verre transparent ou en plastique. Ne les mettez jamais au soleil. Évitez les rebords de fenêtres en pleine lumière ou les étagères au-dessus d'un radiateur – tant pis pour l'effet décoratif ! Les huiles essentielles redoutent les températures extrêmes. Elles sont très volatiles, ce qui veut dire qu'elles s'évaporent rapidement. Remettez toujours le bouchon en place immédiatement et vissez-le bien quand vous ne vous en servez pas. Les huiles doivent être convenablement conservées pour éviter la dégradation chimique (un processus qui entraîne la disparition progressive des qualités du produit). C'est en effet ce qui risque d'arriver si vous les gardez trop longtemps et dans de mauvaises conditions.

Les huiles essentielles pures ont une durée de vie d'environ trois ans, à partir de la date de conditionnement. Dans d'excellentes conditions de stockage (des bouteilles ambrées, bien fermées, dans un endroit frais), vous pourrez aller jusqu'à cinq ans. Les huiles d'agrumes ont, en général, une vie plus courte due à la présence de terpènes. Les absolus et les résines épaississent avec le temps et l'odeur de solvant devient plus sensible.

Par contre, quand les huiles essentielles sont diluées dans une huile de support, leur durée d'utilisation se réduit énormément. Pour un bénéfice maximum, il faut se servir de mélanges fraîchement préparés. Ils peuvent alors se conserver de trois à six mois (dans une bouteille ambrée, rangée dans un endroit frais et à l'abri du soleil). En ajoutant de l'huile de germe de blé, vous les prolongerez de six à neuf mois. Si l'odeur s'altère et si l'huile végétale rancit, il vaut mieux jeter le tout.

À faire et à ne pas faire :

Demandez-vous toujours :

- Quel âge ont les huiles essentielles ? Quand ont-elles été conditionnées ?
- Sont-elles directement exposées à la lumière du soleil ?
- Toutes les huiles sont-elles vendues au même prix ? Si c'est le cas, ce ne sont pas des huiles essentielles pures. Une huile de

rose pure sera, par exemple, beaucoup plus chère que de la lavande ou du romarin.

- Les huiles essentielles ont-elles été diluées dans des huiles de support ? Si c'est le cas, quand le mélange a-t-il été fait ?
- Les huiles ont-elles été modifiées par des substances synthétiques ou augmentées par un ajout quelconque ?
- Votre fournisseur travaille-t-il pour l'industrie alimentaire ou la parfumerie ? Cherchez toujours un détaillant spécialisé en aromathérapie.
- Votre fournisseur connaît-il les huiles essentielles ?
- S'il commercialise des mélanges, y a-t-il un aromathérapeute qualifié dans l'équipe ?
- Le détaillant vous a t-il été recommandé ?
- Depuis combien de temps existe-t-il ?

Faites attention à :

- Conservez toujours les huiles essentielles à l'écart des jeune enfants. L'absorption de certaines huiles peut être extrêmement dangereuse.
- Ne posez jamais un flacon d'huile essentielle sur des surfaces plastifiées, cirées ou peintes qui peuvent être endommagées par les composants chimiques.
- Conservez les huiles loin des flammes.
- Rangez toujours les huiles essentielles à l'écart des remèdes homéopathiques qui risquent d'être neutralisés par les arômes les plus forts.
- Les flacons en verre transparent ou en plastique *ne peuvent pas contenir* d'huiles essentielles pures. Il faut toujours acheter des bouteilles en verre ambré.

Utiliser les huiles essentielles

Il existe de nombreuses façons d'utiliser les huiles essentielles. Je vais détailler quelques-unes des techniques les plus faciles et les plus efficaces. Mais soyez créatifs et remplissez votre maison de ces essences. Tout en composant un agréable environnement parfumé, vous pourrez prévenir et guérir quantité de maux et de problèmes courants.

Usage externe

Bains

Depuis des siècles, on utilise les bains aromathérapiques par plaisir et pour se soigner. Comme le conseillait Hippocrate, le « Père de la médecine », « pour rester en bonne santé, il faut chaque jour un bain aromatique et un massage parfumé ». Cette pratique était particulièrement appréciée des anciens Égyptiens et des Romains, pour qui les thermes étaient un des hauts lieux de la vie sociale. L'eau, en elle-même, a des vertus thérapeutiques : les naturopathes recommandent des « cures d'eau » et il existe aujourd'hui de nombreuses formes de soins par l'eau : établissements thermaux, spas ou centres de thérapie naturelle. Les bains permettent d'utiliser efficacement des huiles qui agissent de deux façons, par absorption cutanée et par inhalation.

La méthode est simple : remplissez la baignoire et ajoutez six gouttes de l'huile de votre choix, non diluée, mélangez bien et plongez-vous dans l'eau ; si vous attendez, la chaleur fera s'évaporer l'huile et ses propriétés thérapeutiques ! Dispersez bien les gouttes – en vous asseyant par inadvertance sur de l'huile essentielle de mandarine, par exemple, vous risquez de sauter en l'air ! Fermez la porte pour conserver les précieux arômes et restez dans le bain pendant quinze minutes au moins, pour laisser l'huile pénétrer profondément vos tissus.

L'huile essentielle n'étant pas soluble dans l'eau, vous pouvez mélanger vos six gouttes dans une cuillère à café d'huile de support, pour un bain adoucissant. Si vous avez la peau sèche, vous apprécierez, sauf peut-être le dépôt graisseux autour de la baignoire. Vous pouvez choisir une huile végétale (amande douce, germe de blé, avocat, jojoba) que vous mélangerez en quantité suffisante pour plusieurs bains. Votre peau sera douce, souple et nourrie. Il existe aussi des huiles de bain spéciales, non parfumées, qui contiennent des agents dispersants. Elles laissent la peau douce, mais pas grasse.

Les absolus et les résinoïdes (tels le jasmin et le benjoin) doivent être incorporés à une huile de support. Plus lourds que l'eau, ils ont tendance à coller au fond de la baignoire et sont difficiles à nettoyer ! À toutes les peaux sensibles, je recommanderai de *toujours* mélanger l'huile essentielle à une huile de support. Je donnerai le même conseil pour les bains destinés aux bébés et aux jeunes enfants. Ces substances non diluées peuvent être dangereuses pour les yeux des bambins, s'ils se les frottent avec les mains mouillées. Pour un bain de bébé, mettez une goutte et, pour un jeune enfant, deux gouttes, toujours mélangées dans une cuillère à café d'huile de support (amande douce). La méthode est efficace !

Toutes les huiles essentielles peuvent être additionnées au bain. Si vous avez la peau particulièrement sensible, faites quand même attention aux agrumes et aux essences les plus fortes, comme le poivre noir ou la menthe poivrée. Mettez simplement trois gouttes au lieu de six.

Il est aussi possible d'ajouter des huiles essentielles à du sel de mer ou à du sulfate de magnésium. Les bains salés favorise la détoxification et décontractent les muscles douloureux. N'ajoutez pas plus d'1 ml d'huile essentielle à 100 g de sel, pour composer vos propres sels de bain.

Baignoires d'hydrothérapie à jets et jacuzzis

Mettez le même nombre de gouttes que pour un bain normal. Toutefois, si vous avez une grande baignoire conçue pour deux ou trois personnes, vous pouvez ajouter dix gouttes. Dispersez les huiles essentielles, après avoir rempli votre bain.

Ne les diluez pas dans une huile de support, vous risqueriez d'encrasser la tuyauterie.

Bains de pieds et de mains

C'est une excellente alternative quand on ne peut pas prendre un bain aromathérapique complet – par exemple si on est âgé ou handicapé. Le bain de pieds est incroyablement relaxant, après une journée harassante, quand on n'a même pas le courage de se déshabiller. Il est excellent pour les infections telles le pied d'athlète, les douleurs et les gonflements. Il en va de même pour les bains de mains qui atténuent les élancements, les raideurs et les enflures dues à l'arthrite. Tous ceux qui se servent beaucoup de leurs mains comme les coiffeurs, les jardiniers ou les utilisateurs d'ordinateur devraient en prendre régulièrement.

Ajoutez six gouttes d'huile dans une bassine d'eau tiède juste avant d'y plonger les mains ou les pieds et trempez pendant dix à quinze minutes. Vous pouvez aussi mélanger les gouttes à une huile de support.

On trouve toujours le temps pour l'aromathérapie. Quoi de plus facile que de prendre un bain de pieds en lisant ou de faire tremper vos mains tout en regardant votre feuilleton préféré à la télévision !

Bains de siège et bidets

Le bain de siège est recommandé en cas de cystite, d'hémorroïdes, de pertes vaginales, de points de suture après un accouchement, etc. Répandez six gouttes d'huile essentielle pure (ou mélangée à une huile de support) dans une bassine d'eau, à température du corps, et restez-y assis pendant une dizaine de minutes. Si vous avez la chance d'être équipé d'un bidet, versez le même nombre de gouttes, et agitez l'eau pour bien mélanger.

Soins intimes

Pour remédier aux pertes vaginales et aux infections, ainsi que pour soigner les problèmes anaux, faites bouillir de l'eau que vous laisserez refroidir avant de la verser dans une bouteille ou un broc d'un litre (assurez-vous qu'il n'y ait pas de trace calcaire). Ajoutez six gouttes d'huile essentielle. Levez le couvercle et le siège des toilettes. Placez-vous au-dessus de la cuvette et faites couler la solution sur les parties infectées. Essuyez-vous doucement.

Si vous devez poursuivre ce traitement au travail, préparez le mélange dans une bouteille en plastique.

Douches

Une douche ne sera jamais aussi relaxante qu'un bain aux huiles essentielles. Mais c'est une façon stimulante de commencer la journée.

Mettez six gouttes d'huile sur une éponge ou un gant de toilette et frictionnez-vous le corps à la fin de la douche. Une fois sur deux, vous pouvez mélanger six gouttes dans une cuillère à café d'huile de support et vous enduire le corps avant de prendre votre douche. Inhalez bien la vapeur chaude parfumée. Une autre méthode consiste à verser les six gouttes dans le bac à douche rempli d'eau ; ainsi, vous absorberez le mélange par les pieds et respirerez les arômes bienfaisants.

Il existe aussi des gels de douche auxquels on peut ajouter des huiles essentielles (voir « Pour en savoir plus »).

Compresses

Les compresses sont fort utiles pour soulager nombre de problèmes, comme les contractures musculaires et les douleurs, les coups, les entorses, les douleurs rhumatismales et arthritiques ou les migraines. Elles agissent efficacement contre le mal et réduisent inflammation et gonflement.

Vous pouvez appliquer des compresses chaudes ou froides. L'alternance chaud/froid est très efficace sur les entorses. En règle générale, quand il y a fièvre, douleur aiguë ou gonflement avec une sensation de chaleur, utilisez une compresse froide. Pour soigner une douleur chronique (à long terme), employez une compresse chaude.

Pour faire une compresse, mélangez approximativement six gouttes d'huile essentielles dans un bol d'eau chaude ou froide. Imbibez un gant de toilette, un mouchoir, une serviette ou un linge quelconque. Il faut que le tissu absorbe le plus d'huile essentielle possible. Essorez la compresse, pour que l'eau ne coule pas partout, et appliquez sur la zone sensible. Fixez-la avec un film alimentaire ou une bande de gaze. Gardez-la environ deux heures ou même pendant toute la nuit. S'il y a fièvre, renouvelez la compresse froide aussi souvent que nécessaire.

Gargarismes et bains de bouche

Les gargarismes sont particulièrement efficaces pour les maux de gorge, les problèmes respiratoires, les extinctions de voix et l'halitose (mauvaise haleine). Après une chirurgie dentaire, les gargarismes soulagent douleurs et inflammations, diminuent les saignements et accélèrent la guérison. Faites un gargarisme deux fois par jour, toutes les deux heures en cas de symptômes aigus.

Mettez deux gouttes d'huile essentielle dans un demi-verre d'eau. Remuez bien, gargarisez-vous et recrachez. N'avalez pas le liquide. Remuez à nouveau et recommencez. Vous pouvez aussi utiliser une ou deux cuillères à café de vinaigre de cidre biologique, de jus de citron et/ou une cuillère à café de miel. Le miel a des propriétés anti-inflammatoires et antibactériennes. Ses vertus adoucissantes, en cas de maux de gorge, sont bien connues. Quant au jus de citron frais, il est antibactérien, détoxifiant et combat l'acidité. Certaines huiles antiseptiques (arbre à thé, citron et thym) sont très efficaces contre les maux de gorge. La camomille allemande ou romaine, le géranium et le santal soulagent les inflammations. Le mélange myrrhe - arbre à thé est recommandé pour soigner aphtes et gingivites.

Inhalations

Les inhalations d'huiles essentielles agissent sur le physique, le mental et l'esprit.

Sur le physique, elles ont une forte action sur les muqueuses du nez, les poumons et le système respiratoire en général. Elles soulagent les affections tel l'asthme, la bronchite, le catarrhe, la toux, le rhume, la sinusite et les maux de gorge.

Sur le mental, elles sont très bénéfiques pour le système nerveux. Elles contribuent à calmer l'insomnie, l'anxiété et les problèmes liés au stress. Elles aident à combattre la dépression et les attitudes négatives.

Sur l'esprit, certaines huiles essentielles comme l'encens, le cèdre et la fleur de tilleul permettent d'élever le niveau de conscience et favorisent la méditation.

Inhalation de vapeur chaude

Ajoutez deux à quatre gouttes d'huile essentielle dans un bol d'eau chaude. Couvrez-vous la tête avec une serviette, penchez-vous au-dessus du récipient et inhalez profondément pendant quelques minutes. Gardez les yeux fermés pour éviter toute irritation. Pour un asthmatique, une seule goutte suffit. Faites attention aux jeunes enfants quand vous manipulez de l'eau chaude.

Diffusion dans l'atmosphère

Remplissez d'eau bouillante un petit bol dans lequel vous ajoute-rez deux à six gouttes d'huile essentielle. Pour plus d'effet, placez le récipient sur une source de chaleur (par exemple, un radiateur). Assurez-vous qu'aucun enfant ne risque de boire ou de renverser cette mixture. Fermez les portes et les fenêtres pendant quelques minutes pour que l'arôme remplisse la pièce.

Mouchoir

Mettez quelques gouttes d'huile essentielle sur un mouchoir ou une serviette en papier et inspirez plusieurs fois. Cette méthode est très efficace pour dégager la congestion nasale, ainsi que pour stopper les crises de panique. En gardant le mouchoir dans votre poche, vous pourrez inhaler l'arôme tout au long de la journée. C'est aussi un bon moyen pour soulager le mal des transports.

Mains

Dans un moment de tension, mettez une goutte de lavande sur votre paume, frottez-vous les mains, couvrez-vous le nez et respirez profondément. Fermez bien les yeux pour éviter tout contact.

Par contre, ne respirez pas directement un flacon d'huile essentielle. Les ouvertures fréquentes accélèrent l'évaporation et font perdre les propriétés thérapeutiques. Pensez aux taches d'huile sur votre tapis, le nettoyage coûte cher !

Vaporisation

Vaporiser des huiles dans une pièce est un excellent moyen de purifier l'atmosphère. Versez 250 ml d'eau dans un vaporisateur pour plantes et ajoutez 15 à 20 gouttes d'huile essentielle. Secouez bien la bouteille et vaporisez la pièce, même les tapis et les rideaux. Évitez les surfaces cirées.

Les vaporisations sont aussi fort utiles pour soulager irritation et douleurs (varicelle, zona), brûlures et toute maladie de peau infectieuse.

Vaporisateurs et diffuseurs

On utilise parfois, dans les cliniques et les hôpitaux, des vaporisateurs électriques qui sont considérés comme très sûrs. Les diffuseurs électriques, sans source de chaleur, connaissent aussi un certain succès. Toutefois, ces deux systèmes (surtout les diffuseurs) peuvent s'avérer coûteux.

Pour un usage domestique, je recommande un diffuseur en terre cuite chauffé par une veilleuse. On en trouve facilement. Versez quelques cuillerées d'eau dans la coupelle placée sur le dessus et ajoutez environ six gouttes d'huile. Allumez la veilleuse et l'arôme se répandra dans l'atmosphère.

Oreillers et linge de nuit

Quelques gouttes d'huile essentielle sur l'oreiller ou sur le vêtement de nuit aident à combattre l'insomnie et favorisent une respiration profonde et dégagée. Vous pouvez également glisser un coton imprégné dans la taie d'oreiller.

Anneau d'ampoule

On peut verser deux gouttes d'huile essentielles sur un anneau d'ampoule en céramique ou en métal. Cette manipulation doit se faire quand l'ampoule est éteinte et froide. Les huiles sont très inflammables, alors évitez d'en laisser tomber sur l'ampoule ou sur le culot.

Saturateur de radiateur

Deux à six gouttes d'huile essentielle dans l'eau du saturateur assainiront l'atmosphère. On peut aussi déposer les gouttes sur un coton légèrement mouillé qui sera placé sur le radiateur ou près du tuyau, pour éviter de tacher la peinture. Avec la chaleur, l'huile s'évaporera dans toute la pièce.

Feu de cheminée

Mettez une goutte d'huile sur chaque bûche, avant d'allumer le feu. En brûlant, le bois répandra l'arôme dans toute la pièce. Cyprès, santal et cèdre sont particulièrement recommandés.

Bougies

Ajoutez une ou deux gouttes d'huile essentielle à la cire chaude d'une bougie. L'huile étant très inflammable, évitez le contact avec la mèche.

Massage

Un massage, même sans huile essentielle, est déjà un soin efficace (voir « Pour en savoir plus »). Mais quand les deux sont combinés, cette thérapie est d'autant plus forte ! Le massage est l'une des techniques qui produit les résultats les plus efficaces et les plus intéressants. Les composants des huiles essentielles traversent la barrière cutanée et sont transportées par le sang jusqu'aux cellules.

Les huiles essentielles doivent toujours être diluées, sauf en cas d'urgence (brûlure, coupure ou piqûre). Elles sont dosées et mélangées à une huile de support. Vous trouverez, au chapitre 4, des descriptions détaillées concernant ces huiles de base. En général, pour une préparation standard, on compte un à trois pour cent d'huile essentielle. Un massage utilise entre 10 et 20 ml d'huile. Sachant qu'une cuillère à café contient environ 5 ml, un soin demandera seulement 2 à 5 cuillerées d'huile de base. Le tableau suivant vous aidera à préparer vos mélanges (pour les bébés, référez-vous au chapitre 14) :

- 3 gouttes d'huile essentielles pour 10 ml d'huile de support ;
- 4-5 gouttes d'huile essentielle pour 15 ml d'huile de support ;
- 6 gouttes d'huile essentielle pour 20 ml d'huile de support ;
- 15 gouttes d'huile essentielle pour 50 ml d'huile de support ;
- 30 gouttes d'huile essentielle pour 100 ml d'huile de support.

N'oubliez pas d'ajouter une bonne cuillère à café (5 ml) d'huile de germe de blé pour prolonger la vie de votre mélange, si vous confectionnez une grande quantité (plus d'un litre) pour un usage quotidien. Ces préparations doivent être conservées dans des bouteilles ambrées, comme les huiles essentielles. Si vous préférez mélanger vos huiles essentielles à une lotion-base végétale, plutôt qu'à une huile, respectez les mêmes dilutions. Étiquetez toujours les flacons en indiquant la date et les huiles choisies. Gardez à l'esprit qu'une plus forte concentration d'huile essentielle ne sera pas forcément plus efficace. Au contraire, une quantité excessive peut provoquer des effets secondaires et des réactions désagréables. Enfin, ne mélangez pas plus de cinq huiles essentielles différentes – en général, deux ou trois suffisent pour créer les effets thérapeutiques voulus.

Il faut tenir compte des problèmes physiques et psychologiques du patient. Dans la mesure où de nombreux maux physiques ont une cause psychologique, je recommande de choisir au moins une huile pour traiter les déséquilibres émotionnels. N'oubliez pas que vous ne soignez pas seulement les symptômes, mais la personne dans son ensemble.

Faites toujours sentir la composition aromatique au patient, avant de commencer le traitement. Étalez une petite quantité sur le dos de sa main. Si l'odeur lui plaît, le soin lui fera du bien.

Pommades et crèmes

Parfois, vous préférerez appliquer une crème plutôt qu'une huile, sur certaines parties du corps. Vous pouvez fabriquer d'excellents soins hydratants pour le visage – qui feront aussi de très jolis cadeaux. De même, si vous avez les mains ou les pieds craquelés, gercés, des rougeurs, des irritations, des infections, ou même des engelures, il vous est tout à fait possible de composer vos propres crèmes. Vous trouverez, dans certains magasins spécialisés, une base neutre à laquelle vous pourrez ajouter vos huiles essentielles. Vérifiez bien que le produit ne contienne ni composants minéraux ou organiques, ni lanoline (voir « Pour en savoir plus »).

Si vous voulez préparer votre crème, vous aurez besoin de :

- cire d'abeille jaune,
- huile d'amande douce (avocat, jojoba, ou toute autre huile végétale),
- eau distillée (ou eau de lavande, de fleur d'oranger ou de rose).

Prenez 1 part de cire d'abeille et 4 parts d'huile et... suivez cette idée de recette :

- 20 g de cire d'abeille,
- 80 ml d'huile d'amande douce,
- 40 ml d'eau distillée.

Mélangez dans un bol, au bain-marie, la cire d'abeille et l'huile d'amande douce. Dans un autre récipient, chauffez doucement l'eau distillée à température du corps (37 °C). Retirez du feu. Versez graduellement l'eau distillée dans le mélange huileux, en battant constamment.

Quand la crème a refroidi, vous pouvez incorporer 30 gouttes d'huile essentielle pure. Mettez cette préparation dans des bocaux en verre brun et conservez dans un endroit frais.

Usage interne

En France, à la différence de la tradition anglo-saxonne, la recherche concernant les huiles essentielles a porté sur leur usage interne. Quand on prend une huile essentielle par voie orale, c'est toute sa substance qui pénètre dans le corps, ce qui n'est pas le cas avec l'inhalation ou les applications externes.

Sachez que seuls des produits purs et d'excellente qualité peuvent être ingérés, et ce pour éviter les risques d'effets secondaires. Les absolus et les résinoïdes extraits par solvant ne doivent jamais être avalés. Il ne faut utiliser que des huiles distillées ou pressées.

Les huiles essentielles ne doivent être employées qu'en petite quantité et en respectant la dose exacte – dans le cas contraire, elles peuvent être nocives et même dangereuses. La bonne posologie est de trois gouttes, trois fois par jour. Arrêtez le traitement après trois semaines, pour permettre au corps de se reposer et au foie d'éliminer la surcharge toxique. Les huiles essentielles ont un goût fort et amer et elles peuvent irriter. Il est donc préférable de les avaler comme suit :

- 2-3 gouttes dans un peu de vin rouge ;
- **ou** 2-3 gouttes dans de l'eau avec du miel (1 cuillère à café de miel pour un tiers de tasse) ou dans 1 cuillerée de miel ;
- **ou** 2-3 gouttes dans 1 cuillère à dessert d'huile d'olive (extravierge) ;
- **ou** 2-3 gouttes sur un morceau de sucre.

À prendre trois fois par jour, pas plus de trois semaines.

En France, les aromathérapeutes peuvent prescrire des huiles essentielles par voie interne (gouttes buvables, gélules ou suppositoires préparés par un laboratoire spécialisé ou un pharmacien). Sachez toutefois que ces traitements ne sont pas pris en charge par l'assurance-maladie et qu'il convient de vous assurer du sérieux du praticien. Pourtant, cette méthode est utilisée depuis longtemps, avec succès et sans effets secondaires. Elle est très efficace pour les maux de gorge et autres problèmes respiratoires, pour les difficultés d'ordre digestif – indigestion et constipation – et les troubles urinaires tels que la cystite.

Attention ! Bébés et femmes enceintes ne doivent jamais prendre d'huiles essentielles par voie interne.

Dans ce chapitre, vous apprendrez :

- les propriétés thérapeutiques et l'utilisation d'une grande variété d'huiles de support recommandées en aromathérapie.

Huiles de support, de base ou fixes

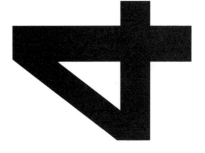

Les huiles essentielles à l'état pur sont très concentrées. Il ne faut donc pas les appliquer directement sur la peau sans les avoir diluées. Pour pratiquer un massage aromathérapique, il convient d'utiliser un médium naturel : c'est ce qu'on appelle l'huile de support, de base ou fixe (c'est une huile naturelle végétale ou animale non volatile (par exemple de colza ou de tournesol). Ne négligez pas la qualité de ce produit qui entre, pour une large part, dans les mélanges destinés aux massages. Comme les huiles essentielles, les huiles de support doivent être d'excellente qualité pour produire les meilleurs résultats thérapeutiques.

Choisissez une huile pressée à froid. Ce procédé, qui évite d'exposer le produit à une chaleur excessive, permet de respecter au maximum ses caractéristiques naturelles. Les huiles « extraites à chaud » sont moins chères, mais de médiocre qualité et inutilisables en aromathérapie.

L'huile de base doit être non raffinée et n'avoir subi aucun traitement chimique. Le processus de raffinage implique la décoloration, la désodorisation pour faire disparaître le goût et l'odeur, l'extraction des acides gras naturels, qui provoquent parfois des impuretés, et l'élimination des acides gras libres.

Les huiles végétales sont riches de nombreuses propriétés thérapeutiques et contiennent quantité de vitamines et de minéraux qui disparaissent au raffinage. En outre, le fabricant peut rajouter des additifs comme de la couleur et des antioxydants de synthèse, qui prolongent la durée de conservation, mais dont la présence est rien moins que désirable. Pour l'aromathérapie, choisissez toujours une huile de base pressée à froid (de préférence « vierge » ce qui correspond à la première pression), non raffinée et sans additif. Vous ne trouverez sûrement pas cette huile au supermarché ! Mais sachez qu'elle constitue l'essentiel d'un mélange de massage, alors sélectionnez-la avec soin.

On ne doit *jamais* utiliser d'huile minérale (purifiée, huile légère de pétrole) comme les lotions pour bébé vendues dans le commerce. La barrière cutanée absorbe certaines molécules des huiles végétales, alors que les huiles minérales ont tendance à obstruer les pores. Elles ne possèdent aucun des composants nutritionnels (vitamines, minéraux, acides gras) qui font la richesse des huiles végétales et sont bons et nourrissants pour la peau. L'industrie cosmétique emploie ces substances minérales parce qu'elles ne rancissent pas. Pourtant, elles laissent sur l'épiderme un « film huileux » qui l'empêche de respirer.

La durée de vie d'une huile de base dépend de sa proportion en acides gras et en vitamine E. Les huiles végétales, qui contiennent une grande quantité d'acides gras saturés, se conserveront plus longtemps que celles riches en acides gras insaturés. La présence de vitamine E dans une huile de support augmente sa longévité.

Il existe une grande variété d'huiles végétales adaptées au massage aromathérapique. Parmi les plus courantes, citons : l'huile d'amande douce, de noyau d'abricot, de noyau de pêche et de pépins de raisin. Ces huiles sont assez fluides et leur très léger parfum ne masque pas l'arôme des huiles essentielles. Certains professionnels utilisent ces produits tels quels, mais beaucoup préfèrent ajouter à leurs mélanges d'autres huiles plus épaisses et plus visqueuses (avocat, jojoba et onagre). En ce qui me concerne, j'ai ma recette spéciale à base d'huile d'amande douce, d'huile de noyau d'abricot et de pêche, de jojoba, d'avocat, de calendula et de germe de blé.

HUILES DE SUPPORT COURANTES

La liste suivante répertorie une grande variété d'huiles de support ainsi que leurs principales propriétés et indications.

Huile d'amande douce

Nom latin : *Prunus amygdalis* var. *dulcis*

Famille : rosacées

C'est l'huile la plus utilisée en aromathérapie. Son parfum est léger ; elle n'est ni trop épaisse, ni collante, ni lourde. Elle est bien absorbée par la peau et recommandée pour l'aromamassage (voir chapitre 7).

L'amandier est un arbre ancien, cultivé depuis des milliers d'années. Les Grecs, qui l'appréciaient beaucoup, ont importé l'amande en Europe du Sud. Les fruits de l'amandier ressemblent à un petit abricot vert. L'huile de meilleure qualité, d'un beau jaune pâle, est extraite à froid en pressant l'amande. Elle est délicatement parfumée, riche en vitamines et acides gras insaturés. Quand l'huile est raffinée et extraite par un procédé chimique, elle est moins chère – car produite en plus grosses quantités – mais ne convient pas à l'aromathérapie.

Utilisations
- Convient à tout type de peau.
- Nourrit et adoucit parfaitement la peau.

- Atténue les démangeaisons provoquées par des maladies comme l'eczéma, le psoriasis et la dermatite.
- Calme les inflammations.
- Nourrit les peaux sèches et prématurément vieillies.
- Convient aux peaux sensibles.
- Calme les coups de soleil.
- Nourrit les cheveux secs abîmés par les traitements chimiques ou trop exposés au soleil.

L'huile d'amande douce est parfaitement recommandée et peut être utilisée à 100 % comme huile de support.

Précautions d'emploi

L'huile d'amande douce ne présente aucun danger. Il existe une huile essentielle d'amande *amère* qui est toxique (risque de formation d'acide prussique pendant l'extraction). Elle n'est jamais utilisée en aromathérapie.

Huile d'avocat

Nom latin : *Persea americana*

Famille : lauracées

L'avocatier est originaire d'Amérique tropicale et subtropicale. Ce sont les Espagnols qui l'ont découvert au XVIe siècle et rapporté en Europe.

On obtient cette extraordinaire huile de support, d'une riche couleur verte, en pressant à froid la chair séchée des fruits abîmés qui ne peuvent être vendus. Mais la véritable huile d'avocat pressée à froid est rare ; celle qu'on trouve, en général, de couleur jaune pâle, est raffinée. Pourtant, c'est l'huile non raffinée et pressée à froid qu'il faut utiliser. Si vous voyez un léger nuage blanc, quand il fait froid, ou un dépôt et si le liquide est d'un beau vert, c'est que l'huile n'a pas été traitée. L'avocat entre dans la composition de nombreux cosmétiques, dont les rouges à lèvres, les crèmes, les lotions et les shampooings… Vous pouvez aussi combattre le dessèchement de la peau, après des vacances au soleil, en écrasant la pulpe du fruit pour l'appliquer sur le visage. L'huile est nettement plus pratique !

Le parfum ressemble à celui du fruit mûr. L'huile d'avocat est riche en lécithine, en vitamines A, B et D, ainsi qu'en acides gras saturés et insaturés. Elle se conserve longtemps.

Utilisations

- Hydrate et adoucit tous les types de peau.

- Huile au grand pouvoir de pénétration, très bénéfique pour les peaux sèches et déshydratées.
- Calme les inflammations cutanées.
- Prévient le vieillissement prématuré.
- Pouvoir réparateur sur la peau.
- Action tonique sur la circulation
- Maintient la souplesse et l'élasticité de la peau.
- Peut aider à protéger du soleil ; pour ce faire, on la mélange parfois à de l'huile de sésame.

En général, l'huile d'avocat entre pour 10 % dans un mélange pour massage.

Précautions d'emploi

C'est une huile qui ne présente aucun risque, ni photosensibilisation. Mais n'utilisez pas sa version raffinée et décolorée.

Huile de bourrache officinale

Nom latin : *Borago officinalis*

Famille : boraginacées

La bourrache, originaire du Moyen-Orient, est maintenant largement répandue. Les Anglais l'appellent aussi « pain des abeilles », car elle attire ces hyménoptères. Autrefois, on croyait qu'elle apportait la joie de vivre aux personnes mélancoliques !

Ce sont les graines brun sombre qui, pressées à froid, produisent l'huile. Très riche en acide gras essentiel AGL (acide gammalinoléique), elle en contient 16 à 23 %, alors qu'on en trouve seulement 9 % dans l'huile d'onagre. Presque inodore, elle respecte l'arôme des huiles essentielles. C'est un excellent additif dans une huile pour le visage.

Utilisations

- Très efficace contre le vieillissement prématuré.
- Prévient les rides.
- Nourrit et réhydrate la peau.
- Calme les démangeaisons dans des maladies telles l'eczéma et le psoriasis.
- Idéale pour les cheveux secs, colorés ou permanentés.

L'huile de bourrache est, en général, diluée à 10 % dans un mélange.

Précautions d'emploi

L'huile de bourrache ne présente ni risque, ni contre-indication connue.

Huile de calendula (ou souci officinal)

Nom latin : *Calendula officinalis*

Famille : astéracées (ou composées)

L'huile de calendula est un macérat. On l'obtient en laissant macérer dans une huile végétale les splendides fleurs de souci jaune orangé. Le liquide aura d'ailleurs cette couleur. La plante, cultivée depuis le Moyen Âge, est originaire du pourtour méditerranéen. Très appréciée des herboristes, c'est un remède réputé utilisé depuis longtemps en infusions, extraits et teintures. Il ne faut pas confondre l'huile de calendula avec l'huile essentielle de tagète, aussi appelé souci.

Utilisations

- Recommandée pour tous les problèmes cutanés.
- Calme les inflammation.
- Soigne gerçures et crevasses.
- Utile en cas de varicosités et de capillaires éclatés.
- Calme les démangeaisons dues à des maladies de type eczéma.
- Atténue la couperose.
- Calme et cicatrise les crevasses du mamelon.
- Réduit et empêche la formation des cicatrices.
- Recommandée pour les contusions.
- Calme les brûlures.
- Excellent additif dans les crèmes pour les mains et pour les pieds.

L'huile de calendula peut être diluée à 10 % dans un mélange de base. On peut aussi l'utiliser pure sur certaines zones.

Précautions d'emploi

Aucun effet secondaire connu.

Huile de carotte - Huile de carotte sauvage

Nom latin *: Daucus carota*

Famille : apiacées (ou ombellifères)

On obtient cette huile en laissant macérer, pendant environ trois semaines, les carottes finement hachées dans une huile végétale (en général de l'huile de tournesol). La mixture est ensuite filtrée. Riche en bêta-carotène et en vitamines A, B, C, D, E et F, cette huile est orange clair.

Il ne faut pas la confondre avec l'huile essentielle de carotte qui ne doit jamais être utilisée comme huile de support pure.

Utilisations

- Calme les démangeaisons.
- Soulage le psoriasis et l'eczéma.
- Recommandée pour les peaux matures.
- Peut aider à la prévention des rides.
- Favorise la cicatrisation.
- Bonne pour les peaux sèches.

L'huile de carotte ne doit pas être employée pure, mais diluée à 10 %.

Précautions d'emploi

Aucune contre-indication connue.

Huile de coco

Nom latin : *Cocos nucifera*

Famille : palmacées

On pense que le cocotier est originaire des rives de l'océan Indien. Du fait de son importance commerciale, il est aujourd'hui cultivé dans tous les pays tropicaux. Le nom de cet arbre viendrait de « coco », qui veut dire singe en portugais, parce que les noix ressemblent à la tête de cet animal !

L'huile de noix de coco, surtout composée d'acides gras saturés, est généralement extraite par solvant. En Inde, la médecine ayurvédique l'utilise beaucoup pour soigner toutes sortes de maux. Mais on l'emploie surtout en Inde du Sud où l'on pense qu'elle aide à garder la tête froide. C'est l'huile la plus appréciée pour les massages de tête indiens. Beaucoup de savons et d'après-shampooings contiennent souvent de l'huile de coco à cause de ses propriétés hydratantes. Par contre, l'aromathérapie ne s'y intéresse guère – sauf en ce qui concerne les massages de tête indiens pour lesquels elle est très appréciée.

Utilisations

- Convient aux peaux sèches et gercées.
- Excellent pour les cheveux secs, cassants, permanentés ou colorés.

Précautions d'emploi

Cette huile est déconseillée aux peaux hypersensibles. Elle peut, en de rares occasions, causer des rougeurs.

Huile de germe de blé

Nom latin : *Triticum vulgare*

Famille : graminées

Le blé est une céréale qui existe à l'état sauvage en Asie occidentale. L'huile est extraite du germe qui est plongé et brassé dans une huile d'excellente qualité (obtenue par pression à froid) pour qu'il s'en imbibe. Il est ensuite pressé à froid pour en extraire un mélange composé d'un tiers d'huile de germe de blé et de deux tiers d'huile de base (amande douce, olive, etc.).

Cette huile est réputée pour sa haute teneur en vitamine E, un antioxydant naturel qu'on peut ajouter comme conservateur. Elle contient aussi de la vitamine A et B, des minéraux (dont zinc, fer, potassium, soufre et magnésium). Des acides gras insaturés, dont l'acide linoléique, sont aussi présents.

De couleur orange virant sur le brun, elle a une odeur assez forte.

Utilisations

- Nourrit les peaux sèches et craquelées.
- Revitalise les peaux matures – ses antioxydants naturels combattent les radicaux libres.
- Calme les démangeaisons en cas d'eczéma, de dermatite et de psoriasis.
- Combat le vieillissement.
- Prévient et réduit vergetures et cicatrices.
- Idéale pour les cheveux secs et cassants.

Du fait de sa viscosité élevée et de son odeur, l'huile de germe de blé ne peut être utilisée pure. En général, on la dilue à 10 % pour prolonger la durée de conservation d'un mélange.

Précautions d'emploi

Attention aux personnes allergiques au blé. Avant un traitement aromathérapique, vous pouvez tester la réactivité de la peau sur une petite surface ou… éviter cette huile !

Huile de jojoba

Nom latin : *Simmondsia chinensis / Simmondsia sinensis*

Famille : buxacées

Cette plante pousse dans les régions désertes de la Californie du Sud, de l'Arizona et du nord-ouest du Mexique. On peut l'utiliser pour fixer le sol et empêcher le processus de désertification.

Il ne s'agit pas vraiment d'une huile, mais plutôt d'une cire liquide. Elle est extraite des graines écrasées et constituée d'un mélange d'esters à longue chaîne d'acides gras et à longue chaîne alcools gras. L'acide myristique – un agent anti-inflammatoire – entre aussi dans sa composition. On a découvert que cette huile avait les mêmes propriétés que le blanc de baleine qu'elle a remplacé dans toute l'industrie cosmétique, depuis que cette espèce est protégée.

Cette huile jaune d'or est très stable et, comme elle ne s'oxyde pas et ne rancit pas, elle se conserve relativement longtemps. Laissée dans un endroit très froid, elle se solidifie, mais se liquéfie dès qu'elle est ramenée dans une atmosphère plus tempérée. Son parfum est discret et délicat, et sa texture extrêmement agréable. On utilise le jojoba dans des crèmes, des lotions et des rouges à lèvres.

Utilisations

- Combat les inflammations et, de ce fait, utile en cas d'arthrite, de dermatites et de toutes sortes de gonflements.
- Convient à tout type de peau.
- Nourrit et hydrate les peaux sèches.
- Combat les effets desséchants du soleil.
- Aide à la cicatrisation des blessures.
- Recommandée pour les gerçures et les fesses irritées des bébés.
- Prévient l'apparition du sébum, très utile pour les peaux grasses.
- Soulage efficacement les démangeaisons en cas d'eczéma ou de psoriasis
- Aide à contrôler l'acné.
- En après-shampooing, protège et régénère les cheveux.

Le jojoba étant plus cher que beaucoup d'autres huiles de support, on l'utilise diluée à 10 % dans un mélange de base. On peut toutefois s'en servir pure sur de petites surfaces. Utilisée sur le visage, elle est très agréable et rivalise avantageusement avec les crèmes les plus coûteuses.

Précautions d'emploi

C'est une huile de support tout à fait sûre. On connaît cependant quelques très rares cas d'allergie.

Huile de noyau d'abricot

Nom latin : *Prunus armenica*

Famille : rosacées

L'huile de noyau d'abricot est très proche de l'huile d'amande douce, mais elle est plus chère car produite en plus petites quantités. Cet arbre, originaire de Chine (le noyau d'abricot est utilisé dans la médecine chinoise traditionnelle), a été importé au Moyen-Orient, puis dans le sud de l'Europe, par les Romains. On obtient l'huile en pressant à froid les noyaux. Elle contient des vitamines et des acides gras insaturés. On emploie cette huile dans de nombreux soins cosmétiques : gommages pour le visage, masques pour éliminer les peaux mortes, savons, shampooings et crèmes.

De couleur jaune pâle, son odeur est plus forte que celle de l'amande douce, et ressemble un peu à celle de la pâte d'amande. Sa texture est extraordinairement soyeuse et la peau l'absorbe facilement. Cette huile de base est très agréable à utiliser en aromamassage.

Utilisations

- Convient à tout type de peau.
- Nourrit les peaux sèches.
- Soulage les démangeaisons ainsi que des maladies comme l'eczéma.
- Bénéfique pour les peaux sensibles et prématurément vieillies

Le noyau d'abricot peut être utilisé à 100% comme huile de base, mais il est souvent employé en mélange du fait de ses propriétés enrichissantes et nourrissantes. C'est un excellent soin pour le visage.

Précautions d'emploi

Cette huile ne présente aucun danger, ni effet toxique connu. Par contre, l'amande située à l'intérieur du noyau contient un poison proche du cyanure… alors évitez d'en manger !

Huile de noyau de pêche

Nom latin : *Prunus persica*

Famille : *Rosacées*

Le pêcher est originaire de Chine. Ce sont les Romains qui l'ont importé en Europe. Il a été introduit en Amérique au XVIIe siècle. Aujourd'hui, la Californie et le Texas sont les premiers producteurs mondiaux.

L'huile de noyau de pêche ressemble beaucoup à l'huile de noyau d'abricot et à l'huile d'amande douce. Pour être de bonne qualité, elle doit être extraite du noyau par pression à froid. Elle est principalement composée d'acides gras insaturés, dont l'acide linoléique. De couleur jaune pâle, elle est à peu près inodore et possède une texture légère qui en fait une excellente huile de support pour l'aromathérapie.

Utilisations

- Hydratant très efficace pour les peaux sèches et très sèches.
- Calme les démangeaisons dues à l'eczéma et au psoriasis.
- Bénéfique pour les peaux matures.
- Convient aux cheveux secs, abîmés ou colorés.
- Bonne pour les peaux sensibles.

Cette huile peut être utilisée pure, mais elle est habituellement diluée à 10 % dans un mélange.

Précautions d'emploi

L'huile de noyau de pêche est parfaitement sûre, sans aucun effet secondaire connu.

Huile d'olive

Nom latin : *Olea europaea*

Famille : oléacées

L'olivier est cultivé et utilisé depuis des milliers d'années. Pendant longtemps, le rameau d'olivier fut considéré comme un gage de paix et les Grecs portaient des couronnes de feuilles tressées. Les oliviers ne commencent à produire des fruits qu'au bout de 15 ans, mais ils peuvent vivre pendant des centaines d'années.

L'huile d'olive (comme l'huile d'avocat) est extraite de la chair du fruit. Le fruit est pressé et l'huile qui en sort est filtrée, puis décantée. L'huile est dite vierge ou extravierge selon sa note organoleptique et son degré d'acidité. Elle contient de l'acide oléique et des acides gras insaturés dont l'acide linoléique.

La légère couleur verte provient de la petite quantité de chlorophylle contenue dans la chair de l'olive. Un arôme distinctif, légèrement fruité révèlera un produit d'excellente qualité pouvant être utilisé en aromathérapie. Les propriétés thérapeutiques d'un régime à base d'huile d'olive sont bien connues : baisse de la tension, protection contre les maladies cardiaques. Mais elle est aussi bénéfique pour le foie et l'estomac et a un effet laxatif.

Utilisations

- Bénéfique pour la sécheresse cutanée et du cuir chevelu.
- Calme les démangeaisons.
- Combat les inflammations et contribue à résorber les gonflements.
- Nourrit les cheveux secs, abîmés et cassants
- Utilisée en cas de régime détoxifiant
- Soulage les contractures et douleurs musculaires.
- Aide à atténuer les contusions.
- Peut prévenir l'apparition des rides.
- Protège partiellement du soleil ; elle est alors parfois mélangée à de l'huile de sésame et d'avocat.
- En général, l'huile d'olive est trop épaisse pour être utilisée pure en massage. Elle est le plus souvent diluée à 10 %.

Précautions d'emploi

C'est une huile de support particulièrement sûre, dans la mesure où l'on choisit un produit d'excellente qualité.

Huile d'onagre

Nom latin : *Oenorthera biennis*

Famille : onagracées

Cette plante, native d'Amérique du Nord, a été introduite en Europe au XVIIe siècle. L'huile est extraite des graines par pression à froid. Elle est riche en acide linoléique (environ 70 %), un acide gras poly-insaturé et contient de l'acide gamma-linoléique (AGL) présent aussi dans l'huile de bourrache. Présentée comme un « miracle des temps modernes », il devient de plus en plus courant de prendre de l'huile d'onagre en gélules pour traiter quantité de maladies dont :

- la prévention des problèmes cardiaques,
- la diminution du taux de cholestérol et de la tension,
- le syndrome prémenstruel, la ménopause et les autres troubles du cycle menstruel,
- les maladies de peau comme l'eczéma et le psoriasis,
- les allergies,
- l'asthme et le rhume des foins,
- les pathologies mentales comme l'hyperactivité de l'enfant et la schizophrénie,
- des scléroses,
- le diabète,
- la maladie de Raynaud.

Utilisations

- Excellente pour les peaux sèches.
- Parfaite pour les peaux sensibles et allergiques.
- Calme rougeurs et inflammations.
- Combat le vieillissement prématuré de la peau et les rides.
- Idéale pour les problèmes de peaux aggravés par des déséquilibres hormonaux : l'acné à la puberté, avant les règles et pendant la ménopause.
- Peut agir sur les varices.
- Convient aux cheveux secs et aux pellicules.

En général, on la dilue à 10 % dans un mélange destiné à une huile de support.

Précautions d'emploi

L'huile d'onagre ne présente aucun danger quand on l'utilise par voie externe.

Huile de pépins de raisin

Nom latin : *Vitis vinifera*

Famille : vitacées

L'huile de pépin de raisin fut d'abord fabriquée en France, mais aujourd'hui elle vient essentiellement d'Italie, d'Espagne et de Californie. Elle est produite par extraction à chaud. C'est indispensable, car il n'y a que 12 % d'huile dans les pépins.

L'huile ainsi extraite peut, ensuite, être raffinée. Il n'existe malheureusement pas d'huile pressée à froid (pourtant, ce sont les meilleures pour l'aromathérapie). C'est, toutefois, un produit très apprécié pour les massages car elle est extrêmement onctueuse sans être grasse. Elle est incolore et inodore, ce qui participe aussi à son succès. Enfin, l'huile de pépins de raisin contient un pourcentage élevé d'acide linoléique et de vitamine E.

Utilisations

- Convient à tout type de peau.
- Facilement absorbée par la peau
- L'huile de pépins de raisin peut être utilisé à 100 % comme huile de support.

Précautions d'emploi

C'est une huile qui ne présente aucun danger et aucune contre indication connue.

Huile de sésame

Nom latin : *Sesamum indicum*

Famille : *Pedaliacées*

Le sésame est une plante originaire de la région tropicale des Indes orientales, mais aujourd'hui elle pousse dans le monde entier. Connue et cultivée depuis des milliers d'années, cette plante était fort appréciée dans l'Antiquité. C'était un des végétaux placés dans la tombe de Toutankhamon.

En ancienne Égypte, on broyait les graines pour produire de la farine. De nos jours, on s'en sert pour fabriquer le *tahini*, une pâte au goût de noisette, utilisée dans la cuisine orientale. En le mélangeant à du miel, on obtient ce délicieux halva qui était réputé préserver la beauté et la jeunesse des femmes de l'antique Babylone.

Les graines contiennent 55 % d'huile qui est extraite par pression à froid. Elle doit être jaune pâle, l'huile de sésame décolorée ne convenant pas à l'aromathérapie. Presque inodore, c'est une parfaite huile de support. Enfin, elle est riche en vitamines A, B et E comme en minéraux (calcium et phosphore). La présence de vitamine E lui confère un excellent pouvoir de conservation.

L'huile de sésame, très populaire en Inde, est abondamment utilisée dans la médecine Ayurvédique. On pense qu'elle empêche les cheveux de grisonner.

Utilisations

- Convient à toutes les peaux.
- Recommandée pour les peaux sèches et déshydratées.
- Prévient le vieillissement.
- Combat les contractures et les douleurs musculaires.
- Réduit les gonflements.
- Très efficace en cas de maladie de peau comme l'eczéma et le psoriasis.
- Peut atténuer les varicosités.
- Redonne aux cheveux leur couleur et les empêche de grisonner.
- Protège partiellement du soleil, peut alors être mélangée avec de l'huile d'olive et de l'huile d'avocat.

Précautions d'emploi

Les réactions sont extrêmement rares ; toutefois, les peaux très sensibles doivent faire attention.

AUTRES HUILES DE SUPPORT

Les huiles de support précédemment décrites sont parmi les plus employées en aromathérapie. Mais il en existe beaucoup d'autres que vous pouvez utiliser selon vos préférences personnelles. Vous les trouverez brièvement détaillées ci-dessous.

Huile de bouton de rose

Nom latin : *Rosa canina*

Nom de famille : rosacées

L'huile de bouton de rose est généralement extraite par solvant. De couleur jaune rougeâtre, son odeur est assez semblable à celle de l'huile de ricin.

Utilisations

- Encourage la régénération cutanée, excellente pour les peaux matures.
- Soigne cicatrices et blessures.
- Calme les brûlures.
- Efficace pour l'eczéma et le psoriasis.

Précautions d'emploi

Aucune.

Huile de carthame

Nom latin : *carthamus tinctorius*

Famille : astéracées (ou composites)

L'huile de carthame est extraite des graines par pression à froid. Jaune pâle, son odeur discrète rappelle l'huile de tournesol. Cette plante est utilisée depuis longtemps ; on a même découvert des graines de carthame dans des tombes égyptiennes.

Utilisations

- Convient aux peaux sèches.
- Agit sur l'eczéma et le psoriasis.
- Efficace en cas de mauvaise circulation.
- Calme les inflammations articulaires et les contusions.

Précautions d'emploi

Aucune.

Huile de macadamia

Nom latin : *Macadamia integrifolia / tetraphylla*

Famille : protéacées

Le macadamia est un arbre originaire d'Australie. L'huile est extraite des noix pressées à froid. D'un beau jaune d'or, elle a un léger parfum de noisette.

Utilisations
- Nourrissante pour tout type de peau.
- Excellente pour les peaux matures et âgées.
- En après-shampooing sur cheveux secs, colorés et permanentés.
- Calme les coups de soleil.
- Protège du soleil.

Précautions d'emploi
Aucune.

Huile de neem

Nom latin : *Azadirachta indica*

Famille : méliacées

L'huile de neem est abondamment employée en Inde. Les anciens textes médicaux en sanskrit relatent les bienfaits de cet arbre. La recherche contemporaine laisse présager que, dans le futur, il pourra être utilisé dans le traitement de nombreuses maladies.

L'huile extraite des graines répand une forte odeur qui ne plaît pas à tout le monde. Il ne faut **jamais** l'utiliser pure. Toutefois, quand elle est ajoutée en petite quantité (pas plus de 10 %) à une huile de support, elle est très efficace pour certains problèmes.

Utilisations
- Excellente pour calmer démangeaisons et irritations
- Ajoutée en petite quantité à une huile de support, elle élimine les poux.
- Action antifongique, antibactérienne et antivirale.

Précautions d'emploi
L'huile de neem ne présente, en général, aucune contre-indication.

Huile de noisette

Nom latin : *Corylus avellana*

Nom de famille : corylacées

Une huile jaune ambré, obtenue par pression à froid et filtration. Son parfum est très reconnaissable.

Utilisations

- Hydrate la peau.
- Convient aux peaux grasses, acnéiques et mixtes.
- Efficace en cas de mauvaise circulation.
- Protection partielle contre le soleil.

Précautions d'emploi

À éviter pour les personnes allergiques.

Huile de noix de kukui

Nom latin : *Aleurites moluccana*

Nom de famille : euphorbiacée

Cet arbre, abondamment cultivé et très apprécié à Hawaï, est connu depuis peu dans le reste du monde.

On obtient une huile jaune clair en pressant les noix, au préalable décortiquées et légèrement grillées. *Kukui* est le mot hawaïen pour « connaissance ». Traditionnellement, on enduisait les nouveau-nés de cette huile pour protéger leur peau. Elle a un superbe texture, fine, douce et soyeuse.

Utilisations

- Bénéfique pour les peaux vieillissantes et ridées.
- Nourrissante pour tout type de peau.
- Efficace en cas d'eczéma et de psoriasis.
- Excellente pour les peaux sèches et déshydratées.
- Calme les coups de soleil.
- Bénéfique pour l'acné.
- Atténue les cicatrices.
- Nourrit peaux et cheveux secs.

Précautions d'emploi

Aucune.

Huile de tamanu

Nom latin : *Calophyllum inophyllum*

Nom de famille : clusiacées

On obtient cette huile en pressant le fruit et les graines. Elle est épaisse et d'un vert sombre qui peut aller jusqu'au noir.

Utilisations

- Utile pour tout type de peau.
- Soulage les démangeaisons en cas de maladies comme l'eczéma ou le psoriasis.
- Calme les inflammations.
- Soigne les crevasses du mamelon et les gerçures.
- Stimule le système immunitaire.
- L'huile de tamanu et l'huile essentielle de ravensare (décrite chapitre 5) ont prouvé leur efficacité dans le traitement du zona.

Précautions d'emploi

Aucune.

Huile de tournesol

Nom latin : *Helianthus annus*

Famille : astéracées (ou composites)

La plupart des huiles de tournesol sont, malheureusement, extraites par solvant. Quelques-unes sont pourtant produites par pression à froid. L'huile est pratiquement inodore avec une texture légère.

Utilisations

- Hydratante pour tout type de peau.
- Efficace pour les maladies de peaux comme l'eczéma.
- Atténue l'acné.
- Bonne pour les peaux grasses.
- Bénéfique pour les contusions.

Précautions d'emploi

Aucune, si on utilise une huile non raffinée.

Dans ce chapitre vous apprendrez :

- les effets physiques, émotionnels et psychiques de plus de 50 huiles essentielles.

Les huiles essentielles de A à Z

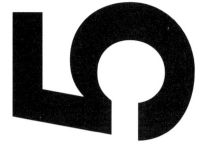

Bien qu'il existe des centaines d'huiles essentielles destinées à l'industrie des arômes et du parfum, toutes ne sont pas utilisables dans ma spécialité. Dans ce chapitre, j'explore plus de cinquante huiles essentielles parmi les plus couramment employées en aromathérapie traditionnelle. J'explique comment elles agissent sur le corps, les émotions et l'esprit. J'ai soigné des milliers de patients avec ces huiles essentielles et je les ai utilisées pour toutes les affections mentionnées. Si vous voulez exercer vos talents sur votre famille et vos amis, commencez par vous en procurer quelques-unes, puis vous augmenterez progressivement votre stock. À moins d'être un aromathérapeute professionnel, il est inutile d'en acheter une grande variété d'un seul coup. En effet, on peut faire beaucoup avec peu.

Dans mes profils d'huiles essentielles j'ai répertorié des mots-clés qui révèlent au premier coup d'œil les propriétés principales et indications de chaque essence. Précautions d'emploi et contre-indications sont répertoriées à la fin de chaque article.

Achillée millefeuille

Nom latin	*Achillea millefolium*
Famille	astéracées (ou composées)
Méthode d'extraction	distillation à la vapeur des feuilles et sommités fleuries
Composants principaux	chamaluzène, germacrène-D, pinène, cinéol, sabinène
Origine	cultivée surtout en Allemagne, en Bulgarie, en Hongrie et en Belgique
Arôme	puissant, médicinal
Couleur	de vert foncé à bleu-vert

Propriétés principales et indications
- Anti-inflammatoire.
- Calmante.
- Sédative.
- Apaisante.

Système circulatoire
- Fait baisser la tension artérielle ; tonique pour la circulation.
- Efficace pour l'artériosclérose et les varices.

Système génito-urinaire
- Excellente pour l'appareil génital féminin.

- Bénéfique en cas de règles irrégulières, peu ou trop abondantes ou douloureuses, de fibrome et de prolapsus de l'utérus.
- Recommandée pendant la ménopause.
- Soulage l'énurésie nocturne, la rétention d'eau et la cystite.

Muscles et articulations
- Excellente pour les inflammations.
- Utile pour l'arthrite rhumatoïde, les entorses et les foulures.

Système nerveux
- Exerce un effet apaisant sur le mental.
- Efficace dans les états de colère, d'impatience et d'irritabilité.

Peau
- Recommandée pour les peaux et cuirs chevelus gras et pour l'acné.
- Utile pour les inflammations de la peau type brûlures.
- Bénéfique en cas d'eczéma et psoriasis.

Effet sur le mental
- Rôle protecteur.

Précautions d'emploi
- Éviter pendant la grossesse.
- Ne pas utiliser sur les bébés et les jeunes enfants.

Angélique (graines)

Nom latin	*Angelica archangelica*
Famille	ombellifères (ou apiacées)
Méthode d'extraction	distillation à la vapeur des graines, mais aussi des racines et rhizomes
Composants principaux	phellandrène, pinène, limonène, linalol, bornéol
Origine	Europe et Sibérie ; cultivée en Belgique, en Hongrie, en Allemagne, aux Pays-Bas, en France et en Angleterre
Arôme	graine : clair, épicé, doux, frais racine : terreux, herbacé, riche, boisé
Couleur	graine : presque incolore racine : de jaune pâle à orange-brun

Propriétés principales et indications

- Stimulant immunitaire.
- Favorise la fertilité.
- Calmante.
- Fortifiante.

Système circulatoire

- Excellente pour purifier le sang, stimuler la circulation aussi bien que le système immunitaire.
- Renforce le cœur.
- Fait baisser la fièvre.

Système digestif

- Stimule l'appétit et favorise la récupération après une maladie ou en cas de pathologies type anorexie.
- Soulage flatulences et indigestion.

Système génito-urinaire

- Efficace en cas de cystite et d'infections urinaires.
- Soulage les règles douloureuses.
- Réduit la rétention d'eau.
- Favorise la fertilité (les Chinois utilisent l'angélique pour traiter l'infertilité et les troubles gynécologiques).

Muscles et articulations

- Bénéfique pour l'arthrite, les rhumatismes et la goutte.

Système nerveux

- Excellente en cas d'épuisement ou pendant une convalescence.
- Peut soulager en cas d'encéphalomyélite myalgique et de mononucléose.
- Agit sur tous les problèmes dus au stress.
- Recommandée pour les personnes fragiles et nerveuses.
- Utile pour les migraines.

Système respiratoire

- A des effets bénéfiques sur les affections des bronches.
- Utiliser en cas de toux, rhume et grippe.

Peau

- Excellente pour toutes les affections cutanés.
- Recommandée pour l'eczéma et le psoriasis.
- Purifie les peaux congestionnées et ternes.
- Efficace sur la cellulite.

Effet sur le mental

- Vous permet d'être plus réceptif à votre intuition et même dc la développer. Elle soutient aussi les esprits craintifs ou fragiles.

Précautions d'emploi

- L'huile de racine d'angélique est extrêmement photosensibilisante ; il faut donc éviter l'exposition au soleil immédiatement après un traitement.
- En aromathérapie, il est préférable d'utiliser l'huile de graine d'angélique qui n'a pas ce défaut.

Arbre à thé

Nom latin	*Melaleuca alternifolia*
Famille	myrtacées
Méthode d'extraction	distillation à la vapeur des feuilles
Composants principaux	terpinène-4-ol, cinéole, terpinène
Origine	Australie, où il est aussi cultivé
Arôme	aigu, puissant, médicinal
Couleur	de jaune pâle à très clair

Propriétés principales et indications

- Antifongique.
- Antiseptique.
- Première urgence.
- Stimulante.

Système circulatoire

- Tonique cardiaque, stimule la circulation et réduit les varices.
- Excellent stimulant immunitaire, peut aider à combattre les infections chroniques type mononucléose et le syndrome d'encéphalomyélite post-infectieuse.

Système génito-urinaire

- Excellente pour la cystite, les démangeaisons, le muguet, les pertes vaginales et les infections.

Système nerveux

- Après une crise émotionnelle, on peut utiliser l'huile d'arbre à thé pour atténuer le choc.

Système respiratoire

- Bénéfique pour l'asthme, la bronchite, la rhinite, le rhume, la grippe, la sinusite et la coqueluche.
- Idéale en gargarisme pour les infections de la gorge.

Peau

- Un « must » pour tous les foyers !
- Irremplaçable pour l'acné, le pied d'athlète, les furoncles, les brûlures, les coupures, l'herpès, les démangeaisons, les boutons, la transpiration et les odeurs des pieds.
- Peut être appliquée pure sur les verrues.
- Recommandée pour les mycoses des ongles de doigts de pied.
- Utile pour les aphtes et les boutons de fièvre.

Effet sur le mental

- Exalte l'esprit.
- Aide à se débarrasser des anciens traumas.

Précautions d'emploi

- Aucune. On utilise souvent l'huile d'arbre à thé, pure, en première urgence.

Basilic (commun)

Nom latin	*Ocimum basilicum*
Famille	lamiacées (ou lamiacées)
Méthode d'extraction	distillation à la vapeur des sommités fleuries de la plante
Composants principaux	linalol, cinéol, méthylchavicol
Origine	Asie tropicale et Moyen-Orient ; cultivé dans toute l'Europe, surtout en France, en Égypte, en Italie, en Bulgarie et en Hongrie
Arôme	clair, épicé, doux, frais
Couleur	d'incolore à jaune pâle

Propriétés principales et indications

- Tonique.
- Éclaircit.
- Décongestionne.

- Stimulante.
- Fortifiante.
- Exalte.

Système digestif

- Recommandée pour les troubles digestifs.
- Soulage les digestions difficiles et douloureuses.
- Utiliser en cas de flatulences, spasmes gastriques, nausées et vomissements.

Système génito-urinaire

- Recommandée pour les retard menstruels, les règles insuffisantes et les crampes menstruelles.

Muscles et articulations

- Calme les spasmes musculaires (crampes), la goutte, l'arthrite et les rhumatismes.
- Utiliser après l'exercice pour les muscles fatigués.

Système nerveux

- Probablement un des meilleurs stimulants du système nerveux, puisque le basilic rassérène, éclaircit, fortifie et régénère.
- Agit sur la fatigue mentale et les difficultés de concentration ; elle a la réputation d'éclaircir les idées.
- Soulage tension, dépression et épuisement nerveux.

Système respiratoire

- Tous les troubles respiratoires type asthme, bronchite, toux, rhume et coqueluche.
- Excellente pour dégager nez, gorge, oreilles.
- Utiliser en cas de coryza, de maux d'oreilles, de polype nasal, de rhinite, de sinusite, de rhume de cerveau, de maux de tête et de migraines.

Peau

- Répulsif pour les insectes, en particulier guêpes et moustiques.

Effet sur le mental

- Élève et stimule l'esprit ; favorise le développement de l'intuition.

Précautions d'emploi

- Déconseillée en cas de grossesse (même s'il n'existe aucune preuve de toxicité).
- Employer fortement diluée sur les peaux sensibles (bien que les allergies soient rares).

- Ne pas utiliser le basilic exotique qui provient des Comores ou de La Réunion, car il contient une plus forte proportion de méthylchavicol, ce qui le rend impropre à l'aromathérapie.
- L'huile de basilic exotique est de couleur jaune clair à vert pâle. Son arôme est herbacé, camphré et proche de l'anis.

Benjoin

Nom latin	*Styrax benzoin*
Famille	styracées
Méthode d'extraction	extraction par solvant
Composants principaux	acide benzoïque, vanilline, benzoate de coniféryl
Origine	benjoin de Sumatra : Java et Malaisie benjoin du Siam : Cambodge, Chine, Laos, Thaïlande et Vietnam
Arôme	proche de la vanille
Couleur	brunâtre et visqueuse puisque le benjoin est extrait par solvant

Propriétés principales et indications

- Console.
- Cicatrisante.
- Apaise.
- Réchauffe.

Système circulatoire

- Stimule la circulation.
- Réchauffe le cœur et régularise ses fonctions.

Système génito-urinaire

- Soulage toutes les infections vaginales, pertes et irritations type cystite.
- Réduit la rétention d'eau.

Muscles et articulations

- Combat arthrite, goutte, rhumatismes et fibromyalgie.

Système nerveux

- Huile réconfortante qui console ceux qui viennent de subir un deuil, se sentent tristes, seuls ou déprimés.
- Rend optimiste.

Système respiratoire

- Le benjoin entre dans la composition de certains médicaments car il agit efficacement sur les affections respiratoires type asthme, bronchite, rhume, toux, grippe, laryngite et infections de la gorge.

Peau

- Excellente en cas de gerçures et de crevasses. L'huile de benjoin est très efficace ajoutée dans une crème pour les mains ou pour les pieds.
- Calme rougeurs, irritations et dermatites ; accélère la guérison des ulcères et des blessures.

Effet sur le mental

- Protège l'esprit. Revitalise le cœur et le plexus solaire sur lesquels elle exerce une action bénéfique.

Précautions d'emploi

- Ne pas avaler (ce n'est pas d'une huile distillée).

Bergamote

Nom latin	*Citrus bergamia*
Famille	rutacées
Méthode d'extraction	expression à froid du zeste
Composants principaux	acétate de linalyle, linalol, limonène
Origine	Asie tropicale ; cultivée en Corse, en Italie et en Côte d'Ivoire
Arôme	léger, frais, agrumique
Couleur	verte

Propriétés principales et indications

- Antidépressive.
- Antiseptique.
- Équilibrante.
- Exalte.

Système digestif

- Tonique pour la digestion qui stimule l'appétit et calme les gaz, coliques et indigestion.

- Remédie à l'halitose (mauvaise haleine) quand elle est prise en gargarisme.
- Très utile en cas de troubles digestifs dus au stress émotionnel.
- Recommandée en cas de troubles de l'appétit type anorexie ou boulimie.

Système génito-urinaire

- Très forte affinité avec ce système : soulage la cystite, les pertes vaginales, le muguet et les prurits (démangeaisons). Utiliser le plus tôt possible pour un maximum d'efficacité.

Système nerveux

- Calmante, mais rassérénante.
- Idéale pour tous les états anxieux, dépressifs et les affections liées au stress.

Système respiratoire

- Soulage les maux de gorge, angines, rhume, grippe et toutes les infections respiratoires.

Peau

- Améliore toutes les affections cutanées liées au stress type eczéma et psoriasis.
- Utile en cas de d'affections contagieuses comme la gale, la varicelle et les poux.
- Aide à traiter peau grasse, acné, boutons, furoncles et herpès.
- Efficace pour les boutons de fièvre, la varicelle et le zona.

Effet sur le mental

- Élève et vivifie l'esprit, encourageant une approche joyeuse de la vie.

Précautions d'emploi

- Éviter l'exposition au soleil après une application. La présence de bergaptène (qui accélère le bronzage) rend cette huile photosensibilisante.

Bois de rose

Noms latins	*Aniba rosaeodora, Ocotea caudata* (bois de rose de Cayenne)
Famille	lauracées
Méthode d'extraction	distillation à la vapeur du bois
Composants principaux	linalol
Origine	cultivé au Brésil et au Pérou. Dans un passé récent, on a encouragé l'emploi du camphrier à la place du bois de rose, pour préserver l'espèce. Aujourd'hui, on a pris des mesures de protection. La récolte est organisée et contrôlée. Les producteurs sont encouragés à replanter et à étendre leurs cultures. Le bois de rose n'est plus menacé ; il n'est donc plus nécessaire d'utiliser de l'huile de camphrier. D'autant que les deux essences ont des propriétés thérapeutiques différentes
Arôme	doux, floral, boisé
Couleur	d'incolore à jaune pâle

Propriétés principales et indications

- Équilibrante.
- Rajeunissante.
- Réchauffe.

Système nerveux

- Cette huile est un antidépresseur extraordinaire. Elle réconforte et réchauffe, exerçant un effet équilibrant sur le système nerveux central.
- Soulage stress et anxiété.
- Débarrasse l'esprit de ce qui l'encombre.
- Aphrodisiaque reconnu, efficace pour la frigidité, l'impuissance et autres problèmes sexuels.

Système respiratoire

- Bénéfique en cas de rhume, grippe, virus et maux de gorge. Le bois de rose calme les toux d'irritation. C'est aussi un stimulant du système immunitaire.

Peau

- Convient à tous les types de peaux – sèches, grasses, mixtes ou sensibles.
- Efficace pour traiter l'acné.
- Rajeunit la peau, combat le vieillissement prématuré et les rides.

Effet sur le mental

- Recommandée pour la méditation, elle éveille la conscience.

Précautions d'emploi

- Aucune.

Cajeput

Nom latin	*Melaleuca leucodendron, cajuputi*
Famille	myrtacées
Méthode d'extraction	distillation à la vapeur des rameaux et des feuilles de l'arbre
Composants principaux	cinéol, limonène, pinène, terpinéol
Origine	Malaisie et Indonésie ; cultivée en Indonésie, en Malaisie, aux Philippines, au Vietnam, à Java et en Asie du Sud-Est
Arôme	pénétrant, médicinal, camphré, poivré
Couleur	de jaune pâle à verte

Propriétés principales et indications

- Antiseptique.
- Décongestionne.
- Pénétrante.
- Stimulante.
- Réchauffe.

Système digestif

- Efficace pour les spasmes gastriques, les troubles stomacaux et les diarrhées.
- Calme les inflammations intestinales.

Système génito-urinaire

• Soulage les infections urinaires type cystite et urétrite.

Muscles et articulations

• Excellent antalgique.
• Utiliser pour toutes sortes de douleurs : articulations endolories, arthrite, rhumatismes, goutte, sciatique, entorses et foulures.
• Recommandée pour les blessures dues au sport.

Système nerveux

• Éclaircit et stimule l'esprit, aide à la concentration.
• Soulage fatigue et somnolence.

Système respiratoire

• Agit sur le système respiratoire, en inhalation et friction du thorax.
• Fait baisser la fièvre.
• Favorise l'expectoration des mucosités.
• Excellente en gargarisme pour les laryngites et maux de gorge.
• Idéale en inhalation pour les sinusites et rhinites.

Peau

• Utile sur les peaux grasses, boutons, furoncles, et poux.

Effet sur le mental

• Élève l'esprit et favorise la découverte de nouvelles voies.

Précautions d'emploi

• Déconseillée sur peau sensible (bien que l'effet irritant ne soit pas prouvé).
• Utiliser fortement diluée.

Camomille allemande, matricaire, bleue

Noms latins	*Matricaria Chamomilla, recutita*
Famille	astéracées (ou composées)
Méthode d'extraction	distillation à la vapeur des sommités fleuries
Composants principaux	chamaluzène, oxyde de bisabolol
Origine	la camomille allemande pousse en Europe ; cultivée en Europe de l'Est (surtout en Hongrie)
Arôme	intense, piquante (arôme plus doux pour la camomille romaine)
Couleur	bleu sombre, ce qui la distingue de la camomille romaine

Propriétés principales et indications

- Antiallergique.
- Anti-inflammatoire.
- Calmante.
- Pour enfants.

Système circulatoire

- Stimule la production de globules blancs et renforce le système immunitaire.
- Fait baisser la fièvre.

Système digestif

- Efficace pour les coliques et les diarrhées des enfants.
- Agit sur le manque d'appétit, les digestions difficiles, les indigestions et ulcères.
- Combat les nausées.
- Stimule le foie et la vésicule biliaire.

Système génito-urinaire

- Efficace pour les infections urinaires type cystite.
- Régularise les cycles menstruels,
- Soulage les règles douloureuses.
- Recommandée pour le syndrome prémenstruel et la ménopause.

Muscles et articulations

- Calme toutes les contractures et douleurs.
- Idéale en cas d'inflammations articulaires.

- Bénéfique pour les entorses, foulures et tendinites.
- Soulage maux de tête et migraines.

Système nerveux
- Relaxe les nerfs, excellente contre l'anxiété et le stress.
- Combat l'insomnie.
- Calme colère et frustration.
- Aide et réconforte en cas de chagrin.

Peau
- Idéale pour les peaux sujettes aux inflammations et aux allergies. Elle réduit les réactions cutanées provoquées par l'histamine.
- Efficace pour l'eczéma et le psoriasis.
- Calme brûlures et acné.
- Recommandée pour les peaux sensibles.
- Atténue les rougeurs.

Effet sur le mental
- Soigne l'aura et combat les effets négatifs de l'inquiétude spirituelle.

Précautions d'emploi
- Déconseillée pendant les trois premiers mois de grossesse.
- Convient aux bébés et aux jeunes enfants.

Camomille romaine

Noms latins	*Anthemis nobilis, Chamaemelum nobile*
Famille	astéracées (ou composées)
Méthode d'extraction	distillation à la vapeur des sommités fleuries
Composants principaux	75 à 80 pour cent d'esters, dont angélate. Ainsi que chamaluzène, cinéol, pinène et caryophyllène
Origine	Europe du Sud et de l'Ouest ; cultivée en Angleterre, en Belgique, en France et en Hongrie
Arôme	chaleureux, doux, frais, semblable à la pomme
Couleur	bleu pâle

Propriétés principales et indications

- Anti-inflammatoire.
- Calmante.
- Pour enfants.
- Sédative.

Système circulatoire

- Stimule le système immunitaire et réduit la survenue d'infections.
- Recommandée en cas d'anémie.

Système digestif

- Calme le système digestif, gaz et coliques.
- Soulage indigestion et diarrhée.
- Excellente pour les problèmes digestifs des enfants.
- Calme l'inflammation des intestins.
- Stimule l'appétit.
- Utile pour le foie et la vésicule biliaire.

Système génito-urinaire

- Idéale à la ménopause et pour le syndrome prémenstruel.
- Régularise le cycle menstruel.
- Efficace pour les règles douloureuses ou peu abondantes.
- Réduit les troubles de l'humeur d'origine menstruelle.

Muscles et articulations

- Soulage les inflammations des articulations et des tendons.
- Antalgique.
- Calme la goutte.
- Combat maux de tête, migraines et névralgies.
- Relaxe les muscles, surtout en cas de tension nerveuse.

Système nerveux

- Exerce un véritable effet calmant sur le système nerveux et le mental.
- Idéale pour les personnes hypersensibles ou à tendance hystérique.
- Calme l'agitation, l'irritabilité et l'impatience.
- Soulage l'anxiété et le stress.
- Utile pour l'insomnie.

Système respiratoire

- Recommandé pour l'asthme nerveux, du fait de ses propriétés calmantes.

Peau

- Bénéfique pour tous types de peaux même sensibles, sèches ou couperosées.
- Convient à l'eczéma et au psoriasis.
- Calme les irritations et inflammations cutanées.
- Efficace pour les crevasses du mamelon.
- Recommandée après le rasage.

Effet sur le mental

- Favorise l'équilibre, la paix et la joie de l'esprit.

Précautions d'emploi

- Aucune. C'est une huile parfaitement sûre qui convient aux bébés, aux jeunes enfants et même aux personnes allergiques.

Cannelle

Noms latins	*Cinnamomum zeylanicum, verum*
Famille	lauracées
Méthode d'extraction	distillation à la vapeur des feuilles (feuilles de cannelier) et de l'écorce
Composants principaux	feuille de cannelier : eugénol, acétate d'eugénol, aldéhyde cinnamique, benzoate de benzyle. écorce : aldéhyde cinnamique, eugénol, benzoate de benzyle, pinène, cinéol, linalol (ne pas utiliser l'écorce)
Origine	Sri Lanka, Inde et Madagascar ; cultivée aussi en Jamaïque et en Afrique
Arôme	feuille : chaud, épicé et réconfortant. écorce : puissant, chaleureux et épicé.
Couleur	feuille : de jaune à brun-jaune écorce : ambre clair.

Propriétés principales et indications

- Digestive.
- Stimulante.
- Tonique.
- Réchauffe.

Système circulatoire

- Stimule la circulation.
- Renforce un système immunitaire déficient.

Système digestif

- Encourage les digestions paresseuses.
- Stimule l'appétit.
- Soulage indigestion, nausées, flatulences et réchauffe l'estomac.
- Aide à combattre diarrhée, spasmes et constipation.
- Recommandée en cas de candidoses.

Système génito-urinaire

- Utile en cas de pertes vaginales.
- Efficace pour les règles peu abondantes.
- Stimule les contractions lors de l'accouchement.

Muscles et articulations

- Soulage contractures, douleurs et rhumatismes.

Système nerveux

- Combat la fatigue mentale.
- Utile pour toutes les affections liées au stress et l'épuisement nerveux.

Système respiratoire

- Soulage toux, rhume, grippe et refroidissements.

Effet sur le mental

- Élève l'esprit.

Précautions d'emploi

- L'écorce de cannelle est très irritante pour la peau et les muqueuses, c'est pourquoi il est préférable d'employer l'huile de feuille de cannelle en aromathérapie. Toutefois, utiliser la feuille de cannelle qu'avec précaution et fortement diluée.
- Éviter pendant la grossesse.
- Ne pas utiliser sur de jeunes enfants.

Cardamome

Nom latin	*Elettaria cardomomum*
Famille	zingibéracées
Méthode d'extraction	distillation à la vapeur des fruits (graines) mûrs et séchés
Composants principaux	cinéol, acétate de terpinyle, ainsi que limonène, sabinène, pinène, zingibérène, acétate de linalyle
Origine	Asie et Moyen-Orient ; produite surtout en Inde, en Europe, au Sri Lanka et au Guatemala
Arôme	doux, épicé, chaleureux
Couleur	d'incolore à jaune pâle

Propriétés principales et indications

- Digestive.
- Stimulante.
- Tonique.
- Réchauffe.

Système circulatoire

- Efficace en cas de mauvaise circulation.
- Détoxifie la lymphe.

Système digestif

- Stimule l'appétit.
- Utile pour les troubles digestifs type indigestion, spasmes douloureux, nausées, flatulences et constipation.

Système génito-urinaire

- Efficace sur la rétention d'eau.

Muscles et articulations

- Combat contractures et douleurs musculaires.
- Calme les crampes.
- Soulage la sciatique grâce à ses propriétés antalgiques.

Système nerveux

- Excellent tonique pour les nerfs.
- Recommandée en cas de dépression.
- Combat la fatigue mentale.

- Efficace pour les difficultés de concentration et pertes de mémoire.
- Apaise la tension mentale.
- Insuffle confiance, courage et force.

Système respiratoire
- Soulage toux et rhumes.
- Combat les inflammations catarrhales.

Effet sur le mental
- Encourage à trouver sa voie et renforce la détermination.
- Insuffle l'inspiration.

Précautions d'emploi
- Aucune.

Carotte (semences)

Nom latin	*Daucus Carota*
Famille	ombellifères (ou apiacées)
Méthode d'extraction	distillation à la vapeur des semences séchées
Composants principaux	carotol, pinène, limonène
Origine	Europe
Arôme	frais, terreux, légèrement épicé
Couleur	d'ambrée à orange-brun pâle

Propriétés principales et indications
- Détoxifie.
- Revitalisante.
- Stimulante.
- Tonique.

Système circulatoire
- Stimule la circulation, purifie et détoxifie le sang et la lymphe.
- Efficace en cas d'anémie.
- Stimule le système immunitaire.

Système digestif
- Soulage la constipation, le syndrome de l'intestin irritable, les flatulences et les problèmes de foie.

- Aide la digestion.
- Utile en cas de troubles alimentaires type anorexie.

Système génito-urinaire

- Combat rétention d'eau et cystite.
- Régularise le cycle menstruel et l'équilibre hormonal.

Système nerveux

- Recommandée en cas de confusion et d'indécision ; permet d'appréhender plus clairement les situations.
- Stimulante et revitalisante.

Peau

- Utile pour les problèmes cutanés, c'est un tonique qui augmente l'élasticité de la peau.
- Idéale pour les peaux matures.
- Atténue les cicatrices type acné.
- Améliore la qualité de la peau.
- Revitalise les peaux fatiguées et ternes.

Effet sur le mental

- Renforce la vision intérieure.
- Incite à tirer le meilleur parti de sa vie.

Précautions d'emploi

- Aucune.

Cèdre de l'Atlas

Nom latin	*Cedrus atlantica*
Famille	pinacées
Méthode d'extraction	distillation à la vapeur du bois, morceaux et sciure
Composants principaux	cédrène, atlantone, atlantole, himachalène
Origine	montagnes de l'Atlas en Algérie et au Maroc ; principalement cultivé au Maroc
Arôme	chaleureux, boisé, capiteux, doux
Couleur	de jaune-orangé à ambre foncé

Propriétés principales et indications

- Calmante.
- Détoxifie.
- Apaisante.
- Réchauffe.

Système circulatoire

- Excellente en cas de mauvaise circulation.
- Recommandée pour les artères bouchées (artériosclérose), stimule l'élimination des graisses accumulées.
- Décongestionne le système lymphatique.

Système génito-urinaire

- Soulage pertes vaginales et infections.
- Recommandée en cas de rétention d'eau, douleurs inflammatoires et démangeaisons.

Système nerveux

- Calme tous les états de tensions nerveuses, insuffle paix et tranquillité.
- Bénéfique pour ceux qui se sentent bloqués.
- Aide à la méditation.
- Combat léthargie et faiblesse nerveuse.
- Donne confiance.
- Permet d'affronter le stress et les contraintes de l'existence.

Système respiratoire

- Permet de fluidifier les sécrétions dues au rhume et d'expectorer les mucosités.

Peau

- Combat cellulite, peau grasse et affections chroniques type acné.
- Régularise la production de sébum.
- Réputée pour stimuler la pousse des cheveux.

Effet sur le mental

- Renforce la spiritualité ; rééquilibre les énergies quand l'harmonie est rompue.
- Donne une force inébranlable.

Précautions d'emploi

- Éviter pendant la grossesse.
- Ne pas utiliser sur les bébés et jeunes enfants.

Citron

Nom latin	*Citrus limonum*
Famille	rutacées
Méthode d'extraction	expression à froid de l'écorce du fruit
Composants principaux	limonène, pinène, terpinène
Origine	Asie ; cultivé dans le sud de de l'Europe, en Californie et en Floride
Arôme	propre, vif, fruité, rafraîchissant, léger
Couleur	de jaune pâle à jaune-vert

Propriétés principales et indications

- Alcaline.
- Antiseptique.
- Détoxifie.
- Antirétention d'eau.
- Purifiante.
- Tonique.

Système circulatoire

- Excellent tonique pour la circulation.
- Stimule et nettoie le système circulatoire.
- Renforce le système immunitaire et accélère la convalescence.
- Utile en cas d'hypertension et d'artériosclérose.
- Efficace pour stopper les hémorragies, pour les varices et les hémorroïdes.

Système digestif

- Excellente pour la digestion, elle soulage l'hyperacidité, les ulcères de l'estomac et du foie et la congestion de la vésicule biliaire.
- Idéale en cas d'obésité et pour détoxifier.

Système génito-urinaire

- Excellent diurétique qui atténue la rétention d'eau.
- Combat les infections des reins, de la vésicule et le muguet.

Muscles et articulations

- Utile pour l'arthrite, la goutte et les rhumatismes.

Système nerveux

- Stimule des facultés mentales épuisées, éclaircit les idées et aide à se concentrer.

- Permet de prendre des décisions.
- Redonne confiance.

Système respiratoire
- Soulage asthme, bronchite, rhinite, rhume, grippe, laryngite, infections de la gorge et sinusite.

Peau
- Très efficace pour nettoyer coupures et blessures.
- Atténue la couperose.
- Utile pour les problèmes de peau de l'adolescence.
- Recommandée pour la cellulite.
- Très bénéfique pour les peaux âgées ou grasses, les taches brunes, les furoncles, l'herpès et la gale.
- Peut s'appliquer pure sur les verrues.

Effet sur le mental
- Restaure la force, la vitalité et l'optimisme dans un esprit épuisé.
- Purifiant spirituel.

Précautions d'emploi
- Éviter l'exposition en plein soleil immédiatement après une application.

Citron vert (lime ou limette)

Nom latin	*Citrus aurantifolia*
Famille	rutacées
Méthode d'extraction	expression à froid de l'écorce du fruit avant maturation. Il existe aussi une huile de citron vert distillée, mais l'arôme est inférieur.
Composants principaux	limonène, pinène, sabinène, linalol.
Origine	Asie ; cultivé surtout aux États-Unis, en Italie, au Pérou, au Mexique et dans les Caraïbes.
Arôme	rafraîchissant, piquant, fruité, agrumique.
Couleur	de jaune-vert à vert olive.

Propriétés principales et indications

- Rafraîchissante.
- Revitalisante.
- Exalte.

Système circulatoire

- Excellente pour améliorer la circulation.
- Stimule le système lymphatique.
- Bon stimulant de l'immunité.
- Combat l'anémie.

Système digestif

- Tonique digestif.
- Stimule l'appétit.
- Soulage brûlures d'estomac et indigestion.

Muscles et articulations

- Bénéfique pour l'arthrite, la goutte et les rhumatismes.

Système nerveux

- Revigorante en cas de dépression ou d'abattement.
- Recommandée pour l'apathie et la léthargie.

Système respiratoire

- Un gargarisme très agréable en cas de maux de gorge.
- Utile pour l'asthme, la bronchite, la rhinite, les rhumes, la toux et la grippe.

Peau

- Recommandée pour l'acné, les furoncles, les engelures, la cellulite, les coupures et les blessures, les peaux grasses, les aphtes et les verrues.

Effet sur le mental

- Exalte et réjouit l'esprit.

Précautions d'emploi

- Éviter l'exposition en plein soleil immédiatement après une application.

Citronnelle

Nom latin	*Cymbopogon nardus*
Famille	poacées (ou Graminées)
Méthode d'extraction	distillation à la vapeur de l'herbe (sèche, demi-sèche ou fraîche)
Composants principaux	géraniol, citronellol, citronellal, limonène, camphène
Origine	cultivée au Sri Lanka
Arôme	frais, puissant, herbacé, citronné
Couleur	de jaune à brun-jaune

Propriétés principales et indications
- Éclaircit.
- Repousse les insectes.
- Rafraîchissante.
- Stimulante.

Système digestif
- Excellente en cas de digestion paresseuse ou difficile.
- Stimule l'appétit
- Combat la candidose.

Système génito-urinaire
- Efficace pour la rétention d'eau.

Muscles et articulations
- Soulage contractures et douleurs musculaires.

Système nerveux
- Élimine l'extrême fatigue, la léthargie et l'épuisement.
- Éclaircit l'esprit.

Système respiratoire
- Efficace contre rhume et grippe.

Peau
- Rafraîchit les pieds moites et fatigués.
- Combat transpiration excessive et peau grasse.
- Très utilisée comme répulsif contre les insectes, en diffusion ou en vaporisation. On peut aussi en mettre une goutte sur un morceau de coton dans un tiroir pour éloigner les mites.

Effet sur le mental
• Exalte l'esprit.

Précautions d'emploi
• Peut causer des irritations sur une peau sensible.

Coriandre

Nom latin	*Coriandrum sativum*
Famille	apiacées (ou ombellifères)
Méthode d'extraction	distillation à la vapeur des graines concassées
Composants principaux	linalol, terpinène
Origine	Europe et Asie occidentale. Aujourd'hui, l'huile est en majorité produite en Russie, en Pologne, en Hongrie, aux Pays-Bas, en France et en Angleterre
Arôme	doux, épicé, boisé et poivré
Couleur	d'incolore à jaune pâle

Propriétés principales et indications
• Stimulante.
• Tonique.
• Réchauffe.
• Exalte.

Système circulatoire
• Excellente pour la circulation.
• Élimine les toxines du système.

Système digestif
• Stimule l'appétit, recommandée en cas d'anorexie nerveuse.
• Utile en gargarisme contre l'halitose (mauvaise haleine).
• Soulage spasmes abdominaux, indigestion, flatulences, nausées, constipation et diarrhées, ainsi que d'autres troubles digestifs.

Système génito-urinaire
• Tonique efficace pour l'utérus.
• Régularise le cycle menstruel.

Muscles et articulations

- Bénéfique pour l'arthrite, la goutte et les rhumatismes.
- Soulage les contractures et douleurs musculaires, ainsi que les raideurs articulaires.

Système nerveux

- Bonne en cas de faiblesse et fatigue nerveuse.
- Améliore la concentration.
- Bénéfique en cas de tristesse, solitude et dépression.
- Encourage l'optimisme, la créativité, la confiance.
- Efficace pour les névralgies.

Système respiratoire

- Combat virus, toux, rhume et grippe.

Effet sur le mental

- Exalte l'esprit.

Précautions d'emploi

- Aucune.

Cyprès

Nom latin	*Cupressus sempervirens*
Famille	cupressacées
Méthode d'extraction	distillation à la vapeur des aiguilles et rameaux
Composants principaux	pinène, carène, terpinolène, camphène
Origine	Méditerranée orientale. L'huile est en majorité distillée en Espagne, en France et au Maroc
Arôme	boisé, balsamique, rafraîchissant, rappelle les aiguilles de pin
Couleur	jaune pâle

Propriétés principales et indications

- Astringente.
- Antirétention d'eau.
- Réchauffe.
- Tonique.

Système circulatoire

- Soulage varices et hémorroïdes.
- Effet régénérant sur les veines.

Système génito-urinaire

- Efficace contre la rétention d'eau.
- Recommandée en cas de syndrome prémenstruel, pour la ménopause (idéale pour les bouffées de chaleur).
- Régularise le cycle menstruel.

Système nerveux

- Réconfortante, recommandée en cas de perte ou de deuil.
- Calme la colère, l'irritabilité et les problèmes liés au stress.
- Restaure calme, équilibre et sérénité.

Système respiratoire

- Indiquée pour les toux spasmodiques type coqueluche.
- Utile pour l'asthme et la bronchite.

Peau

- Efficace sur les peaux grasses et pour réduire la transpiration.
- Combat la cellulite.

Effet sur le mental

- Aide à accepter le changement et à découvrir sa voie spirituelle.

Précautions d'emploi

- Aucune.

Encens ou Oliban

Nom latin	*Boswellia carteri*
Famille	burséracées
Méthode d'extraction	distillation à la vapeur de la résine récoltée parincision de l'écorce
Composants principaux	pinène, limonène, acétate d'octyle
Origine	Afrique du Nord-Est et mer Rouge ; cultivé surtout en Somalie et en Éthiopie
Arôme	boisé, épicé, balsamique, chaleureux.
Couleur	d'incolore à jaune pâle.

Propriétés principales et indications

- Réconfortante.
- Décongestionne.
- Expectorante.
- Inspirante.
- Cicatrisante.
- Rajeunissante.

Système génito-urinaire

- Combat la cystite.
- Très utile en cas de pertes vaginales.
- Bénéfique durant la ménopause.

Système nerveux

- Effet tout à la fois exaltant et apaisant sur les émotions et les troubles psychiques légers.
- Efface les anciens traumas et l'anxiété.
- Apporte la paix et le calme ; excellent auxiliaire pour la méditation.
- Utile pour ceux qui redoutent le changement ou qui ont peur d'évoluer.
- Soulage les problèmes liés au stress.

Système respiratoire

- Idéale pour l'asthme et autres troubles respiratoires. Elle agit à la fois au niveau physique et émotionnel.
- Favorise une respiration lente et profonde.

Peau

- Excellent soin pour tous les types de peaux et à tous les âges de la vie.
- Rajeunit et revitalise les peaux matures et ridées ; aide à prévenir le vieillissement.
- Atténue les cicatrices et les vergetures.

Effet sur le mental

- Guide vers l'éveil spirituel et rapproche du divin.

Précautions d'emploi

- Aucune.

Eucalyptus

Nom latin	*Eucalyptus globulus*
Famille	myrtacées
Méthode d'extraction	distillation à la vapeur des feuilles et des rameaux
Composants principaux	cinéol, pinène, cymène
Origine	Australie et Tasmanie ; aussi cultivé au Portugal, en Espagne et en Chine
Arôme	frais, camphré, pénétrant
Couleur	incolore

Propriétés principales et indications

- Antiseptique.
- Antalgique.
- Expectorante.
- Stimulante.

Système circulatoire

- Améliore la circulation.

Système génito-urinaire

- Excellente pour toutes les infections urinaires, cystite et muguet.
- Réduit la rétention d'eau.

Muscles et articulations

- Excellente pour toutes les contractures et douleurs, arthrite, rhumatisme ; propriétés antalgiques.

Système nerveux

- Combat la fatigue mentale, permet la concentration.
- Aide à être positif.

Système respiratoire

- Très utile en inhalations et frictions du thorax pour tous les troubles respiratoires.
- Décongestionne la sphère ORL et la poitrine ; aide à expulser les mucosités.
- Améliore les fonctions respiratoires.
- Utile en cas d'asthme, de bronchite, de toux, de rhume, de grippe, de sinusite et d'infections de la gorge.

- Fait baisser la fièvre, empêche que l'infection ne s'étende et stimule le système immunitaire.

Peau
- Utile en cas de maladies de peau infectieuses type varicelle ou rougeole.
- Recommandée pour l'herpès, les coupures et les brûlures.
- Excellent répulsif pour les insectes.

Effet sur le mental
- Régénère l'esprit et libère des traumas passés.

Précautions d'emploi
- Huile puissante à ne pas utiliser en massage sur les bébés ou les très jeunes enfants.
- Ranger à l'écart des médicaments homéopathiques.

Fenouil doux

Nom latin	*Foeniculum vulgare*
Famille	ombellifères (ou apiacées)
Méthode d'extraction	distillation à la vapeur des graines pulvérisées
Composants principaux	trans-anéthole, méthylchavicol, fenchone
Origine	Méditerranée ; surtout cultivé en Bulgarie, en Allemagne, en France, en Italie et en Grèce
Arôme	anisé, puissant, doux, épicé
Couleur	d'incolore à jaune pâle

Propriétés principales et indications
- Détoxifie.
- Digestive.
- Aide à éliminer.
- Énergisante.
- Antirétention d'eau.
- Réchauffe.

Système circulatoire
- Excellent décongestionnant lymphatique.

Système digestif

- Très efficace pour nettoyer le système digestif, ainsi que tous les autres systèmes.
- Soulage constipation, flatulences et nausées.
- Très intéressante en cas de régime amincissant : diminue l'appétit tout en stimulant l'énergie.

Système génito-urinaire

- Excellente pour les mères qui donnent le sein : augmente la production de lait.
- Très efficace pendant la ménopause, car l'huile stimule la production d'oestrogènes.
- Régularise le cycle menstruel.
- Atténue la rétention d'eau.
- Utile en cas d'infections de l'appareil urinaire.

Système nerveux

- Aide à envisager clairement une situation.
- Insuffle courage, force et espoir face à des obstacles apparemment insurmontables.
- Recommandée pour les problèmes de dépendance.

Système respiratoire

- Efficace pour la bronchite, le rhume et le manque de souffle.

Peau

- Détoxifie, indiquée pour les peaux ternes et congestionnées.
- Recommandée pour la cellulite.

Effet sur le mental

- Protection appréciable en cas de crise psychique.

Précautions d'emploi

- Ne pas utiliser l'huile de fenouil amer.
- Déconseillée aux jeunes enfants et aux personnes souffrant d'épilepsie.
- Éviter pendant la grossesse.

Genièvre

Nom latin	*Juniperus communis*
Famille	cupressacées
Méthode d'extraction	distillation à la vapeur des baies séchées et broyées
Composants principaux	pinène, limonène, sabinène, myrcène, cymène, terpinène, terpinen-4-ol
Origine	cultivé essentiellement en Europe de l'Est, en France, en Italie, en Autriche et en Allemagne
Arôme	frais, boisé, proche des aiguilles de pin
Couleur	de presque incolore à jaune très pâle

Propriétés principales et indications

- Antiseptique.
- Nettoyante.
- Détoxifie.
- Antirétention d'eau.
- Purifiante.
- Tonique.

Système circulatoire

- Réputée pour ses propriétés détoxifiantes.
- Bénéfique pour l'artériosclérose.
- Décongestionne le système lymphatique.
- Effet tonique sur la circulation.

Système digestif

- Stimule l'élimination des toxines ; de ce fait, elle est efficace pour l'obésité, la constipation et les désordres stomacaux dus à une nourriture trop riche ou trop d'alcoolisée.

Système génito-urinaire

- Excellente pour atténuer la rétention d'eau.
- Une des meilleures huiles pour les infections urinaires type cystite.
- Utile pour les problèmes de prostate et les calculs urinaires.
- Efficace pour les règles insuffisantes, irrégulières et douloureuses.

Muscles et articulations

- Soulage l'arthrite, la goutte et les affections rhumatismales, stimule l'élimination de l'acide urique et autres toxines, soulage douleur et raideur.

Système nerveux

- Idéale pour l'épuisement émotionnel.
- Élimine les « toxines » de l'esprit comme celles du corps.

Peau

- Recommandée pour tous les problèmes cutanés dus à une accumulation de toxines.
- Irremplaçable pour la cellulite, l'acné, les pores bouchés et les peaux grasses.
- Efficace pour dermatite, eczéma et psoriasis.
- Comme le genièvre stimule l'élimination, les problèmes de peau peuvent empirer avant qu'une amélioration ne soit visible.

Effet sur le mental

- Remède classique pour purifier et nettoyer l'esprit et pour ceux qui se sentent incapables d'avancer.
- Aide à éliminer les résidus des traumas passés.

Précautions d'emploi

- Éviter pendant la grossesse.
- Employer avec précaution en cas d'inflammation des reins.

Géranium

Nom latin	*Pelargonium graveolens*
Famille	géraniacées
Méthode d'extraction	distillation à la vapeur des feuilles, tiges et fleurs
Composants principaux	citronnellol, géraniol, linalol, formiate de citronellyle, formiate de géranyle
Origine	Afrique du Sud ; cultivé surtout à La Réunion (Bourbon) et en Égypte
Arôme	doux, rosacé, feuillu
Couleur	verdâtre

Propriétés principales et indications

- Antidépressive.
- Équilibrante.
- Antirétention d'eau.
- Cicatrisante.
- Exalte.

Système circulatoire

- Efficace en cas de varices et d'hémorroïdes.
- Stoppe les saignements.
- Stimule le système lymphatique.

Système génito-urinaire

- Excellente pour lutter contre les effets indésirables de la ménopause et le syndrome prémenstruel.
- Rétablit l'équilibre hormonal et combat les bouffées de chaleur.
- Réduit la rétention d'eau.
- Recommandée en cas de tension nerveuse et dépression.
- Efficace pour la cystite.

Système nerveux

- Excellent équilibrant pour les nerfs.
- Chasse l'anxiété, la dépression et la tension nerveuse.
- Efficace en cas de problèmes d'infertilité.

Peau

- Soin équilibrant pour tous types de peaux – irritée, grasse, sèche, mixte et mature.
- Recommandée en cas d'eczéma, de dermatites, de brûlures, d'infections cutanées et de cellulite.
- Combat les poux et repousse les insectes.

Effet sur le mental

- Une aide précieuse pour exalter les facultés spirituelles.
- Permet à ceux qui sont sur une mauvaise voie spirituelle de se recentrer.

Précautions d'emploi

- Éviter pendant les trois premiers mois de grossesse.

Gingembre

Nom latin	*Zingiber officinale*
Famille	zingibéracées
Méthode d'extraction	distillation à la vapeur des rhizomes séchés et broyés
Composants principaux	zingibérène, sesquiphellandrène, ar-curcumène
Origine	Asie du Sud ; cultivé en Inde, en Chine, en Australie, en Asie du Sud-Est et en Afrique
Arôme	aromatique, chaud, épicé
Couleur	de jaune pâle à ambre clair

Propriétés principales et indications

- Digestive.
- Antalgique.
- Stimulante.
- Réchauffe.

Système circulatoire

- Très efficace pour stimuler la circulation.
- Recommandée en cas de varices et de cholestérol élevé.

Système digestif

- Excellente pour tous les troubles digestifs, en particulier les nausées (mal des transports, chimiothérapie, nausées au réveil).
- Utile en cas de diarrhées, constipation, gueule de bois, indigestion, flatulences, dilatation abdominale, perte d'appétit et crampes d'estomac.

Muscles et articulations

- Indiquée pour toutes les contractures et les douleurs musculaires.
- Soulage arthrite, crampes, rhumatismes, entorses et foulures. L'huile de gingembre est particulièrement efficace quand ces douleurs sont aggravées par l'humidité.

Système nerveux

- Remonte le moral et combat la froideur, l'indifférence, l'apathie, la léthargie et l'épuisement nerveux.

- Excellente pour les individus à l'esprit faible
- Facilite concentration et mémoire, stimule la confiance en soi.

Système respiratoire
- Efficace en cas de toux et rhume.
- Recommandée pour les rhinites, la bronchite, la sinusite et les maux de gorge.

Effet sur le mental
- Huile d'ancrage qui apporte l'équilibre et augmente la volonté et la force intérieure.

Précautions d'emploi
- Utiliser fortement diluée quand la peau est hypersensible. Sinon, à dosage normal, il n'y a aucun risque d'irritation.

Hysope

Nom latin	*Hyssopus officinalis*
Famille	lamiacées (ou labiées)
Méthode d'extraction	distillation à la vapeur des feuilles et sommités fleuries
Composants principaux	pinocamphone, isopinocamphone, pinène
Origine	pays méditerranéens ; cultivée surtout en Hongrie et en France, mais aussi en Albanie et en Yougoslavie
Arôme	chaleureux, doux, herbacé, parfum pénétrant et légèrement épicé
Couleur	de jaune pâle à jaune-verdâtre.

Propriétés principales et indications
- Nettoyante.
- Digestive.
- Purifiante.
- Régulatrice.
- Stimulante.

Système circulatoire
- Régule la tension artérielle.
- Aide à améliorer la circulation.

Système digestif

- Bon tonique du système digestif.
- Soulage ballonnements, constipation et flatulences.
- Stimule l'appétit, combat l'indigestion et améliore la digestion en générale.

Système génito-urinaire

- Bénéfique en cas de règles peu abondantes ou même inexistantes.
- Atténue la rétention d'eau.

Muscles et articulations

- Excellente pour l'arthrite, les rhumatismes et la goutte.
- Atténue les gonflements et les ecchymoses.

Système nerveux

- Combat l'anxiété, le stress, l'épuisement et la fatigue.
- Utile pour éclaircir les idées et améliorer la concentration et la mémoire.

Système respiratoire

- Excellente pour toutes les affections des voies respiratoires type bronchite, asthme et toux.
- Efficace pour la sinusite et le rhume des foins.
- Utile en cas de maux de gorge et angine.

Peau

- Aide à éliminer les toxines.
- Utile pour les peaux grasses, congestionnées, acnéiques.
- Soulage eczéma et dermatite.

Effet sur le mental

- Nettoie et protège l'esprit.

Précautions d'emploi

- Éviter en cas d'épilepsie.
- Éviter pendant la grossesse.
- Ne pas utiliser sur les bébés et les jeunes enfants.

Jasmin

Nom latin	*Jasminum officinale*
Famille	oléacées.
Méthode d'extraction	extraction des fleurs par solvant
Composants principaux	acétate de benzyle, benzoate de benzyle, cis-jasmone, linalol, phytols
Origine	Chine, nord de l'Inde et Moyen-Orient ; cultivé essentiellement en Égypte et en France
Arôme	exotique, floral, entêtant, sensuel, riche, chaleureux
Couleur	orange-brun

Propriétés principales et indications

- Antidépressive.
- Aphrodisiaque.
- Euphorisante.
- Cicatrisante.

Système génito-urinaire

- Recommandée pendant l'accouchement, car elle aide à soulager
  la douleur, elle facilite la naissance et l'expulsion du placenta.
- Utile après la naissance, car elle stimule la lactation et prévient la dépression post-natale.
- Aphrodisiaque réputé, le jasmin peut remédier à la frigidité, à l'impuissance et à l'éjaculation précoce.
- Augmente la quantité de spermatozoïdes.
- Excellente pour les règles douloureuses, le syndrome prémenstruel et la ménopause.

Système nerveux

- Huile très efficace pour tous les problèmes du système nerveux ; soulage l'anxiété, atténue la tristesse et ladépression et insuffle optimisme, confiance et euphorie.
- Neutralise l'apathie et l'indifférence.

Peau

- Excellente pour tout type de peau ; l'huile de jasmin augmente l'élasticité cutanée et réduit vergetures et cicatrices.
- Bénéfique pour les peaux sèches et sensibles.

Effet sur le mental

- Libère l'esprit.

Précautions d'emploi

- Ne pas avaler.

Lavande

Noms latins	*Lavandula angustifolia, officinalis, vera*
Famille	lamiacées (ou labiées)
Méthode d'extraction	distillation à la vapeur des sommités fleuries
Composants principaux	acétate de linalyle, linalol, acétate de lavandulyle
Origine	Méditerranée ; cultivée surtout en Bulgarie et en France
Arôme	doux, floral, herbacé
Couleur	incolore à jaune pâle

Propriétés principales et indications

- Antidépressive.
- Antiseptique.
- Équilibrante.
- Calmante.
- Cicatrisante.

Système circulatoire

- Excellente en cas d'hypertension, palpitations et autres troubles cardiaques augmentés par le stress.

Système digestif

- Bonne pour tous les troubles digestifs, surtout pour les coliques et les diarrhées des enfants.
- Utile en cas de digestion difficile et pénible, de flatulences, d'indigestion, de nausées et de vomissements.

Système génito-urinaire

- Utile en cas de cystite, pertes vaginales et rétention d'eau.
- Pendant l'accouchement, la lavande accélère la délivrance, calme la mère et purifie l'atmosphère.

- Soulage le syndrome prémenstruel, les règles douloureuses et les problèmes de ménopause.

Muscles et articulations
- Atténue les contractures et les douleurs musculaires ; la lavande a des propriétés antalgiques, elle soulage les spasmes et réduit l'inflammation.
- Recommandée en cas d'arthrite, de rhumatismes, de crampes, d'entorses et de foulures.

Système nerveux
- Équilibre le système nerveux.
- Soulage le stress émotionnel et l'anxiété.
- Combat la dépression.
- Excellent remède contre les migraines, les maux de tête et l'insomnie.

Système respiratoire
- En tant que stimulant du système immunitaire, la lavande est une excellente protection contre toutes les infections.
- Très utile contre les virus, rhumes, toux, grippe, bronchite, asthme et infections de la gorge.

Peau
- Utile pour tous types de soins de la peau du fait de ses pouvoirs rajeunissants, antiseptiques, antifongiques, antalgiques, cicatrisants et équilibrants.
- Aide à guérir ecchymoses, brûlures, coups de soleil, acné, furoncles, eczéma, infections fongiques (comme le pied d'athlète) et psoriasis.
- Utile pour toutes les maladies de peau infectieuses type gale et varicelle.
- Cicatrise blessures et ulcérations.
- Soigne les piqûres d'insectes (appliquer pure).

Effet sur le mental
- Calme et apaise l'irritation psychique.
- Aide à se recentrer ceux qui sont sur une mauvaise voie spirituelle.

Précautions d'emploi
- Aucune. On peut employer l'huile de lavande sur les bébés et les enfants.

Lemongrass (verveine des Indes)

Nom latin	*Cymbopogon citratus*
Famille	graminées (ou poacées)
Méthode d'extraction	distillation à la vapeur des feuilles fraîches ou partiellement séchées
Composants principaux	citral, géranial, géraniol, néral, nérol
Origine	Inde, cultivée essentiellement en Inde et au Guatemala
Arôme	Citronné, doux, puissant, acidulé, herbacé, agrumique
Couleur	De jaune à ambrée

Propriétés principales et indications

- Astringente.
- Rafraîchissante.
- Revitalisante.
- Tonique.

Système circulatoire

- Excellente pour stimuler la circulation.
- Intéressante pour le système immunitaire, elle accélère la convalescence après une maladie débilitante type mononucléose ou encéphalomyélite.
- Prévient la survenue des maladies.

Système digestif

- Stimule l'appétit, utile en cas de colite, de flatulences et de digestion difficile.

Système génito-urinaire

- Efficace pour récupérer après la naissance et faciliter la lactation.
- Utile en cas de rétention d'eau.

Muscles et articulations

- Excellente pour améliorer le tonus musculaire.
- Soulage les jambes fatiguées et douloureuses, élimine l'acide lactique.
- Recommandée en cas de blessures dues au sport, entorses et contusions.

Système nerveux

- Vivifie et revigore les facultés mentales.
- Neutralise l'apathie et la léthargie, soulage la dépression.
- Recommandée en cas d'épuisement nerveux.

Peau

- Tonique pour la peau.
- Efficace pour les pores dilatés, la transpiration excessive, l'acné, le relâchement cutané après un régime et la cellulite.
- Utile pour les maladies de peau infectieuses type gale et rougeole.
- Excellente pour les mycoses type pied d'athlète.
- Répulsif très efficace contre les insectes.

Effet sur le mental

- Élève l'esprit, encourage à changer et à grandir.

Précautions d'emploi

- Éviter pour les bébés et jeunes enfants.
- Attention aux peaux hypersensibles.

Mandarine

Nom latin	*Citrus reticulata*
Famille	rutacées
Méthode d'extraction	expression à froid de l'écorce du fruit
Composants principaux	limonène, terpinène, myrcène, cymène
Origine	Chine ; cultivée principalement dans le sud de l'Europe, en Afrique du Nord et sur le continent américain
Arôme	doux, floral, piquant
Couleur	jaune-orangé

Propriétés principales et indications

- Équilibrante.
- Joyeuse.
- Revitalisante.
- Tonique.
- Soin pour les jeunes enfants, pendant la grossesse et pour les personnes fragiles ou âgées.

Système circulatoire

- Tonique pour la circulation.
- Stimule le système immunitaire.

Système digestif

- Doux, calmant, tonique pour le système digestif, soulage flatulences et diarrhées.
- Utile pour stimuler l'appétit après une maladie.
- Bonne pour le foie et la vésicule biliaire.

Système nerveux

- Excellente pour tous les troubles liés au stress.
- Exalte, soulage dépression et anxiété.
- Engendre des sentiments de joie et d'espoir.

Peau

- Prévient les vergetures et atténue les cicatrices.
- Tonique pour la peau.
- Efficace pour les peaux grasses et acnéiques.

Effet sur le mental

- Provoque un sentiment de joie spirituelle.

Précautions d'emploi

- Éviter l'exposition en plein soleil immédiatement après une application.

Marjolaine à coquilles

Nom latin	*Origanum marjorana*
Famille	lamiacées (ou labiées)
Méthode d'extraction	distillation à la vapeur des feuilles et sommités fleuries
Composants principaux	terpinène, terpinéol, myrcène, linalol, inène, cymène, acétate de géranyl
Origine	régions méditerranéennes ; cultivée surtout en France, en Égypte, en Allemagne, et en Europe de l'Est
Arôme	doux, chaleureux, boisé, camphré
Couleur	du jaune pâle à l'ambre clair

Propriétés principales et indications

- Calmante.
- Digestive.
- Antalgique.
- Sédative.
- Réchauffe.

Système circulatoire

- Excellente pour améliorer la circulation et soigner les engelures.
- Calme le cœur et réduit l'hypertension.

Système digestif

- Recommandée pour soulager constipation, diarrhées, flatulences, indigestion, crampes d'estomac et ulcères.

Système génito-urinaire

- Utile pour soulager les règles douloureuses et irrégulières.
- Aide à calmer les impulsions sexuelles incontrôlées.

Muscles et articulations

- Très efficace pour les contractures et douleurs musculaires, arthrite, rhumatisme, entorses et foulures.
- Apaise douleurs, raideur et refroidissement.

Système nerveux

- Réchauffe et réconforte. Calme le chagrin, la tristesse et la dépression.
- Recommandée dans tous les états anxieux.
- Utile pour tous ceux qui sont incapables de tenir en place.

Système respiratoire

- Efficace en inhalations ou en frictions thoraciques en cas de rhume ou de grippe.
- Excellente contre la toux.
- Soulage rhinite et sinusite.

Effet sur le mental

- Excellente pour les personnes qui peinent à trouver la paix et cherchent constamment un sens à leur existence.

Précautions d'emploi

- Éviter pendant la grossesse (bien que les effets secondaires soient improbables).

Mélisse officinale

Nom latin	*Melissa officinalis*
Famille	lamiacées (ou labiées)
Méthode d'extraction	distillation à la vapeur des feuilles et sommités fleuries
Composants principaux	géranial, néral, caryophyllène
Origine	cultivée en France, en Allemagne, en Italie, en Espagne et en Zambie
Arôme	doux, frais, citronné
Couleur	de jaune pâle à ambre pâle

Propriétés principales et indications

- Antidépressive.
- Sédative.
- Calmante.
- Exalte.

Système circulatoire

- Bénéfique en cas d'hypertension et de palpitations.
- Régularise le rythme cardiaque.
- Tonique cardiaque.

Système digestif

- Tonique doux pour le système digestif. Soulage indigestion, nausées, crampes d'estomac et problèmes de foie.
- Stimule le foie et la vésicule biliaire.

Système génito-urinaire

- Régulation du cycle menstruel.
- Aide à combattre la stérilité féminine.
- Bénéfique en cas de règles douloureuses.

Système nerveux

- Excellent calmant pour les nerfs. Dissipe dépression, crainte, mélancolie et insomnie.
- Recommandée en cas de chocs (deuil).
- Neutralise les crises de panique et l'hystérie.

Système respiratoire

- Utile en cas d'asthme, de bronchite et de toux, surtout si ces affections sont liées à l'allergie ou au stress.

Peau

- Efficace contre l'herpès. Il existe, en Allemagne, une crème à la mélisse, réputée accélérer la guérison et prolonger les intervalles entre les crises.
- Utile en cas d'allergies, de piqûres de guêpe et d'abeille.

Effet sur le mental

- Inspirante au niveau spirituel, aide aussi à développer l'intuition.

Précautions d'emploi

- Souvent aditionnée avec du citron, du lemongrass ou du citron vert. Dans ce cas, elle est déconseillée aux peaux hypersensibles.

Menthe poivrée

Nom latin	*Mentha piperita*
Famille	lamiacées (ou labiées)
Méthode d'extraction	distillation à la vapeur des feuilles et sommités fleuries
Composants principaux	menthol, menthone
Origine	Méditerranée et Asie occidentale ; produite essentiellement aux États-Unis
Arôme	frais, aigu, mentholé, proche de la menthe
Couleur	jaune pâle

Propriétés principales et indications

- Rafraîchissante.
- Digestive.
- Antalgique.
- Stimulante.
- Tonique.

Système digestif

- Recommandée pour tous les problèmes digestifs ; soulage nausées et mal des transports.
- Utile en cas de diarrhée, constipation, indigestion et flatulences.
- Excellente pour soulager la douleur.

Muscles et articulations

- Bon antalgique pour tous types de douleur. Soulage les contractures musculaires, l'arthrite, la névralgie et les rhumatismes.
- Produit un effet rafraîchissant et anesthésiant utilisée en compresse en cas de maux de tête ou migraine.

Système nerveux

- Stimule l'esprit, élimine la fatigue mentale et facilite la concentration.
- Recommandée en période de crise car elle renforce les nerfs tout en les engourdissant.

Système respiratoire

- Bénéfique pour l'asthme, la bronchite, le rhume, la toux et la grippe.

Peau

- Apaise les coups de soleil, soulage les démangeaisons et les inflammations.
- Utile pour les peaux intoxiquées, acnéiques ou congestionnées.

Effet sur le mental

- Aide à éveiller l'esprit, le vivifier et le pousser à l'action.

Précautions d'emploi

- Ranger à l'écart des médicaments homéopathiques et ne pas le prendre en même temps qu'un traitement homéopathique.
- Évite de l'utiliser pendant l'allaitement car elle coupe la lactation.
- Attention aux peaux sensibles (bien que les cas d'irritation soient rares).
- Ne pas utiliser sur les bébés et les jeunes enfants.

Myrrhe

Nom latin	*Commiphora myrrha*
Famille	burséracées
Méthode d'extraction	distillation à la vapeur de la gomme-résine
Composants principaux	curzérène, élémène

Origine	nord de l'Afrique et du Moyen-Orient ; cultivée dans le nord de l'Afrique (surtout en Somalie), en Asie, au Yémen et en Éthiopie.
Arôme	chaleureux, balsamique, médicinal
Couleur	de jaune pâle à ambre rouge

Propriétés principales et indications

- Antiseptique.
- Anticatarrhale.
- Cicatrisante.
- Rajeunissante.

Système digestif

- Soulage les flatulences, l'indigestion, la diarrhée, le syndrome de l'intestin irritable et les hémorroïdes.
- Utile en cas de perte d'appétit.

Système génito-urinaire

- Nettoyant utérin, efficace en cas de muguet et de pertes vaginales.
- Recommandée pour les règles peu abondantes et douloureuses.

Système nerveux

- Aide les individus faibles, apathiques, léthargiques qui ont du mal à se lancer dans l'action.
- Insuffle calme et tranquillité, combat l'inquiétude.

Système respiratoire

- Très efficace pour les problèmes respiratoires comme l'asthme, la bronchite, la rhinite et la toux.
- Assèche les mucosités.
- Excellente en gargarisme pour les maux de gorge, extinction de voix, et pour les aphtes, infections et problèmes de gencives type gingivite

Peau

- Rajeunit les peaux matures et ridées.
- Soigne les peaux gercées, craquelées et ternes.
- Combat les mycoses type pied d'athlète.
- Efficace sur les blessures lentes à cicatriser.

Effet sur le mental

- Bénéfique pour tous ceux qui se sentent englués dans la routine et sont incapables d'avancer et de grandir.
- Efficace pour tous ceux qui voient la vie comme une série d'obstacles à vaincre.

Précautions d'emploi

- Éviter pendant la grossesse (bien qu'aucune recherche ne soutienne ou n'invalide cette recommandation).

Myrte

Nom latin	*Myrtus communis*
Famille	myrtacées
Méthode d'extraction	extraction à la vapeur des feuilles et rameaux et, occasionnellement, des sommités fleuries odorantes
Composants principaux	cinéol, pinène, acétate de myrtényl, limonène
Origine	régions méditerranéennes et Asie occidentale ; cultivée en Europe et surtout en Tunisie, en Corse (et dans le sud de la France), en Espagne, au Maroc, en Italie et en Yougoslavie
Arôme	clair, frais, doux, herbacée, floral
Couleur	de jaune pâle à jaune-orangé

Propriétés principales et indications

- Équilibrante.
- Douce.
- Sédative mais revigorante.

Système circulatoire

- Stimule le système circulatoire et immunitaire.

Système digestif

- Calmant du système digestif, soulage flatulences et diarrhée.

Système génito-urinaire

- Tonique utérin.

- Bonne pour la cystite et autres infections.

Système nerveux
- Soulage stress et tensions.
- Apaise colère et frustration.
- Recommandée en cas de comportement addictif ou autodestructeur.

Système respiratoire
- Efficace sur le système respiratoire. Sa douceur en fait une huile idéale pour les enfants.
- Combat infections respiratoires, toux et rhumes.
- Utile en cas de sinusite et rhinite.

Peau
- Utile pour les peaux acnéiques et grasses.
- Efficace pour le psoriasis et l'eczéma.
- Recommandée contre les poux.
- Régénère les peaux matures.

Effet sur le mental
- Élève l'esprit et ouvre le cœur.

Précautions d'emploi
- Aucune.

Néroli (fleur d'oranger amer)

Nom latin	*Citrus aurantium var.amara*
Famille	rutacées
Méthode d'extraction	distillation à la vapeur-extraction au solvant des fleurs fraîchement cueillies
Composants principaux	linalol, acétate de linalyle, limonène, géraniol, nérol.
Origine	Asie ; cultivé en Italie, au Maroc, en Tunisie et en France
Arôme	frais, floral, obsédant, rafraîchissant, léger
Couleur	jaune pâle

Propriétés principales et indications

- Antidépressive
- Aphrodisiaque
- Sédative
- Antistress.

Système circulatoire

- Excellente pour l'hypertension artérielle, les palpitations, l'angine de poitrine et les affections cardiaques liées au stress.
- Efficace sur les varices.

Système digestif

- Très efficace en cas de colites, de diarrhées chroniques et d'indigestion liée à la nervosité.

Système génito-urinaire

- Utile en période de ménopause et pour le syndrome prémenstruel.

Système nerveux

- Intéressante pour toutes les affections nerveuses, l'anxiété chronique et ponctuelle, les crises de panique.
- Soulage la dépression et donne un sentiment d'euphorie.
- Calme l'insomnie.
- Ses propriétés aphrodisiaques en font une huile idéale pour tous les problèmes sexuels (impuissance, frigidité) causés par la tension et l'appréhension.

Peau

- Une huile idéale pour tous types de peaux.
- Stimule le renouvellement des cellules de l'épiderme et fait des merveilles sur les peaux matures.
- Recommandée pour prévenir les vergetures et atténuer les cicatrices.

Effet sur le mental

- Nous met en relation avec nos idéaux les plus élevés.
- Apporte paix et tranquillité aux esprits inquiets et à tous ceux qui répètent les mêmes erreurs dans la vie.

Précautions d'emploi

- Aucune.

Niaouli

Nom latin	*Melaleuca viridiflora/quinquenervia*
Famille	myrtacées
Méthode d'extraction	distillation à la vapeur des feuilles et des jeunes rameaux
Composants principaux	cinéol, limonène, pinène, terpinéol
Origine	Australie ; produite surtout en Australie, en Nouvelle-Calédonie et à Madagascar
Arôme	doux, frais, clair, puissant, pénétrant
Couleur	de presque incolore à jaune pâle

Propriétés principales et indications
- Éclaircit.
- Stimulant immunitaire.
- Antalgique.
- Tonique.

Système circulatoire
- Tonifie la circulation.
- Stimule le système immunitaire.

Système digestif
- Atténue douleurs et spasmes du système digestif et aide à combattre la diarrhée.

Système génito-urinaire
- Soulage les pertes vaginales, la cystite et toutes les infections urinaires.
- Utile en cas de règles douloureuses, peu abondantes et irrégulières.

Muscles et articulations
- Bénéfiques pour les contractures et douleurs d'origine musculaire.
- Bonne pour les rhumatisme et l'arthrite.

Système nerveux
- Aide à la concentration et éclaircit les idées.

Système respiratoire

- Excellente en cas de problèmes respiratoires tels asthme, bronchite, rhinite, toux, rhume et grippe.
- Utile en gargarisme pour les maux de gorge.

Peau

- Combat acné, boutons et peau grasse.
- Calme les brûlures.
- Cicatrise coupures et blessures.

Effet sur le mental

- Purifie l'aura.

Précautions d'emploi

- Aucune.

Palmarosa

Nom latin	*Cymbopogon martini*
Famille	graminées (ou poacées)
Méthode d'extraction	distillation à la vapeur de l'herbe fraîche ou sèche
Composants principaux	géraniol, linalol, acétate de géranyle
Origine	Inde ; cultivée aussi à Madagascar, au Brésil, aux Comores et en Indonésie
Arôme	doux, proche de la rose, fleuri
Couleur	de jaune pâle à jaune-vert

Propriétés principales et indications

- Rajeunissante.
- Tonique.
- Exalte.

Système digestif

- Stimule l'appétit, bon tonique en période de convalescence.
- Bénéfique pour l'anorexie.

Système génito-urinaire

- Utile en cas de cystite.

- Recommandée comme tonique de l'utérus et pour aider à l'accouchement.

Muscles et articulations
- Efficace pour soulager la raideur des muscles et articulations, surtout après l'exercice.

Système nerveux
- Soulage le stress et la tension.
- Calme et exalte.
- Augmente l'estime de soi.
- Excellente en cas d'épuisement nerveux et comme tonique pour les nerfs.

Peau
- Réputée pour ses effets bénéfiques sur la peau.
- Utile pour les peaux sèches, craquelées ou acnéiques, car elle régularise la production de sébum.
- Bénéfique pour les peaux matures et ridées, aide la régénération cellulaire.
- Soigne l'eczéma sec ou humide.

Effet sur le mental
- Excellente pour un esprit tourmenté.

Précautions d'emploi
- Aucune.

Pamplemousse

Nom latin	*Citrus paradisi*
Famille	rutacées
Méthode d'extraction	expression à froid de l'écorce du fruit
Composants principaux	limonène
Origine	Asie tropicale ; cultivé aux États-Unis, en Israël, au Brésil et au Nigeria
Arôme	frais, doux, rafraîchissant
Couleur	de jaune à jaune-verdâtre

Propriétés principales et indications

- Antidépressive.
- Détoxifie.
- Rafraîchissante.
- Exalte.

Système circulatoire

- Excellente pour purifier le sang.
- Utile pour nettoyer le système lymphatique.

Système digestif

- Efficace pour aider à digérer et en cas de régime détoxifiant.
- Utile pour l'obésité et pour les problèmes de foie et de vésicule biliaire.
- Recommandée à tous ceux qui cherchent le réconfort dans la nourriture.

Muscles et articulations

- Précieuse pour l'arthrite, la goutte, les rhumatismes.
- Utile avant et après l'exercice pour prévenir la raideur des muscles et des articulations.

Système nerveux

- Remonte le moral, aide à combattre la dépression et provoque une certaine euphorie.
- Aide à dissiper l'amertume et le ressentiment.
- Bénéfique en cas d'épuisement nerveux, soulage le stress.
- Accroît l'estime de soi.

Système respiratoire

- Soulage toux, rhume, grippe et mononucléose.

Peau

- Utile pour peaux grasses et congestionnées, acné et cellulite.
- Tonique du cuir chevelu.

Effet sur le mental

- Élève l'esprit.

Précautions d'emploi

- Éviter l'exposition au soleil après une application
- Peut irriter certaines peaux sensibles.

Patchouli

Nom latin	*Pogostemon patchouli/cablin*
Famille	lamiacées (ou labiées)
Méthode d'extraction	distillation à la vapeur des feuilles sèches et fermentées.
Composants principaux	patchoulol, pogostol, patchoulène.
Origine	Malaisie. Cultivé en Indonésie, Inde et Chine
Arôme	doux, terreux, musqué
Couleur	d'ambre sombre à brunâtre

Propriétés principales et indications

- Antidépressive.
- Cicatrisante.
- Hypnotique.
- Rajeunissante.
- Apaisante.

Système digestif

- Diminue l'appétit, intéressante pour ceux qui tentent de perdre du poids.
- Utile pour soulager constipation, diarrhée et syndrome de l'intestin irritable.
- Tonifie le colon et soulage les ballonnements.

Système nerveux

- Très populaire dans les années 1960, peut-être parce qu'elle a le pouvoir d'apporter la paix, le calme et l'amour et qu'elle aide, en même temps, à éclaircir les problèmes.
- Bénéfique pour les difficultés sexuelles ou liées au stress.
- Soulage la dépression.

Peau

- Facilite la régénération des cellules de l'épiderme ; recommandée pour les peaux matures et les tissus cicatriciels.
- Soigne les peaux gercées et craquelées, calme et apaise les rougeurs.
- Tonifie la peau relâchée après un régime.
- Utile en cas de mycoses type pied d'athlète, ou d'allergies type eczéma.

Effet sur le mental
- Ancre à la terre ceux qui se sentent détachés de leur corps.

Précautions d'emploi
- Aucune.

Petitgrain

Nom latin	*Citrus aurentium var.amara*
Famille	rutacées
Méthode d'extraction	distillation à la vapeur des feuilles et rameaux
Composants principaux	acétate de linalyle, linalol
Origine	sud de la Chine et du nord-est de l'Inde ; cultivé surtout en France, au Paraguay, en Italie et en Tunisie
Arôme	frais, floral, doux-amer, rappelle le néroli
Couleur	jaune pâle

Propriétés principales et indications
- Antidépressive.
- Calmante.
- Apaisante.
- Tonique.

Système circulatoire
- Intéressante pour les problèmes cardiaques liés au stress ; ralentit les battements trop rapides et élimine les palpitations.
- Stimule le système immunitaire.

Système digestif
- Utile pour calmer le système digestif.
- Recommandée en cas d'indigestion nerveuse, de diarrhée et de syndrome de l'intestin irritable.

Système nerveux
- Bénéfique pour tous les états de stress et de tension.
- Effet calmant et équilibrant sur le système nerveux.
- Utile pendant une convalescence.
- Efficace contre l'insomnie.

Peau

- Convient particulièrement aux peaux grasses et acnéiques, du fait de son action tonique et purifiante.

Effet sur le mental

- Donne accès aux dimensions spirituelles.

Précautions d'emploi

- Aucune.

Pin

Nom latin	*Pinus sylvestris*
Famille	pinacées
Méthode d'extraction	distillation à la vapeur des aiguilles du pin.
Composants principaux	pinène, limonène, myrcène, sabinène
Origine	Russie, Scandinavie, Finlande et États Baltes. Cultivé dans toute l'Europe et la Baltique (surtout en Europe centrale et méridionale)
Arôme	frais, forestier
Couleur	d'incolore à jaune pâle

Propriétés principales et indications

- Éclaircit.
- Décongestionne.
- Vivifiante.
- Stimulante.

Système génito-urinaire

- Utile en cas de mauvaise circulation et pour décongestionner le système lymphatique.
- Efficace contre le syndrome de fatigue chronique.

Système génito-urinaire

- Recommandée pour des affections type cystite, le pin ayant des propriétés antiseptiques.
- Utile en cas de rétention d'eau.

Muscles et articulations

- Combat toutes les contractures et douleurs musculaires.
- Soulage les douleurs arthritiques et rhumatismales.
- Calme les inflammations articulaires.
- Utile en cas de surmenage.

Système nerveux

- Très efficace en cas de fatigue et d'épuisement nerveux.
- Recommandée en cas de convalescence, le pin accélère la récupération.
- Peut être utile pour la sclérose en plaques ou d'autres maladies dégénératives.

Système respiratoire

- Excellente pour tous les troubles respiratoires.
- Dégage la poitrine et les poumons.
- Utile en cas de congestion des sinus.
- Efficace pour l'asthme.

Effet sur le mental

- Le pin éveille l'esprit, donne confiance, courage, force et patience. Il aide face à l'adversité et libère du sentiment de culpabilité.

Précautions d'emploi

- Utiliser seulement l'huile de pin d'Écosse (Pinus sylvestris) et jamais celle de pin nain (Pinus pumilio), irritante pour la peau.

Poivre noir

Nom latin	*Piper nigrum*
Famille	piperacées
Méthode d'extraction	distillation à la vapeur des grains de poivre séchés et concassés
Composants principaux	surtout des terpènes dont caryophyllène, pinène, sabinène, limonène
Origine	Inde du Sud ; cultivé en Inde, en Indonésie, en Malaisie, en Chine et à Madagascar
Arôme	aigu, épicé, chaud, réconfortant
Couleur	de jaune-vert de clair à pâle

Propriétés principales et indications

- Détoxifie.
- Aide à éliminer.
- Reconstituante.
- Stimulante.
- Tonique.
- Réchauffe.

Système circulatoire

- Réchauffe, excellente en cas de mauvaise circulation.
- Recommandée pour l'anémie et après une hémorragie abondante.
- Efficace sur les engelures.

Système digestif

- Élimine les toxines du système digestif, soigne coliques, constipation et intoxication alimentaire.
- Stimule l'appétit.
- Redonne du tonus au colon.

Muscles et articulations

- Améliore la tonicité du système squelettique.
- Soulage contractures et douleurs musculaires, névralgies, raideur, arthrite, rhumatismes, entorses et foulures.
- Recommandée avant l'entraînement pour améliorer les performances et après, pour prévenir douleur et raideur.

Système nerveux

- Stimule le mental, aide à la concentration et fortifie les nerfs.
- Utiliser en cas de froideur, d'indifférence et d'apathie.
- Recommandée pour l'impuissance.

Système respiratoire

- Soigne toux, rhume, refroidissements, rhinite, permet d'expectorer les mucosités.

Effet sur le mental

- Huile qui donne des racines tout en poussant aux changements. Elle incite aux pensées et actions positives.
- Permet d'exprimer amour et compassion.

Précautions d'emploi

- Aucune.

Ravensare aromatique

Nom latin	*Ravensara aromatica*
Famille	lauracées
Méthode d'extraction	distillation des rameaux feuillus
Composants principaux	cinéol, sabinène, terpinéol
Origine	Madagascar ; cultivé aussi à La Réunion et à l'île Maurice
Arôme	frais, clair, pénétrant
Couleur	incolore

Propriétés principales et indications
- Éclaircit.
- Stimulant immunitaire.
- Tonique.
- Réchauffe.

Système circulatoire
- Très efficace pour stimuler la circulation et surtout le système immunitaire.
- L'huile de ravensare peut aider au traitement de la mononucléose et de l'encéphalomyélite.

Muscles et articulations
- Soulage contractures et douleurs musculaires.
- Utile pour le surmenage musculaire.

Système nerveux
- Agit comme un tonique du système nerveux.
- Remonte le moral.
- Stimule le mental en éliminant stress et tension.

Système respiratoire
- Excellente en friction et inhalation du fait de ses propriétés antiseptiques et antivirales.
- Combat toux, rhume et grippe.
- Efficace pour la sinusite et toutes les affections respiratoires.
- Idéale en gargarisme pour les maux de gorge.

Peau
- Recommandée pour les maladies infectieuses de la peau.
- Utile pour la varicelle et l'herpès.

Effet sur le mental

- Pousse à participer pleinement aux joies de la vie et à savoir les reconnaître.
- Permet de trouver sa voie spirituelle.

Précautions d'emploi

- Aucune.

Romarin

Nom latin	*Rosmarinus officinalis*
Famille	lamiacées (ou labiées)
Méthode d'extraction	distillation à la vapeur des sommités fleuries
Composants principaux	cinéol, pinène, bornéol, camphre
Origine	Méditerranée ; cultivé en France, en Espagne et en Tunisie
Arôme	propre, puissant, légèrement camphré, herbacé
Couleur	d'incolore à jaune pâle

Propriétés principales et indications

- Diurétique.
- Antalgique.
- Remet en forme.
- Stimulante.

Système circulatoire

- Excellente en cas de mauvaise circulation et de congestion du système lymphatique.
- Tonique cardiaque, normalise les taux de cholestérol et l'artériosclérose.

Système digestif

- Efficace pour de nombreux problèmes digestifs, surtout quand il faut détoxifier.
- Utile pour la constipation, les flatulences, la congestion du foie, l'intoxication alimentaire et l'obésité.

Système génito-urinaire

- Recommandée pour la rétention d'eau, les pertes vaginales, la cystite, les règles douloureuses ou peu abondantes.

Muscles et articulations

- Très intéressante pour soulager les douleurs musculaires et articulaires, l'arthrite, les rhumatismes et les raideurs, le surmenage musculaire.
- Utile en cas de mauvais tonus musculaire.

Système nerveux

- Donne de l'énergie et vivifie l'esprit, éclaircit les idées et atténue la fatigue mentale.
- Utile en cas de perte de mémoire et pour ranimer les facultés sensorielles (odorat, parole, ouïe).

Système respiratoire

- Bénéfique pour l'asthme, la bronchite, la rhinite, le rhume, la grippe et la coqueluche.

Peau

- Utile pour les peaux congestionnées et intoxiquées et pour les affections type gale.
- Efficace pour les abcès et les furoncles.
- Réduit la cellulite.
- Ingrédient traditionnel des lotions capillaires : favorise la pousse des cheveux, fait disparaître les pellicules et combat les poux.

Effet sur le mental

- Aide à retrouver la foi.

Précautions d'emploi

- Utiliser avec précaution pendant les premiers mois de grossesse (même si les effets secondaires sont improbables).
- Utiliser avec précaution sur les personnes épileptiques.

Rose

Noms latins	*Rosa damascena* (rose de Damas, rose de Bulgarie, rose de Turquie) *Rosa centifolia* (rose chou, rose du Maroc)
Famille	distillation à la vapeur des pétales frais (rose otto : technique de double distillation qui permet de réintégrer

	certains composants laissés de côté par la première distillation) ; extraction par solvant (absolu)
Composants principaux	stéaroptène, géraniol, nérol, néral, alcool de phényléthyle, citronellol
Origine	*Rosa damascena* est surtout cultivée en Bulgarie, en Turquie et en France *Rosa centifolia* est essentiellement produite au Maroc, en Tunisie, en Italie, en France et en Chine
Arôme	doux, capiteux, enivrant, céleste, riche
Couleur	*rose otto :* à peu près incolore, devient semi-solide quand elle est exposé au froid. Réchauffée dans les mains, l'huile redevient liquide *absolu de rose :* de jaune à brun-orangé

Propriétés principales et indications

- Antidépressive.
- Aphrodisiaque.
- Rajeunissante.
- Équilibrante.

Système circulatoire

- Purifie le sang, excellent tonique cardiaque.
- Atténue les palpitations.

Système digestif

- Nettoyante et tonique, utile en cas de constipation et de problèmes de foie.

Système génito-urinaire

- Agit remarquablement sur tous les troubles de l'appareil génital féminin.
- Nettoie, tonifie l'utérus et régularise ses fonctions.
- Recommandée pour le syndrome prémenstruel et la ménopause.
- Aphrodisiaque réputée, elle est efficace en cas d'impuissance et frigidité.
- Favorise la conception et augmente la production de sperme.

Système nerveux

- Son arôme exquis et somptueux influe profondément sur les émotions, apaisant douleur, colère, jalousie, ressentiment, stress et tension.
- Grâce à elle, la femme se sent féminine et confiante.
- Recommandée pour tous les états dépressifs.
- Élimine la souffrance psychologique.

Peau

- Excellente pour tous types de peaux, surtout sèches, matures ou sensibles.
- Apaise les inflammations et atténue couperose et veinules.

Effet sur le mental

- Particulièrement bénéfique pour les cœurs fermés, elle favorise amour et compassion.
- Soulage les traumas du passé.

Précautions d'emploi

- Sans danger pour les enfants. Ne pas pendre d'absolu de rose par voie interne.

Santal

Nom latin	*Santalum album*
Famille	santalacées
Méthode d'extraction	distillation à la vapeur du bois grossièrement haché en copeaux et des racines principales de l'arbre
Composants principaux	santalènes et santalols
Origine	Asie tropicale et surtout Inde orientale. Depuis que le gouvernement indien a mis certaines restrictions à la récolte du santal, les prix ont augmenté. Aujourd'hui, l'Indonésie et la Nouvelle-Calédonie offrent d'autres sources d'approvisionnement
Arôme	doux, chaleureux, boisé, persistant
Couleur	de jaune pâle à jaune

Propriétés principales et indications

- Aphrodisiaque.
- Cicatrisante.
- Apaisante.
- Exalte.

Système circulatoire

- Tonique cardiaque, a un excellent pouvoir à la fois régulateur et sédatif.

Système génito-urinaire

- Très efficace pour soulager la cystite et les infections vaginales de toutes sortes.
- Réduit la rétention d'eau.

Système nerveux

- Réputée pour son effet équilibrant sur le système nerveux, apaise l'anxiété et la tension.
- Combat l'insomnie.
- Excellent aphrodisiaque, idéal pour traiter l'impuissance et la frigidité.

Système respiratoire

- Bénéfique pour les infections des voies respiratoires, les toux, les bronchites et les maux de gorge.

Peau

- Utiliser sans restriction pour tous les problèmes cutanés, spécialement sur les peaux très sèches, craquelées et déshydratées.
- Soulage eczéma et psoriasis.
- Mélangée à une huile de support, constitue une bonne lotion après-rasage.

Effet sur le mental

- Apporte paix et tranquillité à une âme troublée.
- Recommandée pour la méditation.

Précautions d'emploi

- Aucune.

Sauge sclarée

Nom latin	*Salvia sclarea*
Famille	lamiacées (ou labiées)
Méthode d'extraction	extraction à la vapeur des sommités fleuries et des feuilles
Composants principaux	acétate de linalyle, linalol
Origine	Méditeranée ; cultivée en Europe (surtout en Russie et en Angleterre) et au Maroc
Arôme	doux, entêtant, floral
Couleur	d'incolore à jaune pâle

Propriétés principales et indications
- Euphorisante.
- Grisante.
- Relaxante.
- Tonique.

Système circulatoire
- Excellente pour faire baisser la tension et calmer les palpitations.

Système génito-urinaire
- Recommandée pendant l'accouchement, facilite le travail et relaxe.
- Tonique pour l'utérus.
- Favorise l'équilibre hormonal, atténue le syndrome prémenstruel.
- Soulage les règles douloureuses et les crampes menstruelles.
- Bénéfique pour la ménopause.

Système nerveux
- Exerce un effet euphorisant–sédatif, recommandée dans les états de panique ou d'hyperactivité
- Procure un sentiment de bien-être et rend optimiste ; protège du monde extérieur.
- Convient à tous les problèmes liés au stress et aux états de faiblesse physique, mentale, nerveuse ou sexuelle.
- Aide au sevrage toxicologique.

Peau

- Utile pour calmer et rafraîchir les inflammations cutanées.
- Aide à régulariser la production de sébum et les pellicules ; stimule la croissance des cheveux.
- Prévient la formation des rides.

Effet sur le mental

- Insuffle la tranquillité intérieure ; élève l'esprit.

Précautions d'emploi

- Ne pas prendre à haute dose avec de l'alcool, peut provoquer un effet narcotique.
- Ne pas utiliser cette huile pendant la grossesse, bien qu'aucune étude ne le corrobore ou ne l'infirme.

Thym

Nom latin	*Thymus vulgaris*
Famille	lamiacées (ou labiées)
Méthode d'extraction	distillation à la vapeur des feuilles et sommités fleuries
Composants principaux	thymol, cymène, linalol
Origine	Méditerranée ; cultivé surtout en Europe, en Israël et en Afrique du Nord
Arôme	puissant, antiseptique, herbacé
Couleur	jaune pâle

Propriétés principales et indications

- Antiseptique.
- Énergisante.
- Stimulante.

Système circulatoire

- Stimule la circulation, peut être utilisée en cas d'hypotension.
- Excellent stimulant du système immunitaire.
- Bénéfique en cas de fatigue chronique.
- Utile lors d'une convalescence.
- Efficace en cas d'anémie.

Système digestif
- Nettoie le système digestif.
- Soulage distension abdominale, candidoses et flatulences.
- Redonne de l'appétit.

Système génito-urinaire
- Utile en cas de rétention d'eau, d'infections urinaires et vaginales.

Muscles et articulations
- Recommandée en cas de blessures dues au sport.
- Soulage goutte, rhumatismes et arthrite.

Système nerveux
- Stimule le mental, améliore la mémoire et la concentration.
- Bénéfique en cas de dépression nerveuse.

Système respiratoire
- Efficace pour l'asthme, la bronchite, la rhinite, le rhume, la toux et la sinusite.
- Excellente en gargarisme pour la gorge, les infections buccales ou gingivales.

Peau
- Utile pour traiter les poux et la gale.
- Efficace pour les infections cutanées.

Effet sur le mental
- Revitalise l'esprit, aide à éliminer les blocages causés par les traumas passés.

Précautions d'emploi
- Éviter pendant la grossesse.
- Attention aux peaux sensibles.
- Utiliser avec modération en cas d'hypertension.
- Ne pas utiliser sur les bébés et jeunes enfants.

Vétiver

Noms latins	*Andropogon muricatus* *Vetiveria zizanoides*
Famille	graminées (ou poacées)

Méthode d'extraction	distillation à la vapeur des racines
Composants principaux	vétivérole, vétivérone, vétivénène
Origine	Inde ; cultivé en Inde, en Indonésie, aux Comores, à Java et à La Réunion
Arôme	terreux, fumé, boisé, rappelle l'odeur de racines et de sol humide
Couleur	d'ambrée à brune

Propriétés principales et indications
- Calmante.
- Tranquillisante.
- Protectrice.

Système circulatoire
- Stimule la circulation.
- Tonique pour le système immunitaire.

Système digestif
- Utile en cas de perte d'appétit.
- Efficace en cas de syndrome de l'intestin irritable.

Système génito-urinaire
- Utile pour le syndrome prémenstruel.
- Recommandée pendant la ménopause.

Muscles et articulations
- Bon relaxant musculaire.
- Soulage arthrite, rhumatismes, crampes, entorses et foulures.

Système nerveux
- Cette « huile de la tranquillité » a un puissant effet sédatif. Elle peut être utile pour ceux qui essaient d'arrêter les tranquillisants ou toute autre substance addictive.
- Utile pour les hypocondriaques.
- Efficace pour l'insomnie.

Effet sur le mental
- Excellente pour ceux qui se sentent déséquilibrés ou déracinés.

Précautions d'emploi
- Aucune.

Ylang ylang

Nom latin	*Cananga odorata var. genuina*
Famille	annonacées
Méthode d'extraction	distillation à la vapeur des fleurs. Il existe quatre stades de distillation de l'ylang ylang. La meilleure qualité (première distillation) s'appelle ylang ylang extra, son arôme est supérieur à celui des stades 1, 2 ou 3
Composants principaux	linalol, carryophylène, germacrène-D, acétate de géranyle, acétate de benzyle, benzoate de benzyle
Origine	Asie tropicale ; cultivé surtout à Madagascar, en Indonésie, aux Comores, à La Réunion et aux Philippines
Arôme	exotique, capiteux, doux, floral, charmeur
Couleur	jaune pâle

Propriétés principales et indications

- Antidépressive.
- Aphrodisiaque.
- Euphorisante.
- Apaisante.

Système circulatoire

- Fait baisser la tension artérielle, effet de régulateur cardiaque.
- Efficace pour les palpitations, l'accélération du rythme cardiaque (tachycardie) et la respiration trop rapide (hyperpnée).

Système nerveux

- Profondément relaxante, élimine l'anxiété, la tension, la colère et la peur.
- Soulage la dépression et crée un sentiment d'euphorie.
- Redonne confiance.
- Soulage l'insomnie et les pensées négatives.
- Puissant aphrodisiaque.
- Recommandée en cas d'épilepsie.

Peau

- Bénéfique pour toutes les peaux.
- A utiliser sans restriction en soin sur les peaux grasses ou sèches.
- Favorise la croissance des cheveux.

Effet sur le mental

- Apaise les esprits inquiets.

Précautions d'emploi

- Aucune.

Dans ce chapitre vous apprendrez :
- les applications thérapeutiques des 38 Fleurs de Bach ;
- comment préparer et utiliser les Fleurs de Bach.

Fleurs de Bach

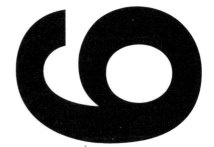

*Ces élixirs ont pour effet de stimuler nos vibrations
et de nous rendre réceptifs à notre Moi Spirituel ;
ils nous emplissent des qualités qui nous manquent
et nous lavent des défauts qui nous nuisent... La vraie
guérison vient d'un regard neuf, d'un esprit en paix
et du bonheur intérieur.*

Dr Edward Bach

Les « Fleurs de Bach » sont des substances thérapeutiques faciles à utiliser, sans danger et naturelles. Elles suscitent un engouement croissant et il n'est pas un magazine qui ne chante les louanges de l'élixir *Rescue* (Élixir d'urgence), présenté comme la solution naturelle au stress et à la tension.

Il existe 38 Fleurs de Bach prêtes à l'emploi. Elles sont destinées à rétablir notre équilibre et nous permettre d'affronter les émotions négatives qui nous assaillent dans la vie quotidienne. Elles peuvent aussi nous aider à soigner les traumatismes auxquels nous sommes confrontés à différentes étapes de notre existence.

Ces élixirs ont été créés par le docteur Edward Bach (1886-1936), un médecin déçu par les traitements allopathiques, dont les effets secondaires lui paraissaient souvent dangereux. Il a exploré la campagne pour identifier des plantes qu'il savait, instinctivement, capables de soigner des états émotionnels spécifiques. Le Dr Bach était extrêmement sensible et intuitif, il pouvait « sentir » le remède adapté à chaque situation psychologique. Ses soins visaient à traiter la personne dans son ensemble et à guérir la racine du mal plutôt que son seul symptôme. Un esprit sain dans un corps sain, telle était sa philosophie et il ajoutait : « Ne faites pas attention à la maladie ; pensez seulement au malade et à son regard sur la vie. »

Bach a donc commencé par chercher des élixirs pour « traiter le patient, pas la maladie » et il a découvert 38 fleurs qui couvrent la plupart des émotions négatives dont nous pouvons souffrir. Il est prouvé que les ennuis persistants diminuent la vitalité et la résistance aux maladies comme le rhume, les troubles digestifs, et ouvrent la voie à d'autres affections plus sérieuses. En traitant les troubles émotionnels du patient (peur, dépression, haine, jalousie, culpabilité, etc.), on rétablit l'équilibre de l'esprit et, par là même, celui du corps.

Les Fleurs de Bach complètent efficacement les huiles essentielles. Je suis convaincue que tout aromathérapeute devrait savoir les utiliser et que chaque foyer devrait en avoir un jeu complet ! Il existe tant de rapports entre les Fleurs et les huiles qu'elles semblent faites les unes pour les autres. Les huiles ont un grand pouvoir au niveau émotionnel. Elles peuvent faire ressurgir d'anciennes blessures profondément enfouies. Les Fleurs de Bach permettent d'affronter ces états émotionnels. En lisant les chapitres consacrés à chaque affection, vous remarquerez que j'indique quel Élixir peut être utilisé en synergie avec les traitements aromathérapiques.

Vous trouverez ci-dessous la description de chacune des 38 Fleurs de Bach, classées dans l'ordre alphabétique du nom anglais, utilisé par le fabricant. Mais le meilleur moyen de les découvrir et de se souvenir de leur effet, reste encore de les utiliser. Si vous souhaitez en savoir plus, il existe de nombreux livres sur ce sujet.

LES 38 ÉLIXIRS DE A À Z

Agrimony (Aigremoine)
Agrimonia eupatoria
Cacher ses ennuis derrière un sourire

Indications

Pour ceux qui cachent leurs ennuis, malheurs ou peurs derrière un visage jovial. Ceux qui ont besoin de cet élixir sont troublés, tourmentés, inquiets dans leur corps et leur esprit ; ils souffrent intérieurement. Ils se dissimulent souvent derrière leur sens de l'humour en prétendant que tout va bien. Pour soigner leur mal-être intérieur et conserver leur masque, ils ont fréquemment recours à l'alcool ou aux drogues.

Le but de cet élixir est d'ouvrir au véritable bonheur, de pouvoir être heureux sans faire semblant. Il permet de se délivrer des émotions réprimées en apportant paix et tranquillité.

Pour le Dr Bach, Agrimony apporte « une paix qui dépasse l'entendement ».

Aspen (Tremble)
Populus tremula
Craintes vagues et cachées d'origine inconnue

Indications

Cet élixir est recommandé à ceux qui ressentent craintes, appréhensions et malaises imprécis. À ceux qui sont terrifiés à l'idée que quelque chose d'épouvantable pourrait arriver, mais sans savoir quoi.

Ces peurs indéterminées sont parfois si fortes qu'elles en deviennent obsédantes. On transpire, tremble de terreur et d'angoisse, mais sans pouvoir expliquer les causes d'une panique qu'on dissimule aux autres.

Aspen permet de se libérer de ses peurs et de les surmonter. On développe une intrépidité qui donne la force d'affronter ses angoisses et de comprendre leur inanité.

Beech (Hêtre)
Fagus sylvatica
Intolérance aux défauts d'autrui

Indications

Pour celui qui est intolérant et qui a du mal à accepter les défauts qu'il voit chez les autres. Prompte à la critique, cette personne désapprouve tous les faits et gestes d'autrui. Les habitudes et les manières de ses contemporains l'exaspèrent. L'ordre, la discipline, la perfection, la précision sont, pour elle, des valeurs importantes. L'intolérance et la critique reflètent un besoin de sécurité et le désir de se protéger.

Cet élixir aide à comprendre l'autre et à percevoir la beauté et la bonté en chaque être et en chaque chose. Il permet d'accepter et d'aimer la vie en dépit de toutes ses imperfections.

Centaury (Centaurée)
Centaurium umbellatum
Manque de volonté, passivité

Indications

Cet élixir convient à ceux qui sont soumis et anxieux de plaire aux autres. Incapables d'exister par eux-mêmes, ils ne savent pas dire « non ». Ces personnes ont le sentiment d'être exploitées à cause de leur timidité et de leur gentillesse ; elles sont fatiguées de devoir toujours céder. Si les faibles ne s'affirment pas, les petits chefs prennent le pouvoir.

Centaury donne à ceux qui manquent de volonté la faculté de s'imposer. Ils développent une tranquille force intérieure – ils écoutent les autres, mais sans abdiquer leur propre individualité. Ils savent quand donner et quand dire « non ».

Cerato (Plumbago)
Ceratostigma willmottiana
Douter de son jugement

Indications
Cerato est fait pour ceux qui manquent de confiance en eux et en leur propre jugement. Doutant de leurs capacités, ils demandent sans arrêt leur avis aux uns et aux autres. L'individu Cerato court souvent le risque d'être induit en erreur et trompé. Incapable de discerner le vrai du faux, il ne fait pas non plus la différence entre l'important et le superflu. Il épuise son entourage par ses perpétuelles questions et son indécision.

Le but de cet élixir est de donner la force de suivre son instinct, d'écouter sa voix intérieure au lieu de chercher auprès des autres des conseils parfois malavisés. On devient intuitif et perspicace. On peut enfin prendre ses propres décisions et s'y tenir.

Cherry Plum (Prunier myrobolan)
Prunus cerasifera
Peur de perdre la raison

Indications
Cet élixir est recommandé à ceux qui n'en peuvent plus et sont prêts à craquer. À ceux qui craignent de perdre la raison ou leur contrôle émotionnel. Ces personnes redoutent d'être poussées à des actes étranges ou terribles (suicide, violence ou meurtre).

Le but de cet élixir est de rendre paix, équilibre et maîtrise aux esprits désespérés. On devient rationnel, posé et capable de conserver calme et contrôle en toutes situations.

Chestnut Bud (Bourgeons de marronnier)
Aesculus hippocastanum
Incapacité à apprendre de ses erreurs

Indications

Cet élixir est destiné à ceux qui sont incapables de tirer la leçon de leurs expériences passées et répètent encore et toujours les mêmes erreurs. Il leur faut longtemps pour assimiler les enseignements de la vie quotidienne si nécessaires au développement personnel. Ces personnes ont du mal à comprendre le pourquoi des choses, même quand on le leur explique.

Chestnut Bud permet de se retourner sur ses expériences passées et de tirer la leçon de ses erreurs afin de les identifier et d'éviter de les reproduire. On est présent au monde, on observe et on apprend à l'école de la vie.

Chicory (Chicorée)
Cichorium intybus
Possessivité, égoïsme, manipulation

Indications

Pour ceux qui sont possessifs en amour, dont le souci pour les enfants, les parents et les amis est motivé par l'égoïsme. Ce sentiment les pousse à vouloir régenter et contrôler l'existence de leur entourage. Ils s'immiscent dans la vie des autres, exigent de constantes marques d'attention et rappellent toujours ce qu'on leur doit. Ils ne peuvent offrir un amour inconditionnel, car ils ne pensent qu'à eux, s'accordent trop d'importance et s'apitoient sur leur sort. S'ils ne reçoivent pas la sympathie et l'attention qu'ils pensent mériter, ils peuvent devenir manipulateurs et malhonnêtes.

Chicory permet d'aimer les autres sans rien attendre en retour. Pour le dire comme le Dr Bach, nous « sommes impatients d'ouvrir les bras et de dispenser notre amour ». Cet élixir nous donne la capacité d'oublier notre moi et nos propres intérêts pour nous consacrer au service des autres.

Clematis (Clématite blanche)
Clematis vitalba

Rêveries, manque d'intérêt pour le présent

Indications

Cet élixir est pour ceux qui, perdus dans leurs rêves, semblent n'éprouver aucun intérêt pour le présent. Ils n'en tirent aucun plaisir, puisqu'ils vivent toujours dans l'espoir de temps meilleurs. Le regard inexpressif, ils sont souvent inattentifs, indifférents et distraits. Ils ont l'air apathiques, à moitié réveillés et, à la moindre occasion, se perdent dans les songes fumeux d'un futur toujours rose.

Clematis « remet les pieds sur terre » et incite à s'intéresser à la vie réelle. Au lieu de s'échapper dans le rêve, on développe une forte envie d'être dans le monde et de se réaliser ici et maintenant.

Crab Apple (Pommier sauvage)
Malus pumila

Sentiment de saleté, mauvaise image de soi

Indications

Crab Apple est l'élixir de la purification, recommandé à ceux qui sont obsédés par la propreté. Ceux qui se sentent sales et se dégoûtent. Ils peuvent être honteux de leur apparence physique, et souvent pour un détail sans importance comme un « grand » nez ou leur cellulite ! Cette répugnance peut aussi être en rapport avec ce qu'ils ont dit ou fait. De telles personnes risquent de devenir maniaques du rangement et du détail. L'obsession de la propreté et la haine de soi gouvernent leur vie.

Le but de cet élixir est de débarrasser des poisons qui polluent le corps et l'esprit. Il permet d'éliminer la négativité, de s'accepter, de s'aimer et de ramener les choses à de justes proportions.

Elm (Orme champêtre)
Ulmus procera

Débordé par les responsabilités

Indications

Elm est destiné à ceux qui sont d'ordinaire capables de gérer leur travail et leurs obligations personnelles, mais qui ont soudain l'impression – découragement passager – d'être écrasés par leurs responsabilités. Ils ont la sensation d'être débordés et craignent d'échouer. Cet élixir est souvent utile aux personnes qui se consacrent aux autres – docteurs, enseignants, thérapeutes.

Elm a pour but de donner la force, le courage et la conviction qu'on peut mener à bien sa tâche en dépit des difficultés. La personne retrouve confiance et se sent parfaitement capable de s'attaquer au travail qui l'attend.

Gentian (Gentiane)
Gentiana amarella

Découragement, abattement

Indications

Il est inévitable, en avançant dans la vie, de rencontrer difficultés et revers. Gentian convient à ceux qui ont tendance à se décourager facilement et à déprimer dès que quelque chose ne va pas. Au moindre problème ou retard, ces personnes doutent, sont démoralisées, abattues et même dépressives.

Cet élixir a pour but de développer la croyance et l'espoir d'un résultat positif. Gentian évite de se sentir démoralisé par les revers et encourage à faire de nouvelles tentatives. Il permet de comprendre qu'il n'y a pas d'échec quand on fait de son mieux sans se préoccuper du résultat. Rien n'est trop difficile, plutôt que de se laisser décourager par ses problèmes, on voit au-delà.

Gorse (Ajonc)
Ulex europaeus

Désespoir, pessimisme

Indications

Gorse est l'élixir de ceux qui sont désespérés et pensent qu'il n'y a plus rien à faire. Si la personne est malade, elle se résignera à l'idée qu'aucun traitement ne peut apporter la moindre amélioration. Ceux qui ont besoin de cet élixir sont souvent atteints depuis longtemps, ils ont perdu tout espoir d'aller mieux. Dans cet état d'esprit, aucune thérapie ne peut réussir.

Le but de cet élixir est d'apporter « le soleil dans leur vie pour chasser les nuages ». Il donne foi et espoir en la guérison. Quand on est convaincu que les difficultés peuvent être surmontées, on est sur le chemin de la guérison.

Heather (Bruyère)
Calluna vulgaris
Égocentrisme, égoïsme

Indications
Heather est recommandé à ceux qui ne s'intéressent qu'à eux mêmes. Ils ne recherchent la compagnie que pour pouvoir parler d'eux, de leurs maladies, de leurs problèmes de famille. On les fuit parce qu'ils sapent toute énergie. Cette volonté d'accaparer les autres crée le désert autour d'eux ; ils sont alors encore plus seuls et centrés sur eux-mêmes.

Heather a pour but de rendre altruiste et ouvert. On devient capable d'écouter l'autre et de s'apercevoir qu'il a aussi des besoins ! On n'est plus obsédé par ses petits problèmes, on est en paix avec soi-même.

Holly (Houx)
Ilex aquifolium
Haine, envie

Indications
Cet élixir est conseillé à ceux qui sont dévorés d'envie, de jalousie, de haine, de défiance, de colère, de dépit et de désir de vengeance. Plein de tant de négativité, on est très tourmenté et on souffre beaucoup.

Ce remède a pour but de faire disparaître les pensées négatives et de libérer d'apaisantes vibrations d'amour et de pardon. On est alors capable de se réjouir du succès et du bonheur des autres.

Honeysuckle (Chèvrefeuille)
Lonicera caprifolium
Vivre dans le passé

Indications

Honeysuckle est réservé à ceux qui se complaisent dans le passé et sont tellement enracinés dans leurs souvenirs qu'ils ne peuvent goûter les joies du présent. Il faut tirer des enseignements du passé, mais sans le regretter. Ces personnes vivent dans la nostalgie et ont peur du futur.

Le but de cet élixir est de nous permettre d'apprécier nos souvenirs et d'en tirer une expérience profitable, tout en nous concentrant sur le présent. Nous pouvons alors ressentir la joie et la plénitude du moment et progresser spirituellement.

Hornbeam (Charme)
Carpinus betulus
Lassitude, manque d'entrain

Indications

Hornbeam est conseillé à ceux qui se sentent découragés devant tout ce qui les attend. Fatigués et léthargiques, il sont incapables de s'atteler au travail. Cette « déprime du lundi matin » ôte l'envie d'affronter les activités du jour. Tout devient corvée !

Cet élixir a pour but de stimuler notre détermination, notre joie et notre vitalité. Nous sommes prêts à redémarrer. Nous nous sentons pleins d'entrain et chaque journée semble riche de promesses plutôt que de problèmes insurmontables.

Impatiens (Impatience)
Impatiens glandulifera
Impatience

Indications

Impatiens est l'un des premiers élixirs floraux que le Dr Bach a découvert. Il est conseillé en cas d'irritabilité, de tension nerveuse et de souffrance. Impatience est pour ceux qui pensent et agissent vite, qui aiment anticiper et que tout soit fait rapidement. Ils supportent difficilement la lenteur des gens ou des situations ; ils sont alors irrités, sur les nerfs.

L'individu Impatiens finit souvent les phrases de leur interlocuteur ! Il préfère travailler seul, à toute vitesse et sans collaborateur.

Cet élixir a pour but de faire disparaître impatience et irritabilité. On est plus détendu, plus tolérant et plus agréable avec les autres.

Larch (Mélèze)
Larix decidua

Manque de confiance en soi

Indications

Pour ceux qui n'ont aucune confiance en eux, se jugent bien moins capables que les autres et acceptent de rester au second plan. Ces personnes sont sûres d'échouer et souffrent d'un tel sentiment d'infériorité qu'elles ne font aucun effort pour réussir.

Larch permet de supprimer la crainte de l'échec. Il emplit de détermination et de confiance, donne le courage d'oser et rend conscient de son potentiel de réussite.

On conseille souvent Larch avant un examen ou quand on se lance dans de nouvelles entreprises.

Mimulus (Mimule)
Mimulus guttatus

Peurs définies

Indications

Mimulus combat la nervosité et les craintes dont l'origine est connue. Nos peurs sont nombreuses – mort, douleur, maladie, peur de l'obscurité ou de l'avion, des hauteurs, des fantômes et bien d'autres encore. Cet élixir est pour ceux qui ont l'habitude de dissimuler leurs craintes. L'individu Mimulus est souvent timide et nerveux, rougit facilement et peut se sentir embarrassé et mal à l'aise en société.

Cet élixir fait prendre conscience que nous n'avons rien à craindre. Il donne la force et le courage d'affronter nos peurs, d'être dans l'action et d'avoir confiance en la vie.

Mustard (Moutarde)
Sinapis arvensis

Idées noires

Indications

Mustard est le remède de la mélancolie inexplicable – un lourd nuage noir qui s'abat sur l'esprit sans raison apparente. Ces idées noires annihilent toutes les joies de l'existence. Cette profonde tristesse, aussi dure et épuisante soit-elle, peut disparaître comme elle est venue. Une dépression de ce type est parfois liée à une expérience passée dans l'histoire de notre âme.

Mustard a pour but de nous faire retrouver la joie et la gaieté.

Oak (Chêne)
Quercus robur
Lutter en dépit de l'adversité

Indications

Cet élixir est destiné à ceux qui sont naturellement courageux et ne s'avouent jamais vaincus par l'adversité. Un individu Oak luttera contre une maladie chronique ou une situation difficile et n'acceptera jamais la défaite, quoi qu'il lui en coûte. Ces personnes sont toujours sur la brèche, mais vient un moment où leurs forces déclinent, elles ont alors besoin d'aide pour éviter de craquer.

Cet élixir nous permet d'accepter nos limites. Il nous fait admettre que nous avons besoin de nous reposer et de partager notre fardeau avec les autres.

Olive (Olivier)
Olea europaea
Épuisement total

Indications

Olive s'adresse à ceux qui sont totalement abattus, exténués par une longue lutte. Il peut s'agir de maladie, d'ennui, de chagrin, de surmenage ou de difficultés diverses. C'est l'élixir de ceux qui sont « lessivés » et dont les réserves sont tellement à plat qu'ils n'ont plus aucune force. Ils se fatiguent facilement et n'ont plus d'énergie pour profiter de la vie.

Olive restaure la vitalité, redonne de la force et reconstitue les réserves d'énergie. Il permet de retrouver le bonheur et la santé.

Pine (Pin)
Pinus sylvestris
Culpabilité, autocritique

Indications

Cet élixir s'adresse à ceux qui se reprochent non seulement leurs propres erreurs, mais aussi celles des autres et… tout ce qui va mal ! Même quand ils réussissent, ils pensent qu'ils auraient pu mieux faire.

Pine est aussi l'élixir de la culpabilité et concerne le sentiment de ne pas être à la hauteur des attentes. On peut avoir subi ce type de reproches étant enfant et, depuis, se sentir toujours fautif.

Cet élixir nous permet de comprendre que nous ne sommes pas responsables de tout. Nous prenons conscience que les autres font aussi des erreurs, qu'il est inutile de se culpabiliser car nous sommes parfaits comme nous sommes.

Red Chestnut (Marronnier rouge)
Aesculus carnea
S'inquiéter pour les autres

Indications

Cet élixir s'adresse à ceux qui projettent leurs peurs et leur anxiété sur leur entourage. Ils s'inquiètent constamment pour la santé et la sécurité des autres et craignent toujours le pire. En anticipant des malheurs, nous préparons leur lit. Red Chestnut est conseillé quand la préoccupation naturelle pour autrui enfle démesurément, jusqu'à se muer en peur et en angoisse.

Cet élixir a pour but de calmer l'esprit et de ramener l'anxiété excessive pour les siens à une attitude rationnelle. Il permet aussi de conserver son calme et son équilibre en toute circonstance.

Rock Rose (Hélianthème)
Helianthemum nummularium
Panique, terreur

Indications

Rock Rose est conseillé pour les crises de terreur, de panique ou de désespoir qui peuvent nous paralyser face au danger. Le Dr Bach l'appelait l'élixir d'urgence et conseillait de l'utiliser en cas d'accident, de maladie et pour toute situation apparemment désespérée. Si la personne est inconsciente, on peut appliquer l'élixir sur les lèvres, les tempes, les poignets ou derrière les oreilles.

Rock Rose permet d'apaiser et de calmer en situation de crise. Il atténue la peur, la panique ou la terreur provoquées par le choc. On peut aussi le prendre après un horrible cauchemar.

Rock Water (Eau de Roche)
Aqua petra
Refoulement, abnégation

Indications

Cet élixir est conseillé à ceux qui sont exigeant envers eux-mêmes. Ceux dont les idéaux élevés les poussent parfois au fanatisme. Ceux qui mènent une vie stricte, gouvernée par le sacrifice et l'abnégation, se refusant les joies simples et les plaisirs de l'existence. De tels individus essaient de se poser en parfaits exemples.

Rock Water permet d'adopter une attitude plus détendue et d'avoir un esprit plus flexible. Les principes moraux peuvent gouverner l'existence, sans étouffer la joie de vivre.

Scleranthus (Alène)
Scleranthus annuus
Indécision

Indications

L'individu Scleranthus est changeant au niveau physique, émotionnel et mental. Il est incapable de se faire une opinion ou de prendre une décision – pesant indéfiniment le pour et le contre sans rien conclure.

Cette indécision peut être source de souffrance, d'autant que ce type de personne, généralement calme, ne parle pas de ses problèmes. Souvent cyclothymique, elle saute de la joie à la tristesse et de l'optimisme au pessimisme.

Cet élixir permet de prendre des décisions avec calme et détermination.

Star of Bethlehem (Étoile de Bethléem)
Ornithogalum umbellatum
Choc, peur

Indications

Cet élixir nous permet de supporter, immédiatement ou après coup, les effets d'un choc de quelque nature qu'il soit : nouvelle grave, perte d'un être cher ou frayeur à la suite d'un accident.

Star of Bethlehem réconforte et apaise, si bien que le traumatisme et le chagrin s'en trouvent atténués.

Sweet Chestnut (Châtaignier)
Castanea sativa
Angoisse, profond désespoir

Indications

Sweet Chestnut est indiqué pour les sentiments d'angoisse et de désespoir, quand les souffrances mentales sont si fortes qu'elles semblent insupportables. Les limites de l'endurance sont atteintes. Le futur paraît sombre et sans espoir.

Cet élixir a pour but de soulager la profonde douleur émotionnelle et de donner espoir en l'avenir. Il permet d'apercevoir la lumière au bout du tunnel.

Vervain (Verveine)
Verbana officinalis
Tension, anxiété

Indications

Vervain est l'élixir de ceux dont le Dr Bach disait qu'ils avaient besoin « de comprendre que les grandes choses dans la vie se font doucement et tranquillement, sans stress ni tension ».

L'individu Vervain croit à ce qu'il fait. L'injustice et les inégalités l'indignent. Il veut imposer sa volonté et ses idées, et peut même forcer les gens à faire qu'il juge bon pour eux. Il a tendance à se surmener, car il entreprend trop de choses à la fois. Tendu, incapable de se relaxer, il est souvent insomniaque.

Vervain a pour but de soulager le stress et la tension. Il permet de se sentir apaisé et détendu et de laisser les autres penser et vivre à leur guise.

Vine (Vigne)
Vitis vinifera
Caractère inflexible, dominateur

Indications

Pour ceux qui sont dominateurs, volontaires, inflexibles et avides de pouvoir. L'individu Vine est efficace et sûr de lui. Confiant dans ses chances de succès, il pense avoir toujours raison et n'a aucun respect pour l'opinion d'autrui. C'est un leader né qui peut souvent se transformer en tyran. Un parent qui dirige la maisonnée d'une main de fer est de type Vine.

Cet élixir apporte une certaine souplesse. On peut alors mettre ses qualités au service du bien commun, sans volonté de domination. On encourage les autres à développer leur propre potentiel.

Walnut (Noyer)
Juglans regia
*Protection contre les influences extérieures
et les changements majeurs de la vie*

Indications

Cet élixir est en rapport avec les processus de changement et les étapes de croissance. le Dr Bach notait que Walnut« est pour ceux qui ont décidé de faire un grand pas en avant dans la vie, de briser les vieilles conventions, de s'affranchir des limites et restrictions du passé, de prendre un nouveau départ ». Il nous aide à détruire les anciens moules, à nous débarrasser des influences qui nous entravent.

Le but de cet élixir est de nous libérer, de donner l'élan qui permet d'aller de l'avant. Il est indiqué pour tous les changements de vie – nouveau job, déménagement, nouvelle relation, divorce ou retraite. Walnut s'impose aussi lors des transformations biologiques comme les poussées de dents, la puberté, la grossesse, la ménopause et en fin de vie.

Water Violet (Violette d'eau)
Hottonia palustris

Caractère fier, distant et réservé

Indications

Pour ceux qui aiment la solitude, se replient sur eux-mêmes et donnent parfois l'impression d'être hautains, fiers et méprisants. L'individu Water Violet semble « différent » et ne laissera personne s'immiscer dans sa vie. Il supporte en silence problèmes et chagrins.

Cet élixir rend plus sociable. Il permet d'apprécier la compagnie des autres autant que la sienne propre. Le type Water Violet peut être un esprit calme, aimable, tranquille et raisonnable, créant autour de lui une atmosphère de paix et de sérénité, et menant sa vie avec compétence et dignité.

White Chestnut (Marronnier d'Inde)
Aesculus hippocastanum

Pensées obsédantes, rumination mentale

Indications

Pour ceux dont l'esprit est constamment la proie de pensées incontrôlables – préoccupations obsédantes qui deviennent une vraie torture mentale. L'esprit est dominé par ces ruminations qui ne lui laissent aucun repos. Ces individus manquent de concentration et, souvent, ne répondent même pas quand on leur parle. Ils peuvent aussi souffrir d'insomnie, de confusion mentale, de dépression, de fatigue et de maux de tête.

Le but de White Chestnut est d'apaiser, de calmer et d'équilibrer l'esprit ; ce qui permet d'utiliser efficacement son pouvoir de concentration et de résoudre les problèmes.

Wild Oat (Folle Avoine)
Bromus ramosus

Trouver sa voie, son but spirituel

Indications

Cet élixir est recommandé à celui qui est incapable de trouver sa véritable voie. Généralement talentueux, doué et ambitieux, il veut accomplir quelque chose d'extraordinaire, mais ne sait quelle direction prendre. Il se laisse alors envahir par l'insatisfaction, la frustration et l'ennui.

Wild Oat permet d'identifier ses potentialités et de les développer. On prend conscience du chemin à suivre pour mener une vie satisfaisante, heureuse et utile.

Wild Rose (Églantier)
Rosa canina
Résignation, apathie

Indications
Pour ceux qui sont résignés à une situation et ne font rien pour l'améliorer. Le type Wild Rose accepte son sort, qu'il s'agisse d'une vie de famille malheureuse, d'un travail monotone ou même d'une maladie chronique. Il ne lèvera pas le petit doigt pour apporter un changement positif à son existence. Toujours fatiguées, apathiques et sans ressort, ces personnes manquent de vitalité.

Le but de Wild Rose est de réveiller notre intérêt pour le changement. Nous retrouvons motivation, créativité et enthousiasme et cette nouvelle vitalité nous permet de mener une vie plus riche et plus heureuse.

Willow (Saule)
Salix vitellina
Ressentiment, amertume

Indications
Pour ceux qui sont pleins de ressentiments, se sentent méprisés, deviennent amers et s'apitoient sur leur sort. L'individu Willow accusera toujours les autres, jamais lui-même. Souvent aigri, envieux du bonheur d'autrui, il est d'un abord sombre, morose et désagréable.

Willow permet de se sentir positif et optimiste. Au lieu de se poser en victime, on prend ses responsabilités, on devient maître de son destin. On est capable de pardon et d'oubli.

Élixir Rescue
(Élixir d'urgence)

Indications

Ce célèbre élixir est composé de cinq Fleurs – Cherry Plum, Clematis, Impatiens, Rock Rose et Star of Bethlehem. Il est fait pour les situations d'urgence, on prétend même qu'il a sauvé des vies. Évidemment, ces gouttes ne peuvent en aucun cas remplacer un traitement médical.

Rescue est utile quand on vient de recevoir un choc, de quelque nature que ce soit – mauvaises nouvelles ou contrariétés familiales ; avant un événement qui rend nerveux – dentiste, opération, entrevue professionnelle, discours en public, etc. Si on doit vivre ou travailler dans des conditions stressantes, on peut prendre Rescue quand la situation devient critique. Personnellement, j'ai toujours un flacon dans mon sac en cas de besoin.

Rescue n'est pas seulement destiné aux humains. Si votre animal a subi un choc ou a été blessé, ajoutez quatre gouttes à sa nourriture ou à son eau. Si une plante ou un arbre viennent d'être rempotés, transplantés, s'ils sont malades ou s'ils ont été exposés au gel, versez simplement dix gouttes dans l'eau d'arrosoir pendant quelques jours.

COMMENT UTILISER
LES FLEURS DE BACH

Les Fleurs de Bach sont des remèdes naturels et sans danger qui ne provoquent aucun effet secondaire. Vous pouvez, sans contre-indication, les prendre avec d'autres médicaments. Vous ne risquez aucun surdosage et si vous avez choisi un élixir inadapté, il ne vous causera aucun mal. Ces Fleurs sont pour tous les âges de la vie, du bébé au senior. Elles conviennent même aux animaux de compagnie et aux plantes !

Oralement

C'est la façon traditionnelle d'administrer les Fleurs de Bach. Vous pouvez prendre un seul élixir ou en combiner plusieurs, sans dépasser six. Pour préparer un mélange, remplissez d'eau de source un flacon compte-gouttes de 30 ml, ajoutez une cuillère à café de cognac pour la conservation et deux gouttes de chaque élixir choisi. (N'en mettez pas plus, cela n'augmentera pas l'efficacité !). Agitez doucement, la préparation est prête à l'emploi. Prenez quatre gouttes, au moins quatre fois par jour, directement sur la langue ou dans un peu d'eau. Une maman peut ajouter les gouttes dans le biberon de son bébé ou prendre l'élixir approprié, si elle donne le sein. Utilisez la même quantité à tout âge. Mon conseil, avec les Fleurs de Bach, n'hésitez pas à faire des essais.

En application

Quand il est impossible d'administrer les gouttes oralement, on peut les déposer sur les lèvres, les appliquer derrière les oreilles, sur les tempes ou sur les poignets.

Huiles et crèmes

Les Fleurs de Bach peuvent aussi être mélangées à des huiles, à des crèmes, à des lotions ou à des pommades. Pour augmenter l'efficacité d'un massage, ajoutez quelques gouttes à votre huile ou à votre préparation aromathérapique. Une personne nostalgique qui s'accroche au passé utilisera, par exemple, l'huile essentielle d'encens avec la Fleur de Bach Honeysuckle (Chèvrefeuille). Et, pour affronter les changements provoqués par la ménopause, l'huile de cyprès et l'élixir Walnut (Noix) font une excellente combinaison.

Bains

Une autre façon d'utiliser les Fleurs de Bach ? Les mettre dans le bain, seules ou avec des huiles essentielles. Quelques gouttes d'élixirs dans l'eau (pas plus de sept gouttes en tout), allongez-vous et détendez-vous. Une fois sur deux, ajoutez six gouttes d'huile(s) essentielle(s) à quelques gouttes d'un élixir de votre choix et savourez ce moment de plaisir. Si vous avez du mal à faire le vide après une journée stressante, rien de tel qu'un bon bain, le soir, dans lequel vous mélangerez quelques gouttes de White Chestnut (Marronnier d'Inde), deux gouttes d'huile de santal, deux de lavande et deux de genièvre !

Vaporisation

Vaporiser des Fleurs de Bach seules, ou avec des huiles essentielles, est un excellent moyen de purifier l'air dans une pièce. Pour une atmosphère propre, mélangez six gouttes d'élixir Crab Apple (Pommier sauvage) à 250 ml d'eau de source dans un brumisateur à plantes. Vous pouvez aussi ajouter, si vous le désirez, des huiles essentielles de genièvre et de citron (sans dépasser 15 gouttes). Pour protéger une pièce des énergies négatives, utilisez l'élixir Walnut (Noyer) seul ou associé à des l'huiles essentielles de romarin, de fenouil, de vétiver ou d'hysope.

On demande souvent en combien de temps agissent les élixirs. Il n'y a pas de réponse précise. L'effet peut se faire sentir en quelques jours, quelques semaines, ou même un ou deux mois. Les émotions négatives, dont l'origine est récente, disparaîtront assez vite alors que des problèmes profondément enracinés seront beaucoup plus longs à soigner.

**Dans ce chapitre
vous apprendrez :**
- comment vous installer pour pratiquer un aromamassage ;
- les contre-indications à un traitement aromathérapique ;
- quelques techniques simples d'aromamassage.

Aromamassage

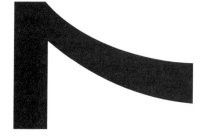

Le massage est, à lui seul, un soin complet. Mais s'il est associé aux vertus thérapeutiques des huiles essentielles (aromamassage), son efficacité s'en trouve renforcée tant au niveau physique qu'émotionnel et spirituel. Au cours d'un massage aromathérapique, on libère souvent des émotions qui se sont concentrées dans des nœuds et des nodules. On sait que les tissus et le système nerveux peuvent « se souvenir » des traumatismes physiques et émotionnels.

Planter le décor

On doit être très attentif au cadre dans lequel se déroule l'aromamassage, afin qu'il produise tous ses effets. La règle d'or d'un massage réussi, c'est une bonne préparation et un bon environnement.

Donneur et receveur doivent se sentir immédiatement à l'aise. Préparez serviettes, coussins et huiles à portée de main pour ne pas interrompre le contact et casser la continuité de vos gestes. Un aromamassage a besoin de lenteur.

Solitude et tranquillité

Elles sont de première importance. Choisissez un moment où vous serez certain de ne pas être dérangé. Les intrusions et les distractions sont extrêmement perturbantes. Elles déconcentrent et rompent le rythme du massage. Décrochez le téléphone et interdisez l'entrée de la pièce où vous travaillez. Vous pouvez mettre une musique douce en fond sonore, certains préfèrent le silence, c'est une question de choix.

Propreté

C'est essentiel. Lavez-vous toujours les mains avant un massage. Si elles sont un peu collantes, le receveur s'en rendra compte immédiatement. Coupez vos ongles aussi courts que possible et retirez vos bijoux : bagues, bracelets et montres peuvent griffer la peau.

Chaleur

La pièce doit être chaude, sans courant d'air, mais bien ventilée. Rien de tel qu'une sensation de froid pour perdre tout le bénéfice d'un aromamassage. Il est impossible de se détendre quand on grelotte. Chauffez toujours la pièce avant la séance et, comme la température corporelle du receveur va baisser, gardez des serviettes à proximité. Couvrez toutes les parties du corps, sauf celle sur laquelle vous travaillez. Réchauffez vos mains si elles sont froides.

Éclairage

Une lumière douce et tamisée crée une atmosphère idéale. Par contre, un éclairage violent qui tombe en plein sur le visage et éblouit n'est pas idéal pour se relaxer. Les bougies sont parfaites ; si vous préférez une ampoule teintée, choisissez-la rose pâle, bleue, verte, pêche ou lavande.

Couleur

Les tons pastels sont les mieux adaptés à ce type de pièce. Pensez au rose pâle, au bleu, au vert ou à la couleur pêche pour le décor et les serviettes. Des couleurs comme le rouge auront tendance à susciter des émotions indésirables telle la colère ou l'impatience.

Vêtements

Portez des vêtements larges et confortables, vous aurez besoin d'être à l'aise pour bouger et il fera chaud dans la pièce. Le blanc est la couleur la mieux adaptée quand on pratique ce type de massage, car elle réfléchit la négativité émise par la personne traitée.

Mettez des chaussures plates ou, mieux encore, restez pieds nus. En se déshabillant, le receveur doit se sentir à l'aise. Suggérez-lui de ne garder que ses sous-vêtements. Expliquez-lui que toutes les zones non traitées seront couvertes, ce qui lui donnera un sentiment de sécurité et de confiance.

Touches finales

Les fleurs fraîches parfument agréablement une pièce, mais on peut aussi brûler de l'encens ou diffuser des huiles essentielles avant une séance. Pensez aux cristaux, ils ont une influence bénéfique. Le quartz rose détend et apaise, l'améthyste absorbe la négativité. Vous pouvez aussi verser quelques gouttes d'huile essentielle sur les pierres.

Équipement

Comment s'installer ?

Il vaut mieux travailler par terre sur un support ferme, mais bien rembourré. Ce qui permet de pratiquer quand bon vous semble. Installez un grand tapis de sol épais en mousse, deux ou trois couvertures superposées ou un bon duvet. Pensez aussi à vous munir de coussins ou d'oreillers. Quand le receveur est allongé sur le dos, placez un coussin sous sa tête et un autre sous ses genoux pour soulager la pression du dos. Quand il (ou elle) est à plat ventre, glissez un oreiller sous ses pieds, un sous la tête et les épaules et, s'il le désire, un sous l'abdomen.

Prenez aussi quelque chose pour vous agenouiller, vous éviterez les douleurs aux rotules. Toutefois, si vous souffrez du dos ou des genoux, il faudra peut-être envisager l'achat d'un lit de massage portable. C'est beaucoup moins fatigant, car le patient est à bonne hauteur. Vous pouvez en improviser un en vous servant, par exemple, d'une table de cuisine si la hauteur vous convient. Mais ne vous installez pas sur un lit normal, la plupart sont trop larges et trop mous pour un massage ; le matelas absorbe toutes les pressions.

Attitude et état d'esprit

Posture

Que vous travailliez par terre ou sur une table, gardez le dos droit, mais détendu. Si vous êtes debout, fléchissez un peu les genoux et rentrez les fesses pour que votre dos puisse travailler sur une base solide (le pelvis). Ce sont vos cuisses qui doivent fournir l'essentiel de l'effort – pas votre dos. Souvenez-vous que faire un massage doit être aussi relaxant que de le recevoir. Avec la pratique, vous apprendrez à éviter les tensions musculaires afin que votre énergie circule librement dans vos mains et votre corps. Si votre posture n'est pas bonne, vous vous fatiguerez très vite. Comme les mauvaises habitudes sont difficiles à perdre, pensez dès maintenant à surveiller votre position au lieu de vous laisser aller, cela deviendra un automatisme plus tard. Vous éviterez ainsi les tensions dans les épaules, les bras et le bas du dos. Si vous utilisez une table de massage, tenez-vous très près pour vous étirer le moins possible.

Être à l'écoute

Quand vous pratiquez un massage aromathérapique, votre état d'esprit est primordial. De votre sérénité dépendent la qualité et la réussite du traitement. N'essayez pas de travailler quand vous vous sentez irrité, triste, déprimé ou indisposé. Vous transmettriez votre négativité. Vous devez accorder toute votre attention au receveur. Si vous ressassez vos problèmes et laissez votre esprit vagabonder, il le ressentira immédiatement. Écoutez la respiration du patient, soyez sensible à ses réactions. Observez les expressions de son visage et soyez attentif à ses moindres contractions musculaires.

Relaxez-vous avant une séance et, surtout, laissez-vous guider par votre intuition. Prenez quelques profondes inspirations pour relâcher tension et anxiété. Inspirez la paix et expirez l'amour. Connectez-vous à la personne que vous êtes en train de masser. Si cela peut vous aider, travaillez en fermant les yeux. Donnez-vous tout entier au massage.

Contre-indications

En règle générale, la plupart des huiles essentielles sont sans danger, pour autant qu'elles soient utilisées convenablement et raisonnablement. Alors, suivez toujours les recommandations suivantes :

- Ne les avalez pas.
- Ne prenez pas d'huile essentielle par voie interne.
- N'appliquez pas d'huiles essentielles pures sur la peau (sauf la lavande et l'arbre à thé en cas d'urgence) car elles sont très concentrées et peuvent provoquer des inflammations et des allergies.
- Tenez les huiles éloignées des yeux.
- Tenez les huiles hors de portée des enfants.
- Vérifiez l'exactitude du dosage. En trop forte quantité, les huiles peuvent être dangereuses.
- Achetez exclusivement des huiles essentielles *pures*.
- Attention en cas de grande sensibilité de la peau ; si vous avez des doutes, appliquez une touche d'essai.
- Ne pratiquez pas de massage en cas de forte fièvre. Le corps a déjà élevé sa température pour combattre l'infection et n'a pas besoin de toxines supplémentaires à évacuer. On peut toutefois appliquer des compresses aux huiles essentielles pour faire baisser la température.
- Pendant la grossesse, évitez les massages appuyés de l'abdomen ;

surtout au cours des trois premiers mois où les risques de fausses couches sont les plus importants. Méfiez-vous de certaines huiles qui peuvent présenter des risques durant cette période. Quand vous choisissez une huile, vérifiez bien les précautions à respecter.

- Soyez vigilant en cas de maladie de peau infectieuse (comme la gale), même si on recommande des bains aromathérapiques et des crèmes à base d'huiles essentielles.
- Sur les varices proéminentes, n'appliquez que de légères pressions.
- Attention aux cicatrices récentes, aux blessures ouvertes et aux inflammations.
- Attention aux grosseurs et aux gonflements inexpliqués ; demandez toujours un avis médical.
- Évitez les zones avec une inflammation (type bursite ou hygroma du genou).
- Diluez toujours les huiles essentielles quand vous les mettez dans le bain d'un bébé ou d'un enfant.
- Évitez l'exposition au grand soleil ou les séance d'UV immédiatement après un massage aromathérapique.
- Attendez deux heures après un sauna, car les pores sont dilatés et le corps est en train d'éliminer.

Quelques exemples de massages

La place me manque pour décrire ici un massage aromathérapique professionnel complet. Néanmoins, dans les paragraphes suivants, vous apprendrez quelques mouvements simples qui vous permettront de soulager famille et amis. Si vous avez l'intention de pratiquer en professionnel, vous aurez besoin d'une formation plus complète comprenant, entre autres, l'étude de techniques spécialisées trop complexes pour être décrites ici.

Le dos

L'aromamassage du dos peut être pratiqué à des fins de relaxation, pour soulager les problèmes de constipation, les troubles menstruels et respiratoires. Le receveur s'allongera à plat ventre, avec un oreiller sous les pieds, un sous la tête et, si il (ou elle) le désire, un autre sous l'abdomen.

1. Posez vos deux mains, bien détendues, en bas du dos du patient de chaque côté de la colonne vertébrale. Remontez en faisant glisser vos mains, appliquez des pressions en utilisant le poids de votre corps, écartez les doigts en éventail sur les

épaules et redescendez en glissant doucement. Répétez le mouvement jusqu'à complète relaxation.

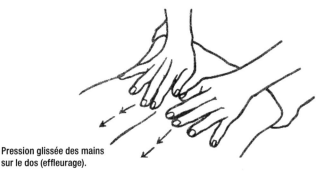

Pression glissée des mains sur le dos (effleurage).

2. En partant de la base de la colonne vertébrale, faites de petits mouvements circulaires avec vos pouces en remontant jusqu'au cou (mouvements de friction). N'appuyez pas directement sur les vertèbres. Poursuivez ces petits cercles autour de chaque omoplate pour dénouer nœuds et nodules.

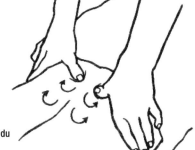

Frictions circulaires en remontant du bas du dos jusqu'au cou.

3. Répétez la séquence 1
4. La séquence 4 se pratique de chaque côté du dos, elle a pour objectif de drainer les toxines. Placez vos deux mains en bas du dos, du côté opposé à vous. Travaillez cette partie en chassant les toxines vers le sol, secouez vos mains pour vous débarrasser de ces mauvaises énergies. Répétez le mouvement de l'autre côté.

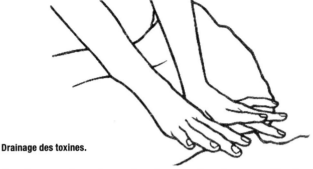

Drainage des toxines.

5. Pour soulager la tension dans les épaules, travaillez les muscles situés en haut de l'épaule en soulevant et pressant, en douceur, alternativement. C'est ce qu'on appelle le « pétrissage ». Si vous savez faire du pain, les gestes viendront facilement.

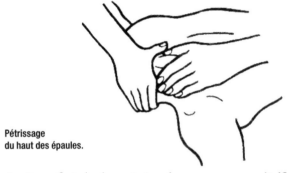

Pétrissage du haut des épaules.

6. Pour finir le dos, répétez les mouvements d'effleurage de la séquence 1.

Les jambes

On peut utiliser l'aromamassage des jambes pour améliorer la circulation du sang et de la lymphe (pour drainer les toxines), soulager les crampes, lutter contre la rétention d'eau et soulager ou prévenir les varices.

1. Mettez vous du côté des pieds du receveur. En commençant à partir de la cheville, remontez jusqu'à la cuisse, une main derrière l'autre, en exerçant une pression glissée. N'appuyez pas en redescendant.

2. Pour soulager la tension musculaire et stimuler le drainage des toxines accumulées dans les tissus profonds, pétrissez les mus-

cles du mollet et de la cuisse. Placez les mains à plat et pressez les muscles en les soulevant, une main après l'autre.
3. Répétez la séquence 1.

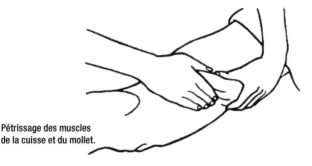

Pétrissage des muscles de la cuisse et du mollet.

Les pieds

Un aromamassage régulier des pieds peut améliore la circulation de façon tout à fait significative. Il soulage tension et douleur, préserve flexibilité et souplesse. C'est aussi une pratique extrêmement relaxante et apaisante.

1. Positionnez les deux mains de manière à couvrir le dessus, les côtés et la plante du pied, glissez en exerçant une pression de la pointe du pied vers la cheville. Tournez autour de l'os de la cheville et revenez vers la pointe du pied.
2. Soutenez le pied d'une main et, avec les phalanges de l'autre main (le poing serré, mais pas contracté), faites des cercles appuyés sur toute la plante du pied.
3. Répétez la séquence 1 autant de fois que vous le jugerez bon.

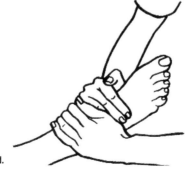

Pression glissée sur le pied.

L'abdomen

L'aromamassage de l'abdomen est excellent pour soulager les troubles digestifs et menstruels et il est facile à pratiquer. Mettez-vous à la droite du patient et massez son abdomen en faisant des cercles dans le sens des aiguilles d'une montre, une main derrière l'autre.

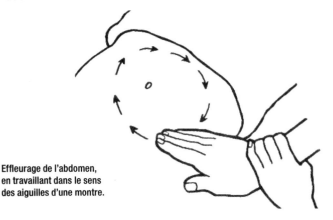

Effleurage de l'abdomen, en travaillant dans le sens des aiguilles d'une montre.

Le visage

L'aromamassage du visage est profondément relaxant. Il peut aider à soulager certains problèmes de peau, les maux de tête, des troubles type sinusite, ralentir le processus de vieillissement et éclaircir l'esprit.

1. Positionnez-vous à la tête du patient et commencez par glisser en pressant doucement les mains de chaque côté du front. faites de même sur les joues (du nez vers l'extérieur) et sur le menton.

2. Placez vos pouces au milieu du front, juste entre les sourcils, appuyez et maintenez la pression pendant deux secondes. Soulevez les pouces et placez-les un peu plus loin, en restant aligné sur les sourcils, et répétez la pression. Continuez jusqu'à l'angle externe de l'œil. Travaillez tout le front jusqu'à la racine des cheveux.

3. Répétez la séquence 1.

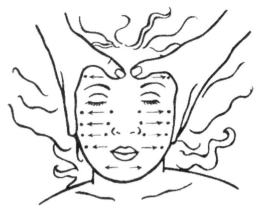

Massage du visage, travail par bandes horizontales en utilisant les points de pression.

4. Répétez la séquence 2 sur les joues et le menton.
5. Écartez les mains en éventail et placez vos paumes sur le crâne du patient. Faites des cercles lents et fermes, en travaillant graduellement sur tout le crâne.
6. Pour terminer le traitement, glissez les mains de la racine vers la pointe des cheveux en les maintenant doucement, un moment, sur les tempes.

**Dans ce chapitre
vous apprendrez :**
- les règles de bases
  d'une alimentation saine ;
- comment manger sain
  avec des graines germées
  et des jus de fruits
  et de légumes.

Manger sain

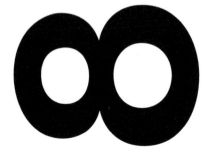

8

À faire et à ne pas faire

Dans la vie quotidienne, les huiles essentielles sont d'une grande utilité pour améliorer la santé et soulager les maux les plus courants. Toutefois, comme je l'ai expliqué en introduction, l'aromathérapie est un soin holistique ; pour être complet, ce processus thérapeutique doit s'accompagner d'un changement d'alimentation. La place manque ici pour donner des conseils diététiques détaillés, mais de nombreux ouvrages traitent de la question.

Le régime idéal se compose majoritairement de fruits, de légumes et de salades. Les aliments type féculents (dont le pain), viande, fromage, œufs et autres ne constitueront que 20 à 30 pour cent de l'apport de nourriture. En effet, ce sont eux qui causent les problèmes tels, entre autres, l'excès de mucus, les tensions du système nerveux, l'arthrite, les rhumatismes, les troubles digestifs et respiratoires.

Pour partir sur de bonnes bases et adopter une hygiène de vie correcte, respectez ces quelques règles faciles à suivre.

À faire
- Manger beaucoup de fruits frais.
- Manger beaucoup de légumes frais.
- Manger plus de salades.
- Mastiquer longuement et lentement la nourriture, dans un environnement agréable.
- Cuire à la vapeur ou faire revenir les légumes à la poêle ; bouillis, ils perdent la plupart de leurs nutriments dans l'eau.
- Utiliser des huiles végétales pressées à froid (comme l'huile d'olive vierge) plutôt que des graisses saturées qui peuvent provoquer maladies cardiaques, hypertension, cholestérol et prise de poids.
- Boire de l'eau est indispensable à toutes les fonctions corporelles. L'eau permet d'éliminer et prévient la constipation. Au moins six à huit verres par jour, c'est la bonne mesure.
- Et faire un extra de temps en temps !

À ne pas faire
- Manger des conserves ou des plats préparés qui contiennent des additifs chimiques (colorants et conservateurs). Ces substances nocives peuvent provoquer hyperactivité, allergies et ont même été accusées d'être à l'origine de certains cancers.
- Manger trop salé, ce qui favorise hypertension, accidents vasculaires, crises cardiaques et rétention d'eau.

- Manger trop sucré, ce qui ne nourrit pas, mais peut être cause de maladies cardiaques, de durcissement des artères, d'obésité, de sautes d'humeur, de caries dentaires et de bien d'autres problèmes.
- Manger trop de viande, surtout de la viande rouge qu'on rend responsable de maladies cardiaques, d'accidents vasculaires et de cancers. Les matières excrémentielles en putréfaction séjournent longtemps dans le gros intestin et intoxiquent le corps – chez un adulte, le colon renferme de 3 à 5 kilos d'excréments. Or, la plupart des viandes contiennent des produits chimiques, des antibiotiques et des hormones de croissance. Il faut consommer, si possible, de la viande bio et davantage de poisson.
- Manger trop de produits laitiers, ce qui peut favoriser la production de mucus et d'autres troubles comme l'arthrite, les rhumes, les allergies, l'asthme et les maladies de peau. Un manque de calcium qui risquerait de faire tomber vos dents et désagréger vos os sera comblé par des légumes, des fruits secs et des graines germées qui en sont d'excellentes sources.
- Boire trop de thé ou de café. Méfiez-vous de la mention « décaféiné » ; car même si la caféine a été retirée, la théophylline et la théobromine peuvent subsister. Or ces substances affectent l'organisme comme la caféine ! Essayez de réduire thé et café et de les remplacer par de l'eau, des tisanes et des jus de fruit.
- Boire trop d'alcool. Avec modération, c'est bien (surtout le vin rouge) mais en excès, l'alcool est nocif !
- Fumer. La cigarette contient des substances chimiques dangereuses, elle endommage le cœur et les poumons.

Des graines germées pour la santé

Les graines de végétaux sont nos meilleures sources de nutriments – un véritable réservoir au contenu parfaitement équilibré en vitamines, protéines, glucides et graisses. Mais pour libérer tout ce potentiel, il faut faire quelque chose – en l'occurrence, déclencher la croissance de la jeune pousse en l'arrosant abondamment pendant quelques jours. C'est ce qu'on appelle la germination.

Les bienfaits des graines germées

Aujourd'hui, la plupart des fruits et légumes sont cultivés dans des sol artificiellement enrichis et traités avec toutes sortes de produits chimiques (hormones, fongicides, pesticides et conservateurs, etc.). Les graines qu'on fait pousser chez soi, dans un germoir, offrent une source de nutrition fiable, bio et facile à produire.

Elles ont non seulement bon goût, mais sont excellentes pour la santé. Quand une graine germe, sa concentration en nutriments explose – les protéines augmentent de 20 pour cent, les acides nucléiques de 30 et beaucoup de vitamines grimpent jusqu'à 500 pour cent !

Au même moment, les enzymes dormant dans la graine se réveillent et libèrent l'amidon qui se transforme en sucres simples (fructose et saccharose), font éclater les protéines en acides aminés et transforment les graisses saturées en acides aminés libres. On pense d'ailleurs que cette intense activité enzymatique stimule les propres enzymes du corps humain. Quand ils ne sont pas germés, les pois chiches, les lentilles et les haricots mungo contiennent des inhibiteurs d'enzyme qui les rendent difficiles à digérer – même quand ils sont cuits – et qui peuvent aussi nous empêcher d'assimiler les minéraux des aliments.

Que faire germer ?

Vous serez sans doute surpris d'apprendre qu'on peut faire germer à peu près n'importe quel végétal depuis les haricots, les légumineuses, les céréales (orge et blé en herbe) et diverses graines, jusqu'aux noix. Toutefois, les végétaux les plus communément utilisés sont le haricot azuki, le haricot mungo, le soja, le pois chiche, l'avoine, les lentilles, la moutarde, le radis, le quinoa, le sésame et le tournesol. Une fois germées, toutes ces graines sont délicieuses en amuse-gueules ou sur une salade avec un bon assaisonnement.

Comment faire germer ?

Le plus simple est d'acheter un germoir – un modèle à trois plateaux, et de procéder comme suit :

1. Choisissez vos graines, de préférence bio.
2. Mettez les graines dans un bol et rincez-les abondamment.
3. Placez-les dans le germoir et couvrez-les d'eau bouillie, froide.
4. Laissez-les tremper toute la nuit, dans un endroit chaud et sombre.
5. Au matin, rincez les graines à l'eau fraîche et remettez-les au même endroit.
6. Faites de même, le soir.
7. Répétez les opérations 5 et 6 jusqu'à ce que les graines commencent à germer.
8. Quand le germe est sorti, placez le récipient près d'une fenêtre

(à l'abri du soleil direct) pour que les graines verdissent un peu à la lumière.

9. On peut alors retirer les graines du germoir.
10. On peut les consommer seules, sur une salade ou un plat chaud.

Durées de germination

Le tableau ci-dessous indique approximativement la durée de germination de différentes graines.

Durée de germination (jours)	
Azuki	4–6
Fenugrec	4–5
Flageolet	3–5
Graine de citrouille	4–6
Graine de tournesol	4–6
Haricot mungo	2–3
Lentille verte	3–5
Orge	3–4
Petit pois	3–5
Pois chiche	4–5
Radis	4–5
Seigle	3–5

Recette de salade aux graines germées

Utilisez de préférence, comme dans cette recette, un mélange de graines germées :

- 50 g de mangetout
- 50 g de pois chiches et de haricots mungo germés en mélange
- 25 g de graines de moutarde germées
- 1/2 endive
- 1/2 botte de cresson
- 1 bocal de cubes de tofu marinés (en option)
- huile d'olive et vinaigre balsamique ou huile d'olive seule pour assaisonnement

Lavez et séchez mangetout, endive et cresson. Mélangez le tout dans un saladier, ajoutez la vinaigrette ou l'huile d'olive seule et un peu de poivre concassé pour relever.

Les bienfaits des jus de fruits et de légumes

Nous sommes de plus en plus nombreux à être conscients de l'importance d'un régime riche en fruits et légumes. Mais si vous avez envie de varier les apports de vitamines et de minéraux, essayez donc les jus. Vous serez étonnés de tous leurs bienfaits. Il existe plein de recettes extraordinaires et pour tous les goûts. Vous pouvez même en inventer et faire participer les enfants ! Voici dix excellentes raisons de vous mettre aux jus.

1. Stocker des enzymes. Les jus sont très riches en enzymes qui aident à digérer la nourriture. Quand l'organisme manque d'enzymes, il a du mal à convertir les aliments en énergie ou à transformer glucides, protéines, graisses, vitamines et minéraux pour répondre aux besoins des muscles, des os, de la peau et du corps tout entier.

2. Faire le plein de nutriments essentiels. Vitamines et minéraux sont indispensables à la santé. Les vitamines sont de deux sortes, solubles dans l'eau (vitamines B et C) et solubles dans la graisse (vitamines A, D et E). De nombreux facteurs peuvent affecter notre niveau vitaminique : régime inapproprié, troubles digestifs, aliments trop cuits, conserves et nourriture industrielle, conservation et irradiation. Les jus fraîchement pressés apportent en abondance les vitamines et les minéraux dont nous avons besoin.

3. Booster la vitalité. Les jus ont un fort potentiel en ce domaine. Ils apportent aux cellules des « aliments » hautement nutritifs et revitalisants. Le Dr Max Gerson, fondateur de l'Institut pour le traitement du cancer, a découvert que ses patients récupéraient plus rapidement quand ils suivaient un régime composé principalement de jus de fruits et de légumes frais.

4. Éliminer les toxines. Les jus de fruits et de légumes frais sont parfaits en cas de régimes détoxifiants. Certains sont même capables de débarrasser l'organisme des déchets et bactéries, et de le nettoyer à fond.

5. Se gaver de chlorophylle. On trouve de la chlorophylle en abondance dans tous les végétaux verts. Elle nettoie l'appareil digestif, contribue à structurer les cellules sanguines, en un mot c'est un excellent tonique. L'alfalfa, le blé en herbe, le cresson et tous les légumes à feuilles vertes sont riches en chlorophylle et font des jus parfaits.

6. Réduire les risques de maladies prématurées – on peut y arriver grâce aux antioxydants contenus dans les jus. La beauté, comme la santé, vient de l'intérieur et ce que nous mangeons joue un rôle vital. On pense que les antioxydants sont la clef de la longévité et de la jeunesse car ils absorbent ces molécules nocives connues sous le nom de radicaux libres.

7. Se procurer des acides aminés essentiels. Ce sont les unités de base des protéines. Ils sont indispensables au processus de digestion et d'assimilation de la nourriture. Les jus frais contiennent beaucoup d'acides aminés sous une forme facile à digérer.

8. Équilibrer les niveaux acide/alcalin. Dans les pays occidentaux, l'alimentation tend à être trop riche en protéines animales, sucre raffiné, additifs artificiels et médicaments. Toutes choses qui sont cause d'acidité dans les cellules qui peut, à terme, provoquer des maladies. On sait que les cellules cancéreuses prolifèrent en milieu acide.

9. Perdre du poids. Les jus « remplissent », tout en étant pauvres en calories. Ils sont donc très utiles dans les régimes amaigrissants, puisqu'ils aident à contrôler l'appétit.

10. Et il y en a pour tous les goûts. Soyez inventifs et essayez quelques-unes des recettes suivantes. Elles sont bonnes pour la santé et elles réveilleront vos papilles… Alors, mettez-vous aux jus !

Jus de pomme, carotte et betterave
- 1 carotte (non épluchée, bout et fanes coupés)
- 1 pomme rouge (gala ou cox)
- 1 betterave (épluchée et lavée, gardez la racine et les feuilles)

Ce jus est riche en vitamine A, en vitamine C, en calcium, en magnésium, en potassium et en fer.

Limonade
- 1/2 citron (non traité) coupé en quartiers
- 2-3 pommes golden delicious
- Passez à la centrifugeuse et servez sur de la glace pilée. C'est un excellent nettoyant et les citrons ont un effet alcalisant.

Spécial Popeye
- 1 pomme
- 1 branche de céleri (avec les feuilles)

- 75 g de pousses d'épinard
- 1 petite botte de cresson
- 1 petite botte de blé en herbe (en option)

Ce cocktail est riche en vitamine A, en vitamine C, en acide folique et en riboflavine (B2).

Les chapitres suivants sont consacrés aux problèmes de santé que l'aromathérapie peut soulager. J'y explique comment améliorer votre état général en accompagnant le traitement aromathérapique d'une alimentation saine et équilibrée.

Dans ce chapitre, vous apprendrez :
- les causes et les effets des troubles circulatoires les plus courants ;
- leur traitement médical ;
- quelles huiles essentielles pour quels problèmes ;
- le rôle de l'alimentation et de l'hygiène de vie ;
- quelles Fleurs de Bach prendre.

Circulation

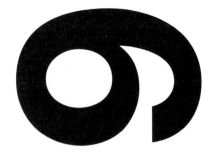

Anémie

L'anémie est une maladie sanguine courante. Elle se caractérise par une déficience en hémoglobine (renfermant du fer), une des substances contenues dans les globules rouges du sang. Les globules rouges transportent l'oxygène depuis les poumons jusqu'aux tissus et, en retour, évacuent le dioxyde de carbone. En ce sens, on peut considérer que l'anémie se définit aussi par un manque d'apport d'oxygène aux tissus et un excès de dioxyde de carbone.

Symptômes

- Fatigue, lassitude et moindre résistance à l'effort
- souffle court, surtout dans l'exercice
- vertiges et évanouissements
- troubles ophtalmiques
- perte d'appétit
- pâleur
- palpitations
- angine de poitrine
- pouls rapide
- œdème des chevilles (gonflement) dans les cas graves, quand il y a risque d'infarctus.

Il existe de nombreuses sortes d'anémies, mais nous ne nous intéresserons ici qu'à la carence en fer. Ce type d'anémie a trois causes.

- La perte de sang pendant les règles et les hémorragies gastro-intestinales dues à des ulcères, à une hernie hiatale ou à un cancer. Même de faibles pertes de sang, si elles se répètent pendant longtemps, peuvent provoquer une anémie – 1 ml de sang contient 0,5 mg de fer. Dans les pays développés, des études ont prouvé que 30 à 50 % de la population souffrent d'un manque de fer. En général, cette carence se développe lentement.
- Une augmentation des besoins de l'organisme, comme pendant la grossesse, la lactation ou en période de croissance.
- Un déficit nutritionnel dû à régime déséquilibré, au manque de nourriture ou à une mauvaise assimilation.

Outre ces symptômes d'anémie, la carence en fer se caractérise aussi par une langue lisse, rouge ou avec des ulcérations, des ongles recourbés, secs et cassants, des picotements dans la gorge et une difficulté à avaler.

Traitement

Traitement médical

Après une analyse sanguine pratiquée en laboratoire, le médecin prescrira une supplémentation de fer par voie orale ou, plus rarement, en piqûres. Il est vital de découvrir les causes de cette carence.

Traitement par l'aromathérapie

Ces huiles essentielles sont particulièrement recommandée en cas d'anémie :

- Le poivre noir stimule la rate, un des organes qui produit les nouvelles cellules sanguines. C'est aussi une huile excitante et échauffante qui contribue, en général, à soulager la sensation de profond épuisement provoquée par l'anémie.

- La camomille allemande ou romaine, le géranium et le citron sont très utiles quand l'anémie est causée par des ménorragies (règles très abondantes). Elles contribuent aussi à réduire les saignements, surtout le citron.

- Le thym est aussi particulièrement intéressant en cas d'anémie. C'est un puissant stimulant qu'on emploie souvent quand l'organisme est affaibli. Il lutte contre la fatigue et la léthargie et redonne de l'appétit. Il stimule la production de globules blancs qui renforcent la résistance de l'organisme à la maladie.

Bains

Prendre un bain quotidien en y ajoutant, alternativement, une de ces préparations :

2 gouttes de poivre noir
2 gouttes de camomille
   allemande ou romaine   **ou**   2 gouttes de géranium
2 gouttes de citron   2 gouttes de citron
                                        2 gouttes de thym

Inhalations

Mettre quelques gouttes de poivre noir, de citron ou de thym sur un mouchoir et inspirer profondément plusieurs fois, en gardant les yeux fermés.

Aromamassage

Utiliser les mélanges suivants en les diluant dans 15 ml d'huile de support :

2 gouttes de camomille allemande ou romaine 1 goutte de géranium 2 gouttes de citron	ou	2 gouttes de camomille allemande ou romaine 2 gouttes de poivre noir 1 goutte de citron 1 goutte de thym

Contre-indications

Le thym est contre-indiqué pendant la grossesse, sur les peaux sensibles et en cas d'hypertension. Évitez d'appliquer du citron avant un bain de soleil.

Fleurs de Bach

L'élixir Olive (*Olivier*) est tout indiqué en cas de grande fatigue, quand on se sent profondément épuisé, vidé de toute énergie.

Gorse (*Ajonc*) est particulièrement recommandé pour combattre les sentiments d'impuissance et de dépendance, le désespoir et la négativité.

Régime

Il faut consommer une nourriture riche en fer, surtout pendant les règles ou la grossesse. Parmi les aliments intéressants, citons le foie, les légumes à feuilles vertes, la mélasse, les fruits secs, les graines germées d'alfalfa, la spiruline, le blé en herbe, la betterave, la laitue (aux feuilles vert foncé) et le ginseng.

La vitamine C améliore bien l'assimilation du fer. On recommande d'en prendre au moins 1 g par jour pendant les repas. Le thé et le café, pris immédiatement après avoir mangé, ou les antiacides empêchent l'absorption du fer. Il faut donc essayer de les diminuer ou de les supprimer. Essayez les jus ou les smoothies pour augmenter les apports de fer dans votre alimentation.

Angine de poitrine

L'angine de poitrine est provoquée par un manque d'apport d'oxygène au muscle cardiaque. Cette pathologie est, le plus souvent, causée par une diminution du débit sanguin des artères coronaires, en partie obstruées par une plaque d'athérome (artériosclérose). La souffrance du cœur se traduit par une douleur très caractéristique. En général, cette maladie est causée par l'épuisement. On la soigne par le repos et des médicaments à base de nitrates. Le stress, l'anxiété, l'émotion et toute situation qui exige un effort du cœur, contribuent à son aggravation.

Symptômes

- Serrement, oppression dans la poitrine. Douleur qui irradie souvent jusqu'à l'omoplate et au bras gauche, au cou, à la gorge ou à la mâchoire
- dyspnée (difficulté à respirer), nausées, suées et faiblesse.

Traitement

Traitement médical

L'angine de poitrine exige une stricte surveillance médicale. Les médicaments sont indispensables et, s'ils échouent, il faut parfois envisager une opération (pontage coronarien).

Traitement par l'aromathérapie

L'aromathérapie cherche à atténuer le stress tout en stimulant la circulation.

Bains

Prendre quotidiennement un bain avec six gouttes de chacune des huiles suivantes :

- Benjoin, poivre noir, géranium, gingembre, marjolaine et romarin contribuent à améliorer le circulation.
- Bergamote, camomille allemande ou romaine, sauge sclarée, encens, jasmin, néroli, rose, santal, vétiver et ylang ylang soulageront les tensions.

Inhalations

Mettez quelques gouttes de lavande et inspirez profondément, en gardant les yeux fermés. Cela aide à atténuer le stress, l'anxiété et même la panique provoquée par une crise d'angine de poitrine.

Aromamassage

Des massages réguliers font énormément de bien en cas de cardio-pathies. On recommande au moins un massage par mois. Vous pouvez employer les mélanges proposés ou créer le vôtre en choisissant parmi les huiles de la liste (à diluer dans 10 ml d'huile de support).

1 goutte de bergamote		
1 goutte de sauge sclarée	ou	
1 goutte d'ylang ylang		

1 goutte d'encens	
1 goutte de géranium	
1 goutte de marjolaine	

1 goutte de benjoin		
1 goutte de gingembre	ou	
1 goutte de néroli		

1 goutte de bergamote	
1 goutte de gingembre	
1 goutte de néroli	

Contre-indications

Évitez la marjolaine pendant la grossesse, bien que des effets secondaires soient peu probables. Attention à la bergamote avant un bain de soleil.

Fleurs de Bach

Impatiens (*Impatience*) soulage efficacement les états d'anxiété, d'impatience et d'irritabilité. White Chestnut (*Marronnier d'Inde*) est excellent pour ceux qui ressassent des idées noires. Star of Bethlehem (*Étoile de Bethléem*) atténue chocs et traumatismes qui peuvent déclencher une crise d'angine de poitrine ou survenir à sa suite. Mimulus (*Mimule*) est conseillé à ceux qui vivent dans la crainte d'une nouvelle attaque.

Régime

Quand une angine de poitrine est diagnostiquée, il est essentiel d'avoir une alimentation saine. Évitez, autant que possible, la nourriture industrielle beaucoup trop riche en sucre et en sel. Fuyez tous les aliments frits – optez pour la vapeur ou le grill. Mangez beaucoup de fruits et de légumes frais. On sait que les graisses animales saturées comme le lard, le beurre et les huiles végétales hydrogénées ont une responsabilité dans les maladies cardiaques et l'excès de cholestérol. Par contre, l'huile d'olive extravierge est excellente. Dans les pays méditerranéens, où l'on consomme de grandes quantités d'huile d'olive, l'angine de poitrine est plus rare. On pense que les acides gras essentiels préviennent les cardiopathies. Ils sont présents dans les poissons gras type maquereau, saumon, sardine et hareng, comme dans les huiles végétales ou obtenues à partir de graines (lin et chanvre). Il semblerait qu'une alimentation riche en fibres protège aussi le cœur, même si des études supplémentaires sont nécessaires. Tous les végétaux contiennent des fibres, les céréales (surtout l'avoine), les légumes frais et secs, les fruits frais, les fruits secs et les graines. L'ail, très utile pour augmenter la fluidité du sang, doit être consommé cru chaque fois que possible.

On peut aussi prendre des suppléments nutritionnels. Parmi ceux-ci, la coenzyme Q10 qui, pense-t-on, améliore le fonctionnement cardiaque. Des études montrent qu'un déficit de cette enzyme se retrouve chez tous les patients souffrants de problèmes de cœur. Le magnésium réduit les spasmes des artères coronaires, il est bénéfique pour les fonctions cardiaques. On recommande aussi les capsules d'ail (même si l'ail frais est préférable). L'acide aminé L-arginine (5 000 mg par jour) stimule la circulation sanguine et facilite la vasodilatation. Le melon cantaloup et l'ananas, riches en vitamine C et en bromélain, ont aussi fait leur preuve en matière de prévention des maladies cardiovasculaires.

Évidemment, il est préférable d'éviter de fumer et, si vous êtes trop gros, d'essayer de perdre du poids progressivement. Une activité physique modérée et régulière est vitale pour maintenir le cœur en bonne santé. Faites donc une petite marche quotidienne d'une vingtaine de minutes.

L'extrait d'aubépine est aussi d'un grand intérêt pour diverses cardiopathies. Des études expérimentales révèlent que l'aubépine dilate les vaisseaux coronaires permettant ainsi une meilleure circulation du sang et oxygénation du cœur.

Hypertension artérielle

L'Organisation mondiale de la santé définit l'hypertension par une pression systolique supérieure à 16 et une pression diastolique supérieure à 9,5. Dans 90 à 95 % des cas, l'hypertension est dite essentielle (c'est-à-dire que sa cause est inconnue). Dans les 5 % restants, elle est secondaire à une autre pathologie (maladie rénale, médicaments, grossesse, troubles hormonaux).

L'hypertension sévère est très grave (pression systolique supérieure à 22 ou diastolique supérieure à 14) ; sans prise en charge rapide, elle peut provoquer une défaillance cardiaque ou rénale, une hémorragie cérébrale ou un accident vasculaire. La tension élevée est un trouble très répandu dont la fréquence augmente avec l'âge.

Symptômes
- Maux de tête
- troubles de la vue
- sifflements dans les oreilles (acouphènes)
- souffle court et/ou douleur dans la poitrine.

Traitement

Traitement médical

La prescription médicale implique généralement la prise de diurétiques et/ou de bêtabloquants et de vasodilatateurs. Les médicaments antihypertenseurs sont parmi les plus prescrits ; malheureusement ils ne sont pas exempts d'effets secondaires.

Les patients hypertendus doivent changer d'alimentation et d'hygiène de vie. S'ils se conforment à ces recommandations, la plupart d'entre eux constateront une nette diminution de leur pression artérielle.

Si l'hypertension n'est pas contrôlée, elle peut aboutir à un rétrécissement des artères (athérome), à une défaillance cardiaque, à des maladies coronariennes ou à des accidents vasculaires.

Traitement par l'aromathérapie

L'aromathérapie agit efficacement sur l'hypertension, mais il est aussi indispensable de changer de régime et d'hygiène de vie. Les huiles essentielles qui aident à la relaxation et atténuent le stress sont particulièrement indiquées.

Bains

Les bains quotidiens aux huiles ont un bon effet thérapeutique. La camomille, la sauge sclarée, l'encens, le géranium, le genièvre, la lavande, le citron, la marjolaine, le néroli, la rose et l'ylang ylang sont parfaitement adaptées. Voici quelques associations possibles :

2 gouttes de lavande 2 gouttes de marjolaine 2 gouttes d'ylang ylang	**ou**	2 gouttes d'encens 2 gouttes de marjolaine 2 gouttes de sauge sclarée

ou 2 gouttes de géranium / 2 gouttes de rose / 2 gouttes de camomille allemande ou romaine

S'il faut compléter par une action nettoyante et détoxifiante (en cas de changement d'alimentation), utiliser 2 gouttes de fenouil, 2 gouttes de genièvre et 2 gouttes de citron.

Inhalations

Mettez quelques gouttes de lavande ou deux gouttes de lavande et deux gouttes de marjolaine sur un mouchoir et inspirez profondément plusieurs fois par jour.

Aromamassage

Ce type de massage est particulièrement recommandé, à raison d'une fois par semaine, pour abaisser la tension artérielle. S'il est pratiqué régulièrement, les effets sont sensibles. Après quelques jours de ce traitement, la tension devrait baisser. Le massage doit être doux et apaisant, les mouvements toujours dirigés vers le cœur.

Voici quelques mélanges possibles (à diluer dans 10 ml d'huile de support) :

1 goutte de sauge sclarée ⎫
1 goutte d'encens   ⎬ **ou**
1 goutte de lavande   ⎭

1 goutte de marjolaine   ⎫
1 goutte de néroli   ⎬
1 goutte d'ylang ylang   ⎭

Pour un massage détoxifiant (à diluer dans 10 ml d'huile de support) :

2 gouttes de genièvre
1 goutte de citron

Contre-indications

Évitez fenouil et marjolaine pendant la grossesse (pour la marjolaine, les effets secondaires sont peu probables). Utilisez le fenouil avec précaution en cas d'épilepsie. Ne vous exposez pas en plein soleil après l'application de citron.

Fleurs de Bach

Toutes les Fleurs destinées à soulager le stress et surtout l'élixir Rescue, Impatiens (*Impatience*) et Vervain (*Verveine*). Pour ceux qui ne réussissent pas à comprendre que le stress est néfaste, qu'ils essayent Chestnut Bud *(Bourgeon de Marronnier)*.

Régime

L'alimentation doit être pauvre en sel, en sucre et en graisses saturées. Les méfaits de ces substances sur la tension sont parfaitement connus. Aujourd'hui, le public est conscient de ces dangers et la consommation de sel de table a diminué. Mais il faut aussi se méfier du sel caché dans la nourriture industrielle et les plats préparés, et il en va de même pour le sucre. On sait que dans les pays méditerranéens, où le régime est riche en huile végétale, l'incidence de l'hypertension est moindre. Il serait bon d'augmenter la consommation d'acide linoléique (contenu dans ces huiles) dont l'effet hypotenseur est prouvé. La viande rouge grasse peut aussi provoquer des hausses de tension.

On recommandera donc un régime qui fait la part belle aux fruits, aux légumes et à l'ail, avec abondance de fibres alimentaires, surtout celles d'avoine.

Le lien entre obésité et hypertension est bien établi, une perte de poids provoquera donc une baisse significative de la tension. Il est sans doute plus efficace de maigrir que de prendre des médicaments antihypertenseurs.

Éliminez autant que possible, caféine, alcool et tabac. Des études ont prouvé que 200 mg de caféine (environ trois tasses de café) provoquaient une hausse temporaire de la tension artérielle. Chez certains individus, trop d'alcool produit le même effet, et le tabac n'est pas moins responsable. L'ail a d'excellentes qualités hypotensives. Il faudrait en consommer plusieurs gousses (de préférence crues) par jour. Le poivre de Cayenne a les mêmes propriétés. Consommez la valeur d'une cuillère à café par jour en assaisonnant vos plats, si vous n'avez pas d'ulcère à l'estomac ! Le taux élevé de plomb dans l'eau est aussi cause d'hypertension – achetez un bon filtre.

Citons quelques suppléments nutritionnels utiles, parmi lesquels :

- calcium
- L-arginine
- magnésium
- sélénium
- vitamine C
- coenzyme Q10
- vitamine E
- potassium (et non pas le chlorure de potassium)
- ail en gélule (l'ail cru est toujours préférable).

N'oubliez pas de manger du céleri, des épinards, des oignons, de l'avoine, du riz, du blé en herbe, des bananes, des kumquats, des pastèques, des champignons shiitakes, des graines de lin et de la chlorella (une algue microscopique). Les poissons gras comme le hareng, le thon et le saumon sont aussi bénéfiques. Faites donc une bonne tourte au poisson avec des patates douces !

Réduire le stress est vital. Des exercices de respiration profonde et des traitements aromathérapiques réguliers vous aideront beaucoup à soulager l'anxiété. L'exercice physique contribue aussi à diminuer l'hypertension. Toutefois, n'entreprenez une activité qu'avec la permission de votre médecin.

Les baies d'aubépine et de gui sont, elles aussi efficaces, mais à n'utiliser que sur prescription d'un phytothérapeute qualifié.

Hypotension artérielle

L'hypotension, bien moins courante que l'hypertension, est considérée comme moins grave. Les personnes qui souffrent de chutes de tension chroniques sont toutefois sujettes à des étourdissements et à des faiblesses. Ces troubles sont causés par l'interruption momentanée de l'arrivée du sang au cerveau. Elles peuvent aussi se sentir épuisées et gelées. L'anémie, l'hypoglycémie (taux de sucre dans le sang trop bas), la malnutrition ou une thyroïde paresseuse sont facteurs d'hypotension.

Traitement

Traitement médical
Cette pathologie n'étant pas jugée dangereuse, on ne prescrit généralement pas de médicament.

Traitement par l'aromathérapie
Certaines huiles essentielles comme le poivre noir, l'hysope, la menthe poivrée, le romarin et le thym aident à réguler et à faire monter la pression artérielle.

Bains
Des bains quotidiens, aromatisés avec les mélanges suivants, stimuleront la circulation et contribueront à soulager les troubles.

2 gouttes de poivre noir		2 gouttes de romarin	
2 gouttes d'hysope	**ou**	2 gouttes de menthe poivrée	
2 gouttes de romarin		2 gouttes de thym	

Inhalations
Mettez deux gouttes de romarin et deux gouttes de thym sur un mouchoir et respirez plusieurs fois par jour.

Aromamassages
En général, les massages stimulants aident à améliorer le système circulatoire.

Voici quelques suggestions (à diluer dans 10 ml d'huile de support) :

1 goutte de poivre noir		1 goutte d'hysope	
1 goutte de menthe poivrée	**ou**	1 goutte de romarin	
1 goutte de romarin		1 goutte de thym	

Contre-indications

Évitez thym et hysope pendant la grossesse. Utilisez l'hysope avec précaution en cas d'épilepsie. Évitez la menthe poivrée avec les traitements homéopathiques.

Fleurs de Bach

Olive (*Olivier*) combat la fatigue et Hornbeam (*Charme*) lutte contre les coups de blues. Personnellement, je conseille Scleranthus (*Alène*).

Régime

Évitez la nourriture industrielle. Une alimentation riche en protéines, légumes à feuilles vertes, produits à base de soja, germe de blé et pommes de terre cuites au four, peut aider à restaurer l'élasticité des artères et normaliser la tension.

Les baies d'aubépine et de gui ont leur intérêt, mais respectez toujours les prescriptions d'un phytothérapeute.

Le ginseng de Sibérie, les tisanes de réglisse et d'orties agissent aussi avec une certaine efficacité.

Mauvaise circulation

C'est un des troubles que je rencontre le plus souvent dans ma pratique. Au moins 25 % de mes patients souffrent de mauvaise circulation. Ces troubles affectent surtout les mains et les pieds.

Symptômes

- Fourmillements dans les pieds
- crampes dans les mains et/ou les pieds
- ulcères des jambes
- problèmes cutanés
- pertes de mémoire.

Traitement

Traitement médical

Dans les cas graves, le médecin prescrira des médicaments pour améliorer la circulation. Des examens peuvent aussi permettre de dépister une éventuelle maladie sous-jacente.

Traitement par l'aromathérapie

Pour stimuler la circulation, les huiles essentielles sont très efficaces. Elles provoquent la dilatation des capillaires, ce qui facilite l'écoulement du sang. Graine d'angélique, benjoin, poivre noir, cardamome, cannelle, coriandre, eucalyptus, géranium, gingembre, hysope, genièvre, citron, mandarine, marjolaine, myrte, niaouli, pin, romarin et thym sont parmi les plus utiles.

Bains

Vous pouvez ajouter à l'eau du bain l'une ou l'autre de ces huiles (six gouttes). Bains de pieds et de mains revigorent aussi la circulation. Si vous êtes courageux, plongez alternativement vos pieds dans de l'eau chaude puis froide !

Aromamassage

Un massage quotidien des mains et des pieds améliore considérablement la circulation. Les patients, qui bénéficient régulièrement de cette aromathérapie, constatent souvent une amélioration notable.

Quelques suggestions de mélanges (à diluer dans 10 ml d'huile de support) :

1 goutte de poivre noir 1 goutte de géranium 1 goutte de gingembre	ou	1 goutte de genièvre 1 goutte de marjolaine 1 goutte de romarin	ou	1 goutte de benjoin 1 goutte de poivre noir 1 goutte de thym

Contre-indications

Évitez hysope, cannelle et thym pendant la grossesse. Utilisez le thym avec précaution en cas d'hypertension.

Fleurs de Bach

Hornbeam (*Charme*) et Olive *(Olivier)* peuvent améliorer la circulation.

Régime

Mangez sainement, consommez beaucoup d'ail et saupoudrez du poivre de Cayenne sur tous vos aliments (une cuillère à café par jour). Pensez aussi aux suppléments nutritionnels.

- Le ginkgo biloba améliore la circulation vers le cerveau et les extrémités (pieds, mains).
- L-arginine améliore la circulation en stimulant la production d'oxyde nitrique.
- La vitamine C renforce les capillaires.
- Le chrome améliore la circulation sanguine.
- La vitamine E.
- Le coenzyme Q10.
- L'ail en gélules (même si l'ail cru est préférable).
- Augmenter les apports d'airelles, de raisin, de basilic, de pissenlits, de gingembre, de cynorhodon, d'ortie, de romarin et d'ail.

Vous pouvez acheter des solutions d'extrait d'orties, de pissenlit ou de gingembre que vous ajouterez dans vos soupes et vos ragoûts.

Autres traitements

Exercice

L'exercice physique est essentiel. Rebondir sur un mini-trampoline ou sauter à la corde est très efficace, mais une bonne marche, d'un pas alerte, tous les jours, suffit.

Réflexologie

La réflexologie est, elle aussi, excellente. On la recommande en particulier à tous ceux qui ne peuvent pas faire d'exercice.

Varices et varicosités

Les varices sont des veines dilatées et tortueuses qui affectent quatre fois plus les jambes féminines que masculines. Presque 50 % des adultes d'âge moyen en souffrent. Le plus souvent, c'est le réseau veineux superficiel des jambes qui est touché. Quand les valvules situées dans les veines du réseau profond et/ou superficiel fonctionnent mal, le sang stagne dans les vaisseaux dont il déforme les parois. Il en résulte des varices (veines gonflées et tortueuses) et des varicosités (petites veinules dilatées).

Rester longtemps debout, porter de lourdes charges, la grossesse, l'obésité, des traumatismes, une faiblesse génétique des veines ou des valvules, les efforts lors de la défécation et la constipation peuvent provoquer des varices.

Si la veine est près de la surface, la varice est considérée comme bénigne, même si elle est inesthétique.

Quand une varice éclate, le saignement est important. Il faut appliquer une pression et lever le membre pour stopper l'hémorragie ; n'utilisez jamais de tourniquet.

Symptômes

• Sensation de fatigue, lourdeur et douleur dans le bas des jambes qui augmente au cours de la journée, surtout si on est debout
• douleur sur les varices
• gonflement de la cheville et démangeaisons (dues au manque de globules rouges)
• coloration et ulcération de la peau
• crampes dans les jambes en position allongée.

Traitement

Traitement médical

Prescription de bas de contention, de piqûres et, dans certains cas, d'interventions chirurgicales comme le « stripping » (extraction de la veine saphène du réseau profond).

Traitement par l'aromathérapie

Le but principal du traitement aromathérapique est l'amélioration du tonus veineux et le renforcement du système circulatoire.

Bains

Le cyprès (essentiellement), le géranium et le citron sont les trois huiles que je choisis, en général, pour soigner les varices. On peut aussi employer le poivre noir, le gingembre, le genièvre, la lavande, la menthe poivrée, le romarin et le santal. Prenez tous les jours un bain avec l'un de ces mélanges ; il faut parfois plusieurs mois avant de constater une amélioration. Voici quelques recettes :

2 gouttes de cyprès		2 gouttes de gingembre
2 gouttes de géranium	ou	2 gouttes de genièvre
2 gouttes de lavande		2 gouttes de romarin

Aromamassage

Pratiquez un massage très doux sur la zone affectée par les varices, par effleurage de la cheville vers la cuisse. Insistez sur la partie située au-dessus de la varice. Vous pouvez aussi mélanger les huiles essentielles à une crème neutre bio que vous appliquerez tous les jours. Les mélanges suivants devraient vous aider à prévenir et soulager les varices (à diluer dans 10 ml d'huile de support) :

1 goutte de cyprès		1 goutte de cyprès
1 goutte de géranium	ou	1 goutte de genièvre
1 goutte de citron		1 goutte de lavande

Contre-indications

Ne vous exposez pas en plein soleil après l'application de citron.

Fleurs de Bach

Olive (*Olivier*) soulage la sensation de fatigue dans les jambes. Impatiens (*Impatience*) peut aider à atténuer la douleur et Crab Apple (*Pommier sauvage*) permet de surmonter le sentiment de honte provoqué par des varices inesthétiques.

Régime

Pour prévenir et traiter les varices, il faut suivre un régime riche en fibres. Quand on consomme peu de fibres et beaucoup d'aliments transformés, on a tendance à forcer en allant à la selle, ce qui augment la pression dans l'abdomen et entrave la remontée du sang dans les jambes. Cette contrainte affaiblit les parois veineuses et finit par provoquer varices et/ou hémorroïdes. Au contraire, un régime riche en fibres facilite le transit.

Pour améliorer la circulation, ajoutez beaucoup d'ail (surtout cru) à votre alimentation. Consommez fruits frais, légumes, légumineuses et graines en quantité, et surtout beaucoup de mûres, de cassis, de myrtilles, d'agrumes, de cerises, d'ananas, de cynorhodon, de fraises, de poivrons crus et de légumes à feuilles vertes. Les baies contribuent à réduire la fragilité capillaire et à augmenter le tonus musculaire veineux.

Évidemment, il est préférable d'éviter la nourriture industrielle, ainsi que le thé et le café forts.

Quelques suppléments nutritionnels :

- ginkgo biloba pour améliorer la circulation
- vitamine C pour renforcer les capillaires
- vitamine E

- extrait de pépins de raisin
- ail en gélule (même si l'ail cru est préférable)
- extrait de marron d'Inde
- jus de noni (fruit tropical originaire d'Asie)

Faites-vous aussi des jus de pomme et de mûres ou un smoothie avec de l'ananas, du yaourt bio et des fraises.

Autres traitements

Repos

Restez pendant au moins quinze minutes par jour, les jambes levées plus haut que la tête pour améliorer le drainage et soulager les sensations d'inconfort. La meilleure position ? Allongé par terre, les pieds posés sur une chaise.

Exercice

Évitez de demeurer trop longtemps debout à la même place. La marche, le vélo et la natation sont des exercices parfaitement adaptés.

D'autres huiles pour d'autres troubles circulatoires

On peut utiliser les huiles essentielles suivantes avec l'une ou l'autre des méthodes décrites au chapitre 3. Les bains quotidiens ainsi que les bains de pieds ou de mains associés à des massages aromathérapiques réguliers sont particulièrement recommandés.

Artériosclérose

Citron, genièvre, gingembre, poivre noir et romarin.

Congestion lymphatique

Cardamome, cèdre, camomille allemande ou romaine, coriandre, cyprès, fenouil, géranium, genièvre, graine d'angélique, lavande, pin, poivre noir, romarin et thym.

Encéphalomyélite myalgique (syndrome de fatigue chronique)

Arbre à thé, bergamote, citron, cyprès, camomille allemande ou romaine, cannelle, graine d'angélique, lavande, myrte, pin, ravensare, romarin, santal, et thym.

Engelures

Citron, gingembre, poivre noir.

Excès de cholestérol

Genièvre, géranium, et romarin.

Fièvre

Bergamote, camomille allemande ou romaine, eucalyptus, genièvre, gingembre, graine d'angélique, lavande, marjolaine, menthe poivrée et poivre noir.

Palpitations

Camomille allemande ou romaine, lavande, mandarine, mélisse, néroli, romarin, rose, thym et ylang ylang.

Purification du sang

Citron, cyprès, eucalyptus, fenouil, genièvre, pamplemousse et rose.

Tonique cardiaque

Benjoin, graine d'angélique, lavande, marjolaine, mélisse et rose.

Tonique du système immunitaire

Arbre à thé, camomille allemande ou romaine, cajeput, cannelle, citron, graine d'angélique, lavande, myrte, niaouli, ravensare et thym.

Dans ce chapitre vous apprendrez :
- les causes et les effets des troubles digestifs les plus courants ;
- les traitements médicaux conventionnels ;
- quelles huiles essentielles utiliser ;
- quelles Fleurs de Bach prendre ;
- comment alimentation et hygiène de vie peuvent soulager ces troubles.

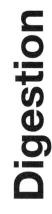

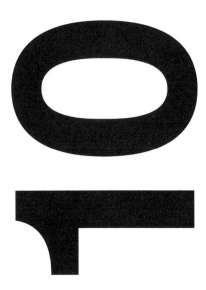

Anorexie (et boulimie)

L'anorexie est un trouble courant chez les adolescentes obsédées par leur poids. Ces jeunes filles sont, en majorité, issues de la classe moyenne et d'un niveau intellectuel élevé. L'anorexie est en forte augmentation et touche maintenant les garçons.

Symptômes

- Refus de manger actif et persistant, quelques fois accompagné de vomissements volontaires après les repas et d'abus de laxatifs.
- Altération de l'image du corps ; les anorexiques portent souvent des vêtements trop grands pour cacher leur excessive maigreur.
- Aménorrhée (absence de règles), pouls lent, abaissement de la température corporelle, disparition des seins et infertilité.
- La constipation peut devenir un problème.
- Dépression, pensées obsessionnelles, estime de soi en baisse, volonté de perfection.
- Hyperactivité, obsession de l'activité physique.
  La boulimie est un syndrome lié à l'anorexie. Le boulimique se gave de nourriture pour ensuite se faire vomir. Sans traitement, anorexie et boulimie peuvent être fatales.

Traitement

Traitement médical

Prise en charge psychiatrique. Prescription d'antidépresseurs et de tranquillisants. Un séjour à l'hôpital est parfois nécessaire pour que le patient atteigne un poids donné ; dans les cas graves, gavage par intubation.

Traitement par l'aromathérapie

Si le patient reconnaît qu'il a besoin d'être soigné, l'aromathérapie peut se révéler très efficace. Elle doit toutefois être associée à une psychothérapie ou à un soutien psychologique. Ce traitement a pour but principal l'amélioration de l'état mental du patient anorexique. Pour aboutir à un résultat, il est indispensable d'établir une relation de confiance.

Bains

Les huiles essentielles suivantes contribuent à soulager la dépression, à donner de l'optimisme et à améliorer l'estime de soi :

bergamote, camomille allemande ou romaine, encens, jasmin, lavande, néroli, rose, sauge sclarée et ylang ylang.

Graine d'angélique, bergamote, coriandre et fenouil peuvent réguler l'appétit. Le genièvre aide à débarrasser l'esprit des pensées négatives et irrationnelles, ainsi que du mépris de soi.

Pour donner du courage, essayez : fenouil, genièvre, lavande, marjolaine, mélisse, menthe poivrée, myrrhe, poivre noir, rose et thym.

Pour stimuler les niveaux d'énergie et combattre l'abattement, menthe poivrée, poivre noir, romarin et thym sont aussi efficaces.

Pour traiter la constipation, fenouil, gingembre, mandarine, marjolaine, poivre noir, rose et romarin.

Quelques mélanges possibles :

3 gouttes de bergamote	2 gouttes de poivre noir	2 gouttes de bergamote
2 gouttes de fenouil **ou**	2 gouttes de genièvre **ou**	2 gouttes de géranium
1 goutte de rose	2 gouttes de néroli	2 gouttes de jasmin

Aromamassage

Pratiquez un massage par semaine. En cours de traitement, encouragez le patient à employer quelques techniques d'auto-massage. C'est une excellente thérapie qui offre à l'anorexique la possibilité de renouer le contact avec son corps et d'apprendre à s'aimer. Les soins personnels redonnent de l'assurance et stimulent l'estime de soi.

Quelques suggestions de mélanges (à diluer dans 10 ml d'huile de support) :

1 goutte de bergamote	1 goutte de graine d'angélique
1 goutte de jasmin **ou**	1 goutte de néroli
1 goutte de rose	1 goutte de rose

En cas de constipation, essayez le mélange suivant en massant l'abdomen dans le sens des aiguilles d'une montre (à diluer dans 10 ml d'huile de support) :

1 goutte de poivre noir
1 goutte de fenouil
1 goutte de rose

Contre-indications

Évitez le fenouil et le thym pendant la grossesse. En cas d'épilepsie, modérez l'usage du fenouil. Même recommandation pour le thym, en cas d'hypertension.

Fleurs de Bach

Ces élixirs ont un grand intérêt, car ils s'attaquent aux états mentaux négatifs qui accompagnent l'anorexie. Si le patient est très pessimiste, Gorse (*Ajonc*) lui rendra espoir. Crab Apple (*Pommier Sauvage*) débarrasse du sentiment de laideur, du dégoût, de la haine de soi et de l'obsession du corps. Il traite aussi le refus de nourriture et combat l'idée de contamination liée aux aliments. Willow (*Saule*) convient à ceux qui se sentent victimes et s'apitoient sur leur sort. Pin agit sur le sentiment de culpabilité et Mimulus (*Mimule*) neutralise la peur de manger. Larch (*Mélèze*) redonne confiance et Olive (*Olivier*) stimule les niveaux d'énergies.

Régime

Pour gagner du poids, l'anorexique doit manger souvent et en petites quantités des aliments à haute valeur nutritive. Fruits et légumes ne lui paraîtront sans doute pas trop inquiétants, car ils sont réputés « amincissants ». Les noix (noisettes, amandes, etc.) apporteront, entre autres sources, ces protéines indispensables au développement du corps. Un supplément de zinc aidera à rétablir l'appétit et agira sur les symptômes psychologiques. La vitamine B-complexe, la vitamine C, le calcium et le magnésium sont aussi fort utiles. Augmentez les aliments riches en zinc (lentilles, graines de citrouille, amandes, tofu) et en fer (haricots et autres légumes secs, choux). Des suppléments de phosphore, biotine et vitamine B1 peuvent être intéressants. Les graines germées sont ludiques, faciles à faire pousser et nutritives (voir chapitre 8).

Candidoses

Candida albicans est un champignon présent en chacun de nous. Normalement, cette levure prospère, sans causer de dommages, dans le système digestif. Mais quand elle prolifère, elle peut migrer vers le système génito-urinaire, le système endocrinien, le système nerveux ou le système immunitaire. Presque un tiers de la population occidentale souffre du candida.

Symptômes

- Muguet (vaginal ou buccal), ballonnement, flatulences, démangeaisons anales, troubles fonctionnels de l'intestin (constipation et diarrhée), brûlures d'estomac
- maux de tête et migraines
- fatigue et léthargie
- dépression, irritabilité, difficultés de concentration
- allergies et déficit des fonctions immunitaires
- syndrome prémenstruel et autres irrégularités du cycle menstruel
- problèmes de peau – acné, éruptions cutanées, urticaire.

Cette candidose survient souvent après un traitement prolongé d'antibiotiques qui déclenche la prolifération du champignon en détruisant les bactéries « amies » (surtout dans le système digestif). Quand les fonctions immunitaires sont déficientes, le risque est plus grand.

Traitement

Traitement médical

Médicaments antifongiques et ovules.

Traitement par l'aromathérapie

Certaines huiles essentielles éliminent parfaitement ce champignon : l'achillée millefeuille, l'arbre à thé, la camomille allemande ou romaine, la cannelle, le gingembre, la lavande, la myrrhe, le patchouli, le romarin et le thym.

Bains

Il est essentiel de prendre un bain quotidien ou de faire des applications locales. Il vous faudra peut-être poursuivre le traitement plusieurs mois avant de venir à bout du candida.

Voici quelques suggestions de formules :

2 gouttes de lavande 2 gouttes de myrrhe 2 gouttes d'arbre à thé	ou	2 gouttes de patchouli 2 gouttes d'arbre à thé 2 gouttes de camomille allemande ou romaine	ou	2 gouttes de lavande 2 gouttes de thym 2 gouttes d'achillée millefeuille

Ces huiles peuvent être utilisées dans un bain de siège quand il s'agit d'une candidose (muguet) vaginale.

Gargarismes

En cas de muguet buccal, mettez dans un verre d'eau une à deux gouttes de chacune des huiles indiquées et essayez de vous gargariser plusieurs fois par jour.

Aromamassage

Outre les applications locales décrites ci-dessus, vous pouvez aussi vous masser. Pratiquez un massage abdominal pour combattre constipation et diarrhée. Si le problème est la constipation, utilisez le gingembre, le poivre noir, le romarin et le thym. Si, par contre, vous souffrez de diarrhées, essayez l'achillée millefeuille, la camomille allemande ou romaine et le patchouli.

En cas de maux de tête et de migraine, utilisez la camomille allemande ou romaine pour soulager la douleur.

L'arbre à thé, la lavande, le citron, le santal et l'achillée stimulent le système immunitaire. La cannelle, le gingembre, le romarin, l'arbre à thé et le thym combattent la fatigue et la léthargie qui accompagnent souvent la candidose.

Les difficultés de concentration et les pertes de mémoire seront soignées avec le basilic, la menthe poivrée et le romarin.

Yaourt

Le yaourt calme et rafraîchit, en outre il apaise les démangeaisons. C'est aussi un régulateur de la flore bactérienne.

1 goutte de camomille allemande	mélangées
1 goutte de myrrhe	à un yaourt « vivant »
1 goutte d'arbre à thé	(non thermisé ou pasteurisé)

Cette mixture de yaourt peut être utilisée en application sur la muqueuse vaginale. On introduit alors dans le vagin un tampon hygiénique imbibé de ce mélange. Renouvelé deux fois par jour, ce traitement soulage les symptômes de candidose (muguet) vaginale.

Contre-indications

Évitez la myrrhe, la cannelle et le thym pendant la grossesse. Attention au thym en cas d'hypertension. N'appliquez pas de citron avant un bain de soleil.

Fleurs de Bach

Olive (*Olivier)* combat la fatigue et la léthargie. Crab Apple (*Pommier sauvage*) est idéal pour nettoyer l'organisme en le débarrassant du champignon. Mustard (*Moutarde*) s'attaque aux accès de déprime, Impatiens (*Impatience*) calme l'état de colère et d'irritabilité.

Régime

Renoncez aux sucres raffinés, y compris dans les jus de fruits et le miel, car le candida prolifère quand le taux de sucre est élevé. Évitez les aliments fabriqués avec de la levure ou en contenant, les moisissures comme dans les champignons (sauf le shiitake qui n'a pas de *Candida albicans*) ou les fromages à pâte persillée (roquefort, bleus, etc.). Si votre médecin est d'accord, éliminez les antibiotiques.

Consommez beaucoup de probiotiques, du yaourt nature maigre qui régule la flore bactérienne « amie », de l'ail et du gingembre qui sont antifongiques. Les huiles essentielles de cannelle, romarin, lemongrass, origan et thym sont aussi bactéricides.

Prenez des compléments à base d'acidophilus et de bifidobactérie pour réensemencer la flore intestinale, et de l'acide caprylique pour neutraliser la prolifération des levures. Sont aussi utiles le fer et le zinc, de même que la propolis, la spiruline et le charbon activé (20-30 g par jour pendant les repas).

Nettoyez votre organisme avec des soupes. Essayez un bouillon à base d'oignon frais, de persil, de thym, d'origan, de citronnelle et de carotte. Laissez bouillir trente minutes et buvez pendant toute la journée.

Constipation

La constipation se définit par la difficulté ou la rareté d'évacuation des matières fécales. Parmi les causes les plus courantes, on trouve :

- un régime alimentaire déséquilibré (riche en aliments transformés et pauvre en fibres) et une prise de liquide insuffisante
- une activité physique inadaptée ou un séjour prolongé au lit
- les médicaments – laxatifs ou lavements (abus), antibiotiques, antiacides, stéroïdes, analgésiques, antidépresseurs, diurétiques.

Symptômes

- irrégularité du transit intestinal
- difficulté d'évacuation des matières
- sensation d'inconfort et douleurs abdominales
- nausées.

Traitement

Traitement médical
Le médecin peut prescrire un laxatif (par voie orale ou en suppositoires) et donner un régime à suivre. Des lavements sont parfois nécessaires.

Traitement par l'aromathérapie
Un grand nombre d'huiles essentielles sont efficaces en cas de constipation, dont la cardamome, le citron, le fenouil, le genièvre, le gingembre, l'hysope, la marjolaine, le patchouli, le poivre noir, le romarin, la rose et le thym.

Bains
Prenez tous les jours un bain avec une ou plusieurs huiles indiquées, l'effet en sera bénéfique.

Aromamassage
Le massage de l'abdomen est, de loin, le traitement aromathérapique le plus efficace contre la constipation. À faire deux fois par jour, quand le problème est chronique et, en cas de nécessité, une fois l'intestin rééduqué. Débutez le massage du côté droit, en bas de l'abdomen et travaillez en remontant le long du colon ascendant. Massez doucement avec les trois doigts du milieu, en faisant de petits mouvements circulaires. Poursuivez en travers de l'abdomen pour stimuler le colon transversal jusqu'au côté gauche où vous masserez, pour finir, le colon descendant du haut vers le bas. Pratiquez ces mouvements dans le bain ou avec une huile de massage. Vous ne devez ressentir aucune douleur.

Voici quelques-unes des meilleures combinaisons d'huiles essentielles (à diluer dans 10 ml d'huile de support) :

1 goutte de fenouil 1 goutte de marjolaine 1 goutte de romarin	ou	1 goutte de poivre noir 1 goutte de marjolaine 1 goutte de patchouli	ou	1 goutte de cardamome 1 goutte de fenouil 1 goutte de genièvre

Bien que la constipation ait souvent des causes physiques, elle peut aussi provenir d'émotions intériorisées. Dans ce cas, un traitements aromathérapique du corps dans son entier s'avère très salutaire. Il favorise le « laisser-aller » des émotions, atténue stress, anxiété et trauma. Les mélanges suivants agissent au niveau physique, émotionnel et spirituel (à diluer dans 10 ml d'huile de support) :

1 goutte de genièvre
1 goutte de marjolaine } ou
1 goutte de rose

1 goutte de bergamote
1 goutte d'encens }
1 goutte de rose

Contre-indications

Pendant la grossesse, attention à la cannelle, au fenouil, à l'hysope, à la marjolaine et au thym. En cas d'épilepsie, évitez le fenouil et l'hysope. N'appliquez pas de bergamote avant un bain de soleil. Le thym est à employer avec précaution en cas d'hypertension artérielle.

Fleurs de Bach

Crab Apple (*Pommier sauvage*) est l'élixir du nettoyage, il est destiné à ceux qui éprouvent du dégoût pour les fonctions corporelles, ne s'aiment pas, se trouvent sales ou laids. Mimulus (*Mimule*) combat les peurs, en l'occurrence la crainte d'avoir mal ou de perdre du sang en allant à la selle. Agrimony (*Aigremoine*) concerne les tourments intérieurs. Pin délivre de la culpabilité et Honeysuckle (*Chèvrefeuille*) permet de se détacher du passé. Walnut (*Noyer*) stimule la faculté d'adaptation, par là même il favorisera la rééducation de l'intestin.

Régime

Il est essentiel de modifier l'alimentation pour rétablir les fonctions intestinales. Une nourriture saine et riche en fibres alimentaires améliore le transit. Consommez des fruits et des légumes (frais ou secs) en quantité, ainsi que des céréales, des noix et des graines, c'est vital ! Buvez six à huit verres d'eau par jour. Ne retenez jamais un besoin pressant d'aller à la selle et vous n'aurez pas à forcer. On peut utiliser, mais sans abuser, des plantes laxatives. La cascara, le cassia, le séné, le psyllium et l'aloe vera sont employés depuis longtemps à cet effet. On peut aussi boire plusieurs tasses de tisane au fenouil ou au gingembre par jour, ainsi que du thé vert pour stimuler l'intestin.

Lactobacillus acidophilus est efficace dans 90 % des cas de constipation. Les lignanes (substances issues des graines de lin), le chitosan, la cellulose et le psyllium soulagent les symptômes. Il faut augmenter les apports en fer, en calcium et en vitamine C. Les fruits comme les abricots, les bananes, les figues, les pamplemousses, les citrons, les prunes et les melons ont des effets très bénéfiques.

Pensez aussi aux avocats, aux betteraves, aux choux, aux carottes, aux épinards et aux navets. Faites des soupes et des smoothies qui vous permettront de consommer plusieurs légumes et fruits. Enfin, pratiquez une activité physique régulière pour stimuler le transit. Faites donc une bonne marche rapide tous les jours !

Brûlure, acidité stomacale, indigestion (dyspepsie)

Ces problèmes peuvent avoir différentes causes :

- excès de nourriture et/ou boisson, aliments avalés trop vite ou sans mâcher ;
- excès de stress ou de tension, ce qui augmente l'acidité stomacale une maladie latente. Consultez un médecin si les symptômes persistent.

Symptôme

- Sensation de brûlure ou gêne à la hauteur du sternum qui peut remonter jusqu'à l'œsophage et dans l'arrière-gorge.

Traitement

Traitement médical

Prescription d'antiacides et, si les symptômes persistent, on peut éventuellement pratiquer une radiographie gastro-intestinale.

Traitement par l'aromathérapie

Il faut, bien sûr, modifier l'alimentation, mais les huiles essentielles peuvent soulager acidité et indigestion. Les plus efficaces sont : basilic, bergamote, camomille allemande ou romaine, cardamome, cannelle, citron, coriandre, fenouil, genièvre, graine d'angélique, graine de carotte, lavande, marjolaine, menthe poivrée, poivre noir et romarin.

Bains

Prenez un bain quotidien avec trois gouttes de citron et trois gouttes de gingembre, ou trois gouttes de citron et trois gouttes de menthe poivrée, selon les arômes que vous préférez.

Compresses

Une compresse chaude, imprégnée d'un des mélanges suivants, peut soulager si elle est placée sur l'estomac.

2 gouttes de fenouil
2 gouttes de citron   ou
2 gouttes de camomille
allemande ou romaine

2 gouttes de cardamome
2 gouttes de gingembre
2 gouttes de menthe verte

Pensez aussi aux tisanes d'aneth, de fenouil, de citron ou de menthe poivrée. Mettez, dans un verre d'eau chaude, une goutte d'une de ces huiles et ajoutez une cuillère à café de miel. Ou alors, pressez un demi-citron dans un verre d'eau.

Aromamassage

Pour soulager l'inconfort et la douleur, massez avec l'un de ces mélanges l'abdomen, sous les côtes et la gorge (à diluer dans 10 ml d'huile de support) :

1 goutte de carotte
2 gouttes de citron   ou
1 goutte de gingembre

2 gouttes de fenouil
2 gouttes de menthe poivrée

Si la mauvaise digestion est provoquée par l'anxiété et les soucis, il faut employer des mélanges différents (à diluer dans 10 ml d'huile de support) :

1 goutte de marjolaine
1 goutte de néroli   ou
1 goutte de camomille
   allemande ou romaine

2 gouttes de bergamote
1 goutte de rose

Contre-indications

Évitez le fenouil et la marjolaine en cas d'épilepsie. N'appliquez pas de bergamote avant une exposition au soleil. N'employez ni fenouil, ni cannelle pendant la grossesse.

Fleurs de Bach

Si les troubles sont provoqués par le stress ou la tension, essayez l'élixir Rescue.

Régime

Mangez lentement, mâchez bien, évitez les repas trop riches et trop lourds. Limitez les aliments qui provoquent de l'acidité comme les biscuits, le pain, les gâteaux, les laitages, les viandes, les pâtes, le sucre, l'alcool, le café et le thé. Préférez les nourritures alcalines telles les fruits, les légumes et les salades. Essayez un régime dissocié, en ne mélangeant pas glucides et protéines dans un même repas.

L'orme rouge et la bentonite ont aussi fait leurs preuves, tout comme le jus de chou et de pomme de terre ; faites une cure de dix jours pour obtenir un effet. Enfin, prenez si possible vos repas dans le calme et pas trop tard le soir.

Obésité

L'obésité se définit par un rapport de poids supérieur de 20 % ou plus à la norme. C'est un des problèmes majeurs de notre société et en France, le phénomène ne cesse de s'aggraver.

Symptômes

Le surpoids provoque de nombreux effets collatéraux sur la santé : réduction de l'espérance de vie, hypertension artérielle, excès de cholestérol, risques de maladies cardiaques, diabète tardif, troubles digestifs, arthrite et problèmes des articulations supportant le poids comme les genoux ou les hanches. Mais une personne obèse souffre aussi au niveau psychologique : mauvaise estime de soi, dépression, compensation par la nourriture et rejet social.

Même si le problème a parfois des causes physiologiques, telle l'hypothyroïdie, le plus souvent, l'obésité provient d'une nourriture trop abondante pour les besoins du corps.

Traitement

Traitement médical

Régime amaigrissant et exercice. Dans certains cas, une intervention chirurgicale (anneau gastrique, réduction de l'estomac) permet au patient de diminuer sa prise de calories. De telles opérations ne se justifient que si la vie de la personne est menacée.

Traitement par l'aromathérapie

Nous nous laissons tous aller de temps à autres – à Noël, par exemple. Les huiles essentielles peuvent alors nous aider à perdre du poids. Parmi les plus utiles : la cardamome, le citron, le cyprès, le fenouil, le genièvre, le géranium, le gingembre, la menthe poivrée, le pamplemousse, le patchouli, le poivre noir et le romarin.

Le fenouil est sans conteste l'huile la plus efficace. Les Grecs et les Romains lui reconnaissaient déjà le pouvoir de réduire l'appétit. Pendant les marches, les hommes mangeaient du fenouil pour se donner de l'énergie et tromper la faim. Les femmes en prenaient pour éviter de grossir. Au Moyen Âge, on l'autorisait en période de jeûne. L'huile essentielle de fenouil est détoxifiante, c'est aussi un excellent diurétique qui permet au corps d'éliminer tout liquide excédentaire.

Le poivre noir et le romarin sont de puissants stimulants et toniques. Ils donnent un « coup de pouce » à l'organisme. Le genièvre est un parfait détoxifiant et un diurétique. Cyprès, pamplemousse et citron ont à peu près les mêmes qualités. Cardamome et menthe poivrée aident à digérer.

Après une perte de poids, la peau est parfois flasque. Certaines huiles comme le lemongrass, l'encens, la lavande, la mandarine, la myrrhe, le patchouli, le poivre noir et le romarin sont alors d'un grand secours.

Il ne faut jamais négliger les problèmes psychologiques liés à l'obésité. Les essences énergisantes sont indispensables pour regonfler l'estime de soi et restaurer confiance et optimisme. Des huiles « de luxe », comme le jasmin, la rose et le néroli, font beaucoup de bien. Mais si les fonds sont bas, la bergamote, la camomille allemande ou romaine, le géranium, la lavande et la mandarine sont tout aussi bénéfiques.

Malheureusement les huiles essentielles ne vont pas dissoudre la graisse par miracle ! Elles agissent en contrepoint d'un régime raisonnable.

Bains

Avant de prendre un bain aromathérapique, faites un gommage à sec. Cela permet d'accélérer le processus d'élimination, de déboucher les pores, de débloquer le système lymphatique et c'est un stimulant pour la circulation. On devrait même faire une exfoliation tous les jours, en frottant des extrémités du corps vers le centre et le cœur. Voici quelques formules à mélanger au bain pour détoxifier et drainer :

2 gouttes de cyprès	2 gouttes de poivre noir	2 gouttes de gingembre
2 gouttes de fenouil **ou**	2 gouttes de géranium **ou**	2 gouttes de genièvre
2 gouttes de romarin	2 gouttes de citron	2 gouttes de menthe poivrée

Pour soulager anxiété et dépression
2 gouttes de bergamote ⎫
2 gouttes de géranium ⎬
2 gouttes de rose ⎭

Aromamassage

Grâce aux massages, les personnes en surpoids peuvent se percevoir différemment, avoir une image plus positive de leur corps. Pratiqués régulièrement, ces massages améliorent aussi l'apparence de la peau et stimulent la tonicité musculaire. On recommande un massage complet par semaine en insistant particulièrement sur les zones « à problèmes ».

Voici quelques mélanges à essayer :

2 gouttes de bergamote ⎫ diluées
1 goutte de fenouil ⎪ dans 20 ml
1 goutte de rose ⎬ d'huile
2 gouttes de géranium ⎪ de support
1 goutte de genièvre ⎭

ou

1 goutte de cyprès ⎫ diluées
1 goutte de gingembre ⎪ dans 15 ml
2 gouttes de mandarine ⎬ d'huile
1 goutte de menthe poivrée ⎭ de support

Contre-indications

Évitez le fenouil pendant la grossesse et en cas d'épilepsie. N'appliquez ni bergamote, ni pamplemousse avant un bain de soleil.

Fleurs de Bach

Crab Apple (*Pommier sauvage*) permet de mieux s'accepter, de se laver du sentiment de honte et de laideur. Larch (*Mélèze*) combat le manque de confiance en soi. Impatiens (*Impatience)* fait accepter la lenteur du processus de perte de poids. Chestnut Bud (*Bourgeon de Marronnier*) évite de répéter les mêmes erreurs. Gorse (*Ajonc*) engendre espoir et optimisme.

Régime

En Occident, la cause majeure d'obésité provient d'un régime pauvre en fibres, mais riche en glucides et en graisses. Évitez les graisses saturées comme le beurre, le lard et les graisses animales. Arrêtez les en-cas bourrés de sucre (biscuits, gâteaux et autres douceurs).

Consommez beaucoup de fibres, elles remplissent sans faire grossir et sont pleines de nutriments. Fruits, légumes frais et secs, salades et graines complètes sont particulièrement recommandés. Buvez des tisanes de pissenlit, de fenouil ou de gingembre et du thé vert, cela aide à maigrir. Attention à la taille des portions, prévoyez vos repas et faites une liste avant les courses. Ne vous laissez pas tenter par le rayon des chips et des gâteaux !

Pensez à la spiruline et au radis blanc. Ce radis est excellent pour dissoudre les dépôts graisseux installés dans les tissus, et l'huile de noix de coco a aussi ses vertus. Essayez les bouillons pour nettoyer l'organisme, ainsi que les jus et les graines germées. Il est indispensable d'associer une alimentation saine et un peu d'activité physique pour obtenir des résultats satisfaisants. Une marche quotidienne rapide peut suffire, mais la natation et le vélo conviennent aussi.

Apprenez la patience ! Un amaigrissement obtenu progressivement a plus de chance de durer. Néanmoins, si vous constatez peu ou pas de perte de poids pendant le premier mois, consultez votre médecin. Vous souffrez peut être d'un dérèglement de la thyroïde ou d'un autre problème qui ralentit le processus.

Des huiles pour d'autres troubles digestifs

Vous pouvez utiliser les huiles suivantes, en appliquant l'une ou l'autre des méthodes décrites au chapitre 3. Le massage doux de l'abdomen et les compresses sont particulièrement efficaces pour les troubles digestifs.

Colique

Basilic, benjoin, bergamote, camomille allemande ou romaine, cannelle, cardamome, citron, lemongrass, coriandre, encens, fenouil, genièvre, gingembre, lavande, mandarine, marjolaine, mélisse, menthe poivrée, myrrhe, poivre noir, romarin et sauge sclarée.

Colite

Arbre à thé, bergamote, cajeput, camomille allemande ou romaine, cannelle, cardamome, lemongrass, coriandre, fenouil, genièvre, lavande, menthe poivrée, néroli, poivre noir et romarin.

Diabète

Eucalyptus, genièvre et géranium.

Diarrhée

Cajeput, camomille allemande ou romaine, cannelle, citron, coriandre, cyprès, eucalyptus, genièvre, géranium, gingembre, lavande, mandarine, menthe poivrée, myrrhe, myrte, néroli, niaouli, patchouli, poivre noir, romarin et santal.

Digestion paresseuse

Cardamome, cannelle, coriandre, fenouil, genièvre, gingembre, menthe poivrée et poivre noir.

Fistule (anale)

Arbre à thé, citron, géranium et lavande.

Flatulence

Basilic, bergamote, camomille allemande ou romaine, cannelle, cardamome, citron, coriandre, fenouil, gingembre, graine de carotte, graine d'angélique, hysope, marjolaine, menthe poivrée, néroli, romarin et thym.

Foie

Camomille allemande ou romaine, citron, cyprès, géranium, graine de carotte, lavande, mandarine, menthe poivrée, romarin, rose et thym.

Gastrite

Camomille allemande ou romaine, citron, lavande, mélisse et santal.

Gastro-entérite

Arbre à thé, basilic, bergamote, cajeput, camomille allemande ou romaine, fenouil, géranium, lavande, menthe poivrée, romarin et thym.

Gueule de bois

Fenouil, genièvre et romarin.

Hoquet

Basilic, fenouil et mandarine.

Intoxication alimentaire

Citron, fenouil, genièvre, menthe poivrée et poivre noir.

Mal des transports

Gingembre, lavande, menthe poivrée et menthe verte.

Nausées, vomissements

Basilic, camomille allemande ou romaine, cannelle, cardamome, coriandre, fenouil, gingembre, lavande, mandarine, mélisse, menthe poivrée et poivre noir.

Perte d'appétit

Basilic, bergamote, camomille allemande ou romaine, cannelle, cardamome, citron, coriandre, cumin, fenouil, genièvre, gingembre, graine d'angélique, hysope, menthe poivrée, myrrhe, poivre noir et thym.

Rate

Camomille allemande ou romaine, poivre noir, romarin et thym.

Ulcère de l'estomac

Camomille allemande ou romaine, citron, géranium, lavande, menthe poivrée, menthe verte et romarin.

Vers et parasites intestinaux

Arbre à thé, bergamote, cajeput, cardamome, coriandre, eucalyptus, fenouil, géranium, genièvre, lavande, mélisse, menthe poivrée, myrrhe, romarin et thym.

Vésicule biliaire

Bergamote, camomille allemande ou romaine, citron, géranium, lavande, graine de carotte, menthe poivrée, romarin, rose et ylang ylang.

**Dans ce chapitre
vous apprendrez :**
- les causes et les effets
  des problèmes musculaires
  et articulaires
  les plus courants ;
- leur traitement médical ;
- comment et pourquoi
  l'aromathérapie
  peut répondre
  à ces problèmes ;
- quelles Fleurs de Bach
  prendre ;
- quels changements
  apporter à l'alimentation
  et à l'hygiène de vie.

Muscles et articulations

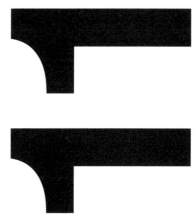

Arthrite, osthéoarthrite

L'ostéoarthrite est une affection dégénérative des articulations qui touche pratiquement tout le monde après 65 ans. L'âge moyen d'apparition des symptômes se situe vers 55 ans. Sont surtout atteintes les articulations qui supportent le plus de poids (genoux et hanches) et celles des mains. Le cartilage se détruit, dénude l'os en dessous et des éperons osseux, appelés ostéophytes, se forment. Cette dégradation est due à l'usure.

Symptômes

Les symptômes les plus fréquents sont la raideur (surtout le matin), la douleur quand on bouge l'articulation affectée, la limitation du mouvement et la déformation de l'articulation.

Traitement

Traitement médical

Des analgésiques et des anti-inflammatoires non-stéroïdaux (AINS). Mais ces médicaments provoquent des effets secondaires, troubles gastro-intestinaux, maux de tête, vertiges. Il faut donc les utiliser pendant de courtes périodes. Quand la dégénérescence est trop avancée, la chirurgie permet de remplacer l'articulation.

Traitement aromathérapique

L'aromathérapie soigne efficacement ce type de problème. Elle peut atténuer la douleur de l'arthrite et même conserver et améliorer la mobilité articulaire.

Là encore, l'aromathérapie doit s'accompagner d'un changement d'alimentation. Commencez le traitement dès les premiers signes de la maladie, le résultat n'en sera que meilleur.

Quelques huiles essentielles pour l'arthrite

- Huiles analgésiques (qui suppriment la douleur) : benjoin, cajeput, cardamome, camomille allemande ou romaine, eucalyptus, encens, géranium, gingembre, graine d'angélique, lavande, marjolaine, niaouli, menthe poivrée, pin et romarin.
- Huiles détoxifiantes : citron, cyprès, fenouil, genièvre, gingembre, hysope, pamplemousse, poivre noir, romarin et thym.
- Huiles pour stimuler la circulation : benjoin, citron, cardamome, cannelle, coriandre, eucalyptus, géranium, gingembre, hysope, mandarine, marjolaine, niaouli, pin, poivre noir, romarin et thym.

Bains

Ajoutez ces huiles aromathérapiques à votre bain, tous les jours. Choisissez dans la liste ci-dessus, ou alternez les formules suivantes :

Réchauffante et analgésique	Détoxifiante
1 goutte de benjoin	2 gouttes de cyprès
2 gouttes de poivre noir	1 goutte de fenouil
1 goutte de gingembre	2 gouttes de genièvre
2 gouttes de marjolaine	1 goutte de citron

Si vous avez du mal à entrer dans une baignoire, ces mélanges peuvent être mis dans un bain de pieds ou de mains.

Compresses

C'est un bon moyen de soulager la douleur. En cas de douleur aiguë, appliquez une compresse froide. Pour les douleurs chroniques, utilisez une compresse chaude, ou alternez chaud et froid. Pour la préparation, mélangez les six gouttes d'huile essentielle dans un bol d'eau. Imbibez un gant de toilette ou tout autre tissu absorbant. Essorez doucement et appliquez la compresse sur la zone douloureuse.

Aromamassage

Un traitement complet favorisera l'élimination des toxines accumulées et améliorera la circulation, en se concentrant sur les endroits douloureux. Il faut masser doucement, tous les jours, les articulations affectées, en choisissant une des formule suivantes (à diluer dans 20 ml d'huile de support) ;

1 goutte de poivre noir		1 goutte d'eucalyptus
2 gouttes d'encens	ou	2 gouttes de genièvre
2 gouttes de gingembre		2 gouttes de lavande
2 gouttes de marjolaine		1 goutte de romarin

Contre-indications

En cas d'épilepsie, limitez l'utilisation du fenouil et de l'hysope. Évitez le citron avant un bain de soleil. Le thym peut faire monter la tension artérielle. N'employez pas de cannelle pendant la grossesse.

Fleurs de Bach

Pour soulager la douleur, pensez à l'élixir Rescue.

Régime

Les personnes souffrant d'ostéoarthrite doivent surtout éviter la surcharge pondérale qui fatigue les articulations porteuses. Éliminez les glucides et réduisez les graisses au maximum. Adoptez une alimentation riche en fibres. Chez certains arthritiques, les plantes de la famille des solanacées (aubergines, tomates, poivrons, pommes de terre, tabac) peuvent aggraver les symptômes. Supprimez-les de votre alimentation pendant un ou deux mois et voyez s'il y a une amélioration.

Des suppléments de vitamines B ne sont pas inutiles : l'acide folique et la vitamine B12 pour améliorer la force de préhension, la B5 pour les douleurs articulaires et la B6 pour réduire le gonflement inflammatoire des nodules. Les haricots germés, légumes à feuilles vertes, avocats et noix sont riches en vitamines B. Le sélénium ACE peut aussi soulager les symptômes. Un exercice doux comme le yoga permet de préserver la mobilité des articulations.

Polyarthrite rhumatoïde (PR)

Il s'agit d'un rhumatisme inflammatoire chronique qui peut toucher le corps entier, mais affecte le plus souvent les articulations des mains, des pieds, des poignets et des chevilles. Cette maladie concerne 0,5 à 1 % de la population occidentale et deux fois plus de femmes que d'hommes. L'apparition des premiers symptômes se situe entre 35 et 55 ans.

On ne sait pas ce qui déclenche cette réaction auto-immune, les anticorps s'attaquent non pas à un virus, mais au cartilage des articulations. Prédisposition génétique, mode de vie, régime et allergies alimentaires ont été évoqués.

Symptômes

Les débuts sont graduels, petits accès de fièvre et vague douleur articulaire. Souvent, les symptômes commencent à se manifester en même temps dans les mains ou dans les pieds. Les articulations sont gonflées, douloureuses et raides. Elles finissent même par se déformer complètement.

Traitement

Traitement médical

Prescription d'anti-inflammatoires non-stéroïdaux (AINS). Ces médicaments provoquent des effets secondaires – troubles gastro-intestinaux, maux de tête et vertiges ; ils ne doivent être utilisés que pendant de courtes périodes. La chirurgie permet de procéder au remplacement d'une articulation trop abîmée.

Traitement aromathérapique

Ce type de traitement peut réussir, surtout s'il est associé à une thérapie diététique. En effet, la polyarthrite est inconnue des sociétés au régime alimentaire « primitif », alors qu'elle atteint les populations qui mangent à l'occidentale.

Les soins vont chercher à réduire l'inflammation et à soulager la douleur, tout en nettoyant et en détoxifiant l'organisme.

Quelques huiles essentielles pour la polyarthrite rhumatoïde

- Huiles anti-inflammatoires : achillée millefeuille, camomille allemande ou romaine, lavande, myrrhe, patchouli, menthe poivrée et santal.
- Huiles détoxifiantes : citron, cyprès, fenouil, genièvre, graine d'angélique, gingembre, hysope, marjolaine, pin, poivre noir, romarin et thym.
- Huiles apaisant la douleur : cajeput, camomille allemande ou romaine, cardamome, eucalyptus, encens, gingembre, lavande, marjolaine, menthe poivrée, niaouli et romarin.

Bains

Comme la maladie touche le plus souvent les extrémités, on conseille les bains de pieds et de mains.

Pensez à utiliser ces mélanges anti-inflammatoires pendant les crises.

Formules de bains de pieds et mains pour polyarthrite (crise inflammatoire)

3 gouttes de camomille allemande ou romaine 1 goutte de niaouli 2 gouttes d'achillée millefeuille	**ou**	2 gouttes de camomille allemande ou romaine 2 gouttes de lavande 2 gouttes de menthe poivrée

On peut évidemment employer ces formules dans un bain.

Compresses

Les compresses font beaucoup de bien sur les articulations douloureuses. Mélangez 3 gouttes de camomille allemande ou romaine et 3 gouttes de lavande et d'achillée millefeuille dans un bol d'eau. Plongez un gant de toilette ou autre tissu absorbant dans cette préparation, essorez légèrement et appliquez sur la/les articulation(s) enflée(s).

Aromamassage

Le massage complet est souvent bénéfique. Procédez, toutefois, par légers effleurages autour des articulations douloureuses – avec juste assez de pression pour appliquer l'huile. Vous pouvez même combiner deux traitements – en mettant, par exemple, une compresse sur une articulation pendant que vous massez une autre partie du corps. Voici quelques formules efficaces (à diluer dans 20 ml d'huile de support) :

Mélange pour massage anti-inflammatoire
3 gouttes de camomille allemande ou romaine
2 gouttes de patchouli
2 gouttes d'achillée millefeuille

Mélange pour massage nettoyant
1 goutte de graine d'angélique
2 gouttes de poivre noir
2 gouttes de cyprès
2 gouttes de genièvre
1 goutte de citron

Mélange pour massage analgésique
1 goutte d'encens
2 gouttes de gingembre
2 gouttes de lavande
1 goutte de menthe poivrée
2 gouttes de romarin

Contre-indications

Le thym peut faire monter la tension artérielle. Attention au fenouil et à l'hysope en cas d'épilepsie. N'appliquez pas de citron avant un bain de soleil. Évitez la menthe poivrée si vous prenez de l'homéopathie. N'utilisez ni cannelle, ni hysope, ni fenouil pendant la grossesse.

Fleurs de Bach

L'élixir Rescue soulage la douleur. Agrimony (*Aigremoine*) est pour ceux qui souffrent en silence et cachent leurs problèmes.

Régime

La polyarthrite ne frappant que dans les sociétés adeptes d'une alimentation de type occidental, on peut en conclure que la nourriture joue un rôle important. Les allergies alimentaires sont souvent montrées du doigt. Il est donc préférable de limiter les risques, au moins pendant un temps. Les allergies les plus courantes sont provoquées par les légumes de la famille des solanacées (tomates, poivrons, aubergines et pommes de terre), les produits laitiers et le blé.

Diminuez sucre, sel, glucides et graisses saturées. Mangez beaucoup de légumes verts, fruits et poissons gras (maquereau, saumon et sardine). Si vous avez un extracteur de jus, carottes, céleris, choux et alfalfa sont excellents. Pensez aussi aux aliments riches en sélénium (noix du Brésil, muesli), en zinc (lentilles, graines de citrouille) et en vitamines A, B, E, K (vitamine K se trouve dans le céleri, l'ail, la laitue, la rhubarbe, le navet). Graines de lin broyées, huile de poisson, huile de bourrache et d'onagre contribuent à soulager les symptômes.

Pour certains patients, un jeûne de quelques jours peut être bénéfique. Pendant cette période, utilisez des huiles détoxifiantes.

Goutte

La goutte provient d'un excès d'acide urique dont les cristaux se déposent sur les articulations. Elle est fréquente chez les hommes de plus de 30 ans, ayant des antécédents familiaux. Les excès de nourriture et d'alcool sont souvent des facteurs déclenchants, mais aussi les chocs ou certains médicaments.

Symptômes

La goutte fait énormément souffrir. Elle affecte surtout le gros orteil qui devient rouge, brûlant, luisant et très douloureux. En général, la crise se renouvelle.

Traitement

Traitement médical

Médicaments anti-inflammatoires.

Traitement aromathérapique

Des huiles essentielles pour combattre l'inflammation pendant la crise et un traitement de fond pour prévenir de nouvelles attaques. Ce traitement implique détoxification et changement d'alimentation. Les personnes souffrant de la goutte sont souvent obèses ; il faut donc les pousser à maigrir pour faire éviter l'hypertension, les problèmes cardiaques et le diabète.

Quelques huiles essentielles pour la goutte : basilic, cajeput, citron, genièvre, graine d'angélique, graine de carotte, hysope, niaouli, pin, romarin et thym.

Bains

Il ne faut jamais masser l'articulation pendant une crise. Par contre, les bains de pieds sont recommandés pour soulager la douleur.

Mélange pour bain de pieds en cas de goutte

2 gouttes de graine d'angélique
2 gouttes de graine de carotte
2 gouttes d'hysope

ou

1 goutte de cajeput
2 gouttes de genièvre
1 goutte de citron
2 gouttes de romarin

Compresses

Les formules indiquées ci-dessus conviennent aussi aux compresses. Mélangez les huiles dans un bol d'eau froide, imbibez un gant de toilette et posez-le sur l'articulation touchée.

Aromamassage

Le but de ce massage est de détoxifier pour maintenir le taux d'acide urique à un niveau normal. On peut utiliser les huiles recommandées en cas d'arthrite. Une bonne formule : deux gouttes de genièvre, de citron, de romarin et de thym. Si le patient est obèse, reportez-vous au chapitre 10, pour les conseils.

Contre-indications

Le thym peut faire monter la tension artérielle. Évitez le citron avant un bain de soleil et l'hysope pendant la grossesse.

Régime

Pour prévenir la goutte, il faut faire très attention à ce qu'on mange. Éliminez abats, viande rouge et alcool. Limitez les graisses, les aliments transformés, les coquillages, la levure, le fromage, le sel, les anchois, le café, le thé ainsi que tous les aliments et boissons contenant du sucre ou du fructose. Si vous êtes trop gros, il est vital de perdre du poids.

Buvez beaucoup d'eau (deux litres par jour). Consommez fruits et légumes frais. Les cerises ou le jus de cerise font baisser le taux d'acide urique (250 g par jour). Pensez au fenouil, au romarin, aux jeunes pousses de seigle, à la betterave, au céleri, à la laitue et au jus de pomme de terre crue.

Certains compléments comme l'extrait de graines de céleri en comprimé et la vitamine C ont aussi leur intérêt.

Des huiles pour d'autres problèmes musculaires ou articulaires

On peut employer les huiles suivantes en utilisant l'une ou l'autre des méthodes décrites au chapitre 3. Sont recommandés, le massage doux des zones affectées associé à des bains aromatiques quotidiens. Les compresses soulagent bien la douleur.

Contusions

Camomille allemande ou romaine, fenouil, géranium, gingembre, hysope, lavande, marjolaine, menthe poivrée, myrrhe, poivre noir et romarin.

Courbatures et douleurs

Achillée millefeuille, basilic, benjoin, cajeput, camomille allemande ou romaine, cannelle, cardamome, citron, coriandre, encens, eucalyptus, genièvre, géranium, gingembre, graine d'angélique, lavande, marjolaine, menthe poivrée, niaouli, pin, poivre noir, ravensare, romarin, thym et vétiver.

Crampes

Basilic, cajeput, camomille allemande ou romaine, cardamome, cyprès, lavande, marjolaine, poivre noir et romarin.

Foulures et entorses

Achillée millefeuille, camomille allemande ou romaine, eucalyptus, gingembre, lavande, marjolaine, poivre noir, ravensare et thym.

Manque de tonicité

Lemongrass, genièvre, lavande, poivre noir et romarin.

Rhumatismes

Achillée millefeuille, benjoin, cajeput, camomille allemande ou romaine, cannelle, cèdre, citron vert, citron, coriandre, cumin, cyprès, encens, eucalyptus, gingembre, graine d'angélique, hysope, lavande, marjolaine, menthe poivrée, myrrhe, niaouli, pin, poivre noir, romarin, thym et vétiver.

Dans ce chapitre vous apprendrez :
- les principales causes des problèmes cutanés et capillaires ;
- comment soigner votre peau et vos cheveux avec les huiles essentielles ;
- comment créer des mélanges aromatiques adaptés à votre type de peau et de cheveux ;
- quelques changements d'alimentation et d'hygiène de vie pour avoir une peau et des cheveux en parfaite santé.

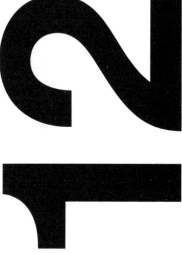

12 Peau et cheveux

Les cosmétiques vendus dans le commerce contiennent des substances synthétiques – conservateurs, teintures et parfums – qui attaquent la flore de la peau et son « manteau acide » protecteur. Elles contribuent au vieillissement cutané et à l'apparition des rides.

Les shampooings décapent le cuir chevelu et font disparaître son sébum naturel ; ils compromettent ainsi son équilibre et la croissance du cheveu. Conservateurs, teintures, parfums et autres substances chimiques, qui entrent dans leur composition, risquent de pénétrer le follicule du cheveux et de passer dans le sang. En outre, tous ces produits prêts à l'emploi coûtent cher, bien plus que les recettes maison. Pourquoi ? À cause de la publicité, du packaging et des marges bénéficiaires du fabricant et du détaillant, évidemment !

Les soins élaborés avec des huiles essentielles peuvent vous embellir et vous protéger, et vous savez ce qu'il y a dedans. Et puis, c'est ludique et satisfaisant de créer ses propres crèmes et lotions et… quelles idées de cadeaux pour la famille et les amis !

Peau

Pourquoi des problèmes de peau ?

Les problèmes cutanés sont provoqués par de nombreux facteurs physiques et émotionnels :

- mauvaise alimentation
- manque d'oxygène dans des pièces confinées, surchauffées
- environnement polluant
- allergies alimentaires (par exemple aux laitages ou au blé)
- déséquilibre hormonal
- tabac
- médicaments
- cosmétiques synthétiques
- stress et problèmes émotionnels
- travail ou sport à l'extérieur, exposés au soleil et aux intempéries.

Quand on est confronté à des problèmes de peau, la seule solution à long terme est de tenter d'identifier la racine du mal plutôt que d'en soigner simplement les symptômes. Il faut souvent envisager un changement d'alimentation et d'hygiène de vie, associé au traitement à base d'huiles essentielles. Notre peau est le miroir de notre santé intérieure.

Soins des peaux sèches

Si les glandes sébacées sont peu actives et ne produisent pas assez de sébum, la peau manque d'hydratation et se dessèche. Malheureusement, les peaux sèches sont plus exposées que les autres aux rides. Il faut donc les « alimenter » tous les jours avec des huiles nourrissantes et protectrices. Le meilleur moyen d'empêcher la déshydratation et de stimuler les glandes sébacées reste encore les huiles végétales enrichies d'huiles essentielles.

Huiles de base pour peau sèche : amande douce, avocat, onagre, jojoba, noyau d'abricot et de pêche sont excellentes. N'oubliez pas d'ajouter un peu d'huile de germe de blé pour la bonne conservation du mélange.

Huiles essentielles pour peau sèche : benjoin, bois de rose, camomille allemande ou romaine, encens, géranium, graine de carotte, jasmin, lavande, néroli, palmarosa, rose, santal, vétiver et ylang ylang.

Quelques recettes d'huiles de beauté

Vous pouvez composer votre propre mélange en choisissant parmi les huiles précédentes ou suivre ces recettes (à diluer dans 30 ml d'huile de base) :

2 gouttes de graine de carotte	2 gouttes de rose	3 gouttes de camomille allemande ou romaine
3 gouttes de marjolaine	4 gouttes de bois de rose	2 gouttes de palmarosa
3 gouttes de bois de rose	4 gouttes de santal	3 gouttes de rose
2 gouttes de fenouil		2 gouttes de bois de rose

ou ... ou ...

Versez tous ces ingrédients dans un flacon de couleur ambrée et secouez bien avant usage. Ne vous lavez jamais à l'eau et au savon, la perte d'hydratation serait pire. Votre huile pour le visage constitue un excellent nettoyant.

Enfin, si vous avez la peau sèche, évitez le sauna facial et les masques chauds. Employez plutôt des compresses tièdes pour nettoyer et hydrater.

Compresses tièdes pour peau sèche

Chauffez environ un demi-litre d'eau. Mélangez quatre gouttes d'huile essentielle. Imprégnez avec cette solution un gant de toilette ou une compresse en gaze. Appliquez sur le visage et laissez agir jusqu'au refroidissement. Voici quelques recettes à suivre :

1 goutte de camomille allemande ou romaine 1 goutte de néroli 1 goutte de rose	ou	1 goutte de graine de carotte 1 goutte de rose 1 goutte de santal

Avec ce type de peau, il faut éviter tous les produits à base d'alcool qui sont extrêmement desséchants.

Régime

Mangez beaucoup de fruits et de légumes frais, ainsi que des poissons gras. Pensez à la vitamine C, à l'huile d'onagre et au zinc. Consommez plus d'aliments riches en potassium, en zinc, en biotine, en vitamines A et E. La gelée royale, le raisin, la camomille, l'huile de graine de lin, l'avocat, les carottes et les concombres revitalisent les peaux sèches.

Essayez d'éviter les atmosphères sèches, le grand soleil, le vent et le bronzage en cabine. Modérez tabac et alcool. L'huile de noix de coco, en application locale ou en prise orale, a un bon effet. Buvez aussi des jus de raisin, de concombre, de pomme et de carotte. Et fuyez le stress...

Soins des peaux grasses

La peau devient grasse quand les glandes sébacées produisent trop de sébum. Les pores sont souvent obstrués ; fleurissent alors boutons, points noirs et même acné. Les zones les plus touchées sont le nez, le menton et le front. La puberté, avec ses bouleversements hormonaux, est l'âge de tous ces problèmes.

Saunas et compresses faciales sont particulièrement efficaces pour cette nature de peau. Le bain de vapeur nettoie les pores en profondeur, expulse les substances toxiques et stimule la circulation. À pratiquer, une fois par semaine.

Sauna facial

Faites bouillir un litre d'eau que vous verserez dans un bol. Ajoutez environ six gouttes d'huile essentielle. Penchez votre tête, couverte d'une serviette, au-dessus du bol. Laissez votre visage exposé à la vapeur pendant une dizaine de minutes. Voici quelques suggestions de recettes (à diluer dans un bol d'eau) :

2 gouttes de cyprès		2 gouttes de géranium
2 gouttes de citron	ou	2 gouttes de romarin
2 gouttes de genièvre		2 gouttes d'arbre à thé

Les masques à base d'argile sont aussi très efficaces. Ils nettoient, raffermissent, revigorent et purifient la peau en la débarrassant de ses toxines.

Masque de beauté
- 2 cuillères à soupe d'argile verte ou blanche
- 1 cuillère à café de pulpe de citron
- 1 cuillère à café d'eau
- 1 cuillère à café de miel
- 1 goutte de cyprès
- 1 goutte de genièvre.

Mélangez ces ingrédients pour former une pâte. Appliquez sur le visage en évitant le contour des yeux. Laissez poser jusqu'au séchage complet. Nettoyez soigneusement le masque avec un coton imbibé d'eau chaude. À faire une fois par semaine. On peut aussi prendre soin d'une peau grasse avec une huile végétale.

Quelques huiles de base pour peau grasse : huile d'amande douce, de noyau d'abricot, de pêche, d'onagre, de graines de bourrache et de carotte.

Huiles essentielles pour peau grasse : bergamote, cèdre, citron, cyprès, encens, genièvre, géranium, lavande, palmarosa, petitgrain, romarin, ylang ylang.

Quelques recettes d'huiles pour le visage
Vous pouvez choisir n'importe quelles huiles essentielles de la liste pour les mélanger à votre huile de base ou suivre ces recettes (à diluer dans 30 ml d'huile de base) :

3 gouttes de cèdre		3 gouttes de géranium		2 gouttes de bergamote
4 gouttes de cyprès	ou	3 gouttes de citron	ou	3 gouttes de cyprès
3 gouttes de genièvre		3 gouttes de palmarosa		2 gouttes d'encens
		3 gouttes de romarin		3 gouttes de petitgrain

Versez tous ces ingrédients dans un flacon ambré et secouez bien. On peut soigner boutons et points noirs individuellement, en appliquant dessus une goutte de lavande ou d'arbre à thé.

Régime

Une nourriture riche en graisses et sucres aggrave le problème. Mangez beaucoup de fruits, de légumes et de fibres pour éviter la constipation, la pire ennemie des peaux grasses. Buvez environ deux litres d'eau par jour. Évitez thé, café et cigarettes. Pensez à la tisane d'anis, apaisante, et à la pomme de terre crue qui, appliquée localement, réduit l'excès de sébum. Quant au jus de radis noir, dilué à 50 pour cent, il purifie les peaux très grasses.

L'huile d'onagre et le zinc, en compléments alimentaires, ont aussi leurs vertus.

Enfin, méfiez-vous du stress...

Soins des peaux normales

Si votre peau est parfaitement équilibrée, lisse, aux pores fins, douce et souple, sans défaut ni bouton, vous avez de la chance ! Les enfants bénéficient en général de cette grâce, alors que nous, pauvres adultes, devons nous battre pour l'atteindre.

Mais cette fragile harmonie risque toujours d'être perturbée – problèmes hormonaux, maladie, régime aberrant peuvent tout chambouler.

Bien qu'une peau normale n'ait pas besoin de soin particulier, il faut quand même s'en occuper ! lavez-la tous les jours à l'eau tiède, avec un savon peu acide ou au pH moyen. Faites un masque une fois par semaine pour préserver son équilibre.

Masque de beauté

- 2 cuillères à soupe d'argile verte ou blanche
- 1 cuillère à café de miel
- 1 cuillère à café d'huile de jojoba ou d'avocat
- 1 goutte de rose
- 1 goutte de géranium ou de palmarosa

Mélangez les ingrédients pour obtenir une pâte épaisse. Étalez sur le visage en évitant le contour des yeux. Relaxez-vous… et laissez le masque agir jusqu'au séchage. Ensuite, nettoyez délicatement à l'eau chaude. À faire une fois par semaine.

Même quand la peau est normale, on peut et on doit utiliser sur le visage, au moins une fois par jour, une huile pour stimuler et nourrir.

Huiles de base pour peau normale : amande douce, noyau d'abricot ou de pêche, jojoba, onagre et carotte.

Huiles essentielles pour peau normale : camomille allemande ou romaine, encens, bois de rose, géranium, lavande, néroli, palmarosa et rose.

Quelques recettes d'huiles de beauté

Vous pouvez choisir n'importe quelles huiles essentielles de la liste pour l'ajouter à votre huile de base ou suivre ces recettes (à diluer dans 30 ml d'huile de base) :

4 gouttes de géranium
3 gouttes de rose   **ou**
3 gouttes de bois de rose

3 gouttes d'encens
3 gouttes de lavande
4 gouttes de palmarosa

De temps en temps, faites aussi un sauna facial. Suivez la même démarche que pour la peau grasse, mais en utilisant les huiles essentielles ci-dessus.

Soin des peaux matures et âgées

Avec l'âge, la peau se détériore, perd son élasticité et les rides apparaissent. Une peau mature a besoin d'hydratation et d'oxygène.

Des aromamassages réguliers sont d'une grande efficacité pour la prévention et la réduction des rides. L'amélioration est visible après seulement quelques séances.

Les massages stimulent la circulation locale et permettent de réoxygéner les couches profondes de la peau. Le vieillissement ralentit la division cellulaire ; il faut donc utiliser des huiles essentielles qui favorisent la multiplication des cellules (huiles cytophylactiques). Vous pouvez employer les mêmes huiles que pour soigner la sécheresse cutanée.

Huiles de base anti-âge : avocat, jojoba, germe de blé, noyau de pêche et d'abricot sont des huiles nourrissantes excellentes.

Huiles essentielles anti-âge : achillée millefeuille, camomille allemande ou romaine, encens, géranium, graine de carotte, jasmin, lavande, myrte, néroli, palmarosa, rose et sauge sclarée.

Quelques recettes d'huiles de beauté

Vous pouvez choisir n'importe quelles huiles essentielles dans la liste précédente pour l'ajouter à votre huile de base ou suivre ces recettes (à diluer dans 30 ml d'huile de base) :

3 gouttes de graine de carotte
3 gouttes de palmaros   **ou**
3 gouttes d'encens

4 gouttes de géranium
4 gouttes de néroli
3 gouttes de rose

Pour que ces huiles soient efficaces, il faut les appliquer quotidiennement sur le visage. Pensez aux masques qui donnent aussi de bons résultats ; en éliminant les impuretés, ils permettent d'accélérer le renouvellement cellulaire.

Masque de beauté
- 2 cuillères à café de poudre d'amande
- 1 cuillère à café de miel
- 2 cuillères à café d'eau (ou eau de rose ou d'eau de lavande)

Mélangez ces ingrédients dans un bol, ajoutez une goutte d'huile essentielle de rose et une goutte d'encens. Étalez sur le visage, laissez agir dix à quinze minutes. Rincez délicatement.

Faites aussi un sauna facial pour nettoyer les pores en profondeur et stimuler la circulation. Suivez la même démarche que pour les peaux grasses, mais en utilisant deux gouttes de graine de carotte, deux gouttes d'encens et deux gouttes de néroli.

Régime
La peau a vraiment besoin d'une nourriture adaptée. Essayez de limiter thé et café qui contribuent à la formation des rides. Buvez deux litres d'eau et diminuez la consommation de sucre rapide. Enfin, consommez beaucoup de fruits et légumes.

Le pollen d'abeille, l'extrait de poisson marin, l'huile de krill, la gelée royale et l'extrait de pépin de raisin apportent au corps le collagène qui disparaît avec l'âge.

Faites un smoothie à base de yaourt bio, de lait de soja ou d'avoine, de baies de votre choix, de gelée royale en gélules et d'huile de krill.

L'activité physique permet de stimuler la circulation et d'améliorer le tonus musculaire. Enfin, évitez les températures extrêmes.

Des huiles essentielles pour les problèmes dermatologiques

Acné
L'acné survient surtout à la puberté, mais elle peut aussi toucher les adultes. Elle est due à une suractivité des glandes sébacées (qui secrètent de l'huile). Cet excès de sébum provoque une prolifération bactérienne. L'engorgement des pores conduit à l'apparition de points noirs et de boutons qui peuvent même laisser des cicatrices.

- Huiles essentielles pour éliminer les toxines de l'organisme : citron, genièvre, géranium, romarin.
- Huiles essentielles pour atténuer et soigner les cicatrices : encens, graine de carotte, lavande, mandarine, néroli.
- Huiles essentielles pour stimuler le renouvellement cellulaire : bois de rose, encens, graine de carotte, lavande, néroli, palmarosa, patchouli.
- Huiles essentielles pour équilibrer et réduire le sébum : achillée millefeuille, lemongrass, cyprès, encens, géranium, lavande, sauge sclarée, ylang ylang.
- Huiles essentielles antiseptiques et astringentes : achillée millefeuille, bergamote, cèdre, myrte, niaouli.
- Huiles essentielles pour calmer l'inflammation : achillée millefeuille, camomille allemande ou romaine.

Traitez chaque bouton avec une goutte de lavande ou d'arbre à thé pure. Lavez-vous avec un savon sans parfum, au pH équilibré ou acide. Faites un sauna facial deux fois par semaine et appliquez quotidiennement une huile pour le visage.

Évitez les nourritures industrielles, les graisses et les sucres (aliments et boissons), le tabac, l'alcool, le thé, le café. Consommez beaucoup de fruits, de légumes et d'eau. Prenez aussi des compléments de vitamine C, de zinc et d'huile d'onagre. Enfin, n'oubliez pas l'activité physique !

Allergies (eczéma, etc.)

L'alimentation, les polluants et le stress sont les causes principales de réactions allergiques. Il convient donc d'identifier l'allergène – nourriture, détergents, cosmétiques ou vêtement irritant.

Huiles essentielles efficaces : camomille allemande ou romaine, mélisse et achillée millefeuille sont trois de mes huiles favorites pour soigner l'eczéma. Elles réussissent à calmer les démangeaisons.

Autres huiles intéressantes : benjoin, encens, géranium, graine d'angélique, lavande, myrrhe et patchouli (eczéma suintant), rose otto et santal (eczéma sec).

Parfois, les huiles de support peuvent aggraver l'eczéma. Il est donc préférable de mélanger les huiles essentielles à une crème de base bio neutre. On peut aussi les utiliser sur des compresses ou en bains.

Pied d'athlète

Cette mycose infectieuse, qui se développe autour et entre les doigts de pied, provoque de fortes démangeaisons. Elle aime la chaleur et l'humidité.

Huiles essentielles efficaces : arbre à thé, lemongrass, lavande, myrrhe et patchouli. Faites des bains de pieds quotidiens avec une de ces huiles (6 gouttes). Vous pouvez aussi tamponner lavande ou arbre à thé pure sur les zones affectées.

Couperose et varicosités

La faiblesse des vaisseaux capillaires est souvent responsable de l'apparition de fines marbrures rouges, en générale sur les joues. Ces petites veines ne sont pas éclatées, mais seulement affaiblies et distendues. Quand la peau est chaude, les parois veineuses se détendent et reviennent ensuite à la normale. Si elles perdent leur élasticité, elles restent dilatées, provoquant ainsi rougeurs et couperose.

On peut aider à rétablir la contraction des vaisseaux capillaires en massant doucement le visage. Essayez cette recette pendant quelques mois (à diluer dans 30 ml d'huile de support) :

3 gouttes de camomille allemande ou romaine
3 gouttes de géranium
4 gouttes de rose

Le cyprès, l'encens, le néroli et patchouli sont aussi efficaces.

Pour optimiser le traitement, éliminez les nourritures épicées, l'alcool, le tabac, la caféine et le stress. Vous pouvez aussi prendre de la vitamine C.

Cellulite

La cellulite, souvent appelée « peau d'orange », touche presque exclusivement les femmes. Elle s'installe en haut des cuisses, sur les hanches et les fesses et semble être d'origine hormonale. Elle se caractérise par la congestion lymphatique, la rétention d'eau, une augmentation des tissus graisseux et, souvent, une mauvaise circulation.

L'aromathérapie donnera de bons résultats si elle est associée à un suivi diététique et à une activité physique, mais il faut de la persévérance. Le traitement va stimuler le système lymphatique, rééquilibrer les hormones et diminuer la rétention d'eau.

Huiles essentielles contre la rétention d'eau : citron, citron vert, lemongrass, cyprès, fenouil, genièvre, graine d'angélique, pamplemousse, pin, romarin et santal.

Huiles essentielles pour stimuler la circulation et détoxifier le système lymphatique : benjoin, cardamome, cèdre, coriandre, cyprès, fenouil, gingembre, graine de carotte, graine d'angélique, patchouli, pin, poivre noir, romarin, sauge.

Huiles essentielles pour l'équilibre hormonal : camomille allemande ou romaine, géranium, lavande, rose et sauge sclarée.

Plan d'action contre la cellulite

1. Tous les jours, faites un gommage à sec, avec un gant de crin. Frictionnez tout le corps, avec des mouvements ascendants, en insistant sur les zones à problème. Cette action détoxifie et stimule la circulation.

2. Prenez, au moins une fois par jour, un bain avec les huiles citées plus haut, ou en utilisant une de ces formules (à diluer dans 30 ml d'huile de support).

2 gouttes de cyprès	2 gouttes de poivre noir	2 gouttes de géranium
2 gouttes de fenouil	2 gouttes de citron	2 gouttes de fenouil
2 gouttes de genièvre	2 gouttes de pamplemousse	2 gouttes de rose

Faites suivre le bain d'une douche froide.

3. Massez les zones affectées, deux fois par jour (matin et soir), avec une de ces formules (à diluer dans 30 ml d'huile de support).

3 gouttes de fenouil		3 gouttes de cyprès
4 gouttes de pamplemousse	ou	3 gouttes de géranium
3 gouttes de citron		4 gouttes de genièvre

4. Surveillez votre alimentation. Éliminez thé, café, alcool et ne buvez que de l'eau pure et des tisanes – l'infusion de fenouil est excellente. Un citron pressé dans de l'eau chaude, au saut du lit et au coucher, nettoie l'organisme. Mangez beaucoup de fruits frais et de légumes (de préférence crus). Évitez sucre et glucides raffinés ainsi que la nourriture salée. Fuyez le lait de vache sous toutes ses formes. Augmentez vos apports en vitamine C (au moins 1 g par jour). L'extrait de gutu kola, appliqué localement, est efficace sur la cellulite.

5. Pratiquez une activité physique quotidienne pendant une vingtaine de minutes – natation ou vélo sont parfaits.

6. Relaxez-vous, car le stress peut affecter l'équilibre hormonal et rendre l'élimination moins efficace.

Boutons de fièvre (herpès)

Les boutons de fièvre sont provoqués par un déficit immunitaire, le stress, des températures extrêmes et trop de soleil. Le virus de l'herpès simplex en est responsable. Il est important d'utiliser les huiles essentielles dès le premier signe d'éruption. Appliquez l'une de ces deux solutions, avec un bâtonnet de coton, plusieurs fois par jour (à diluer dans 5 ml de vodka) :

2 gouttes de bergamote		2 gouttes de camomille allemande ou romaine
2 gouttes de lavande	ou	1 goutte d'eucalyptus
1 goutte de citron		1 goutte de mélisse
3 gouttes d'arbre à thé		2 gouttes d'arbre à thé

On peut aussi employer de l'huile pure de lavande ou d'arbre à thé, sur les boutons. Prenez au moins 1 g de vitamine C par jour et 1 g de lysine, ainsi que de la vitamine B-complexe. Mangez beaucoup de fruits, légumes et céréales complètes.

Maladies de peau infectieuses

Il ne faut jamais faire de massage sur des éruptions provoquées par des maladies comme la varicelle, la gale ou la rougeole. Versez plutôt six gouttes de chacune de ces huiles dans un bain : arbre à thé, bergamote, citron, lavande, ravensare, romarin.

Psoriasis

Cette maladie se caractérise par l'apparition de taches rouges, couvertes de pellicules, essentiellement sur les coudes, les genoux, les paumes des mains, les plantes des pieds et la tête. Le psoriasis est souvent héréditaire, mais peut ne surgir qu'à l'âge adulte. On en ignore la cause, mais le stress semble un facteur important.

C'est une maladie difficile à soigner qui, généralement, réagit assez bien à l'aromathérapie.

Huiles essentielles contre le psoriasis : achillée millefeuille, benjoin, bergamote, cajeput, camomille allemande ou romaine, lavande et niaouli. Toutes ces huiles peuvent être mélangées à une huile de support ou à une crème de base neutre et bio (voir chapitre 3 pour les crèmes).

Quelques recettes contre le psoriasis

Vous pouvez choisir n'importe quelles huiles essentielles dans la liste ci-dessus et les ajouter à votre huile de base ou essayer ces recettes :

| 1 goutte de bergamote
3 gouttes de camomille
   allemande ou romaine
3 gouttes de lavande
3 gouttes d'achillée
   millefeuille

diluées dans 30 ml
d'huile de support | **ou** | 2 gouttes de benjoin
4 gouttes de camomille
   allemande ou romaine
2 gouttes d'achillée
   millefeuille

mélangées à 30 g
de crème de base neutre |

Régime

Évitez tabac, alcool et café. Buvez des jus de fruits et deux litres d'eau par jour. Consommez de préférence des fruits et légumes (crus si possible), ainsi que des aliments non transformés et complets. Carottes, ail, oignon, rhubarbe et tomates font beaucoup de bien. Mangez des poissons gras, maquereau, sardine et thon. Les vitamines A, B-complexe, B12, C, E, le zinc, le sélénium, le coenzyme Q10 (qui améliore les fonctions immunitaires de la peau) et l'huile d'onagre ont aussi leur efficacité. N'oubliez pas non plus les jus et les graines germées.

Un soleil modéré peut atténuer le psoriasis. Ne portez jamais de fibres synthétiques (type polyester ou Nylon) à même la peau.

Cheveux

Tout comme la peau, la chevelure reflète notre bien-être intérieur. Sa condition dépend, pour une large part, de notre bonne santé et de notre alimentation. Les changements hormonaux, l'hérédité, le stress, une surexposition aux ultraviolets, les substances chimiques (permanentes, teintures, laques et gels), les polluants ou les médicaments peuvent l'affecter. Mais la santé de nos cheveux dépend aussi de comment nous les traitons. Il faut les brosser à fond (évitez les brosses en Nylon) pour éliminer les cheveux morts et stimuler la repousse naturelle. Nous avons environ 100 000 cheveux sur le crâne. Ils sont plus nombreux et plus fins chez les blonds, comparés aux roux qui en ont moins, mais plus épais. Nous en perdons à peu près 80 par jour ! Ma grand-mère avait l'habitude de dire qu'il faut se brosser les cheveux100 fois par jour, et elle avait raison. Le brossage masse le cuir chevelu, stimule la circulation et enlève les vieux cheveux.

Les huiles essentielles ont leur place dans les soins capillaires, car elles agissent sur les glandes sébacées pour rétablir leur équilibre. Le sébum secrété par ces glandes lubrifie et protège le cheveu. Quand leur activité est ralentie, le cheveu se dessèche et se déshydrate. Quand elles sont trop actives, le cheveu devient gras. Dans chaque cas, les huiles essentielles peuvent réguler la production de sébum.

Le lavage

La plupart des shampooings du commerce contiennent des substances chimiques et synthétiques qui abîment le cuir chevelu et les follicules. Elles agressent le film acide de la peau et font disparaître les huiles qui protègent naturellement la fibre capillaire. En fait, après chaque lavage, il faudrait rincer les cheveux avec une substance acide tel le jus de citron ou du vinaigre de cidre bio ; cela permet d'éliminer tous les résidus de savon et aide à reconstituer l'équilibre acide du cuir chevelu.

Évitez d'utiliser des shampooings très détergents. Préférez un produit doux et naturel, moins agressif pour le film acide du cuir chevelu. Vous pouvez même le fabriquer en suivant cette recette :

- 100 g de savon en paillette (disponible dans les magasins bio et en pharmacies)
- 1 litre d'eau de source.

1. Faites chauffer l'eau et ajoutez le savon en remuant jusqu'à dissolution complète des paillettes. Laissez refroidir et versez le mélange dans une bouteille ou un pot.

2. Ajoutez à cette base, huiles de support et huiles essentielles adaptées à votre nature de cheveux.

Cheveux normaux (cheveux sains)

Un cheveu normal n'est ni trop sec ni trop gras, facile à coiffer, fort, brillant, avec une bonne repousse. Les huiles essentielles suivantes le maintiendront en parfaite santé : bois de rose, camomille allemande ou romaine, citron, géranium, graine de carotte, lavande, romarin.

Camomille et citron sont surtout recommandées pour les cheveux clairs. La carotte convient aux roux et le romarin aux cheveux foncés.

Quelques recettes de shampooing

Choisissez, parmi les huiles ci-dessus, celles que vous ajouterez à votre shampooing de base ou essayez une de ces recettes (à mélanger à 100 ml de shampooing de base et à mettre en bouteille) :

cheveux blonds
8 gouttes de camomille
   allemande ou romaine
3 gouttes de graine de carotte
3 gouttes de géranium
5 gouttes de citron

ou

cheveux foncés
4 gouttes de graine
   de carotte
4 gouttes de citron
6 gouttes de romarin
6 gouttes de bois de rose

Rinçage

- 1 tasse d'eau
- 2 cuillères à café de vinaigre de cidre
- 3 gouttes de citron (cheveux blonds) ou 3 gouttes de romarin (cheveux foncés)

Soin nourrissant

Faites un soin nourrissant par semaine, surtout si vous vous lavez souvent les cheveux ou si vous les avez exposés au soleil, au vent ou au chlore de la piscine (à mélanger à 2 cuillères à soupe d'huile de jojoba, d'amande douce ou de noyau de pêche).

cheveux blonds
1 goutte de graine de carotte
3 gouttes de camomille
   allemande ou romaine

ou

cheveux foncés
2 gouttes de géranium
2 gouttes de romarin
2 gouttes de bois de rose
2 gouttes de citron

Massez pour que l'huile pénètre bien le cheveu et couvrez-vous la tête d'un bonnet de douche en plastique. Laissez agir deux heures ou même toute la nuit. Faites votre shampooing comme d'habitude.

Cheveux secs

La sécheresse capillaire provient d'une sous-activité des glandes sébacées. Le traitement aromathérapique visera donc à rétablir leur équilibre. Ces cheveux doivent être protégés du soleil, de l'eau de mer et de piscine qui ne peuvent qu'aggraver le problème.

Huiles essentielles pour cheveux secs : bois de rose, camomille allemande ou romaine, géranium, graine de carotte, lavande, palmarosa, santal, ylang ylang.

Recettes de shampooing

Choisissez, parmi ces huiles, celles que vous ajouterez à votre shampooing de base ou suivez l'une de ces recettes(à mélanger à 100 ml de shampooing de base et une cuillère à café de d'huile de support (jojoba, avocat, noyau de pêche) et à mettre en bouteille).

4 gouttes de graine de carotte		5 gouttes de géranium
4 gouttes de lavande	ou	4 gouttes de persil
6 gouttes de palmarosa		5 gouttes de santal
6 gouttes d'ylang ylang		6 gouttes d'ylang ylang

Rinçage

- 1 tasse d'eau
- 1 cuillère à café de vinaigre de cidre
- 3 gouttes de santal ou
- 3 gouttes d'ylang ylang.

Mélangez ces ingrédients dans un bol d'eau que vous utiliserez en dernier rinçage. Mouillez bien toute la chevelure.

Soin

Le cheveu sec a souvent été abîmé par les substances chimiques (colorations et autres gels) autant que par les éléments. Il est donc indispensable de le nourrir en profondeur. L'huile de jojoba est très efficace, de même que sur les cheveux cassants et fourchus. Essayez la recette suivante, au moins une fois par semaine.

- 2 cuillères à soupe d'huile de jojoba
- 1 goutte de graine de carotte
- 2 gouttes de géranium
- 3 gouttes d'ylang ylang.

Appliquez cette huile sur le cuir chevelu. Massez bien et couvrez d'un bonnet de douche. Laissez agir au moins deux heures ou toute une nuit. Faites ensuite votre shampooing habituel et rincez.

Cheveux gras

Le cheveu gras provient d'une suractivité des glandes sébacées. Ce problème est aggravé par des shampooings trop fréquents et trop détergents. Vous pouvez, toutefois, vous laver les cheveux tous les jours en utilisant un shampooing doux.

Huiles essentielles pour cheveux gras : achillée millefeuille, bergamote, cèdre, citron, cyprès, encens, genièvre, lavande, niaouli, romarin, sauge sclarée, sauge, thym.

Recettes de shampooing

Choisissez parmi les huiles ci-dessus, celles que vous ajouterez à votre shampooing de base ou essayez cette recette (à mélanger bien à 100 ml de shampooing de base et à mettre en bouteille) :

3 gouttes de cèdre
4 gouttes de sauge sclarée
4 gouttes de cyprès
7 gouttes de citron
2 gouttes d'achillée millefeuille

Rinçage pour cheveux gras

- 1 tasse d'eau
- 2 cuillère à café de vinaigre de cidre ou de jus de citron
- 2 gouttes de citron
- 1 goutte de thym.

Mélangez ces ingrédients et ajoutez-les à la dernière eau de rinçage. Mouillez bien tout le cuir chevelu.

Tonique capillaire

Une lotion tonique sera très efficace sur ce type de cheveux. Il faut la faire pénétrer en massant et la laisser agir toute une nuit. Pratiquez ce soin une fois par semaine, deux ou trois fois en cas de problème sévère.

- 2 tasses d'eau de source (ou bouillie)
- 2 cuillères à soupe de vinaigre de cidre ou de jus de citron frais
- 2 gouttes de bergamote
- 2 gouttes de sauge sclarée
- 3 gouttes de cyprès
- 2 gouttes de lavande
- 1 goutte de thym.
  Mélangez et mettez en bouteille. Frictionnez le cuir chevelu.

Soin

Pour ce type de cheveux, faites environ un soin par semaine.

- 2 cuillères à soupe d'huile d'amande douce
- 2 gouttes de bergamote
- 2 gouttes de cyprès
- 2 gouttes de citron
- 2 gouttes d'achillée millefeuille.

Mélangez ces ingrédients. Massez bien le cuir chevelu avec cette préparation. Couvrez les cheveux d'un bonnet de douche ou d'un sac en plastique. Laissez agir quinze minutes, shampouinez et rincez comme d'habitude.

Régime

Vos cheveux réagissent à tout ce que vous avalez. L'alimentation doit donc apporter les minéraux et les vitamines nécessaires à une chevelure éclatante de santé. Évitez café, thé, alcool, tabac, graisses saturées et sucre. Mangez beaucoup de fruits, de légumes frais et d'acides gras insaturés. Les œufs, le kelp (algue marine), l'ortie et le jus de persil sont excellents, tout comme les châtaignes et l'huile de graine de lin.

Protégez vos cheveux, autant que possible, du grand soleil, de l'eau de mer et de l'eau chlorée des piscines. Avant d'aller à la plage, appliquez donc un bon soin nourrissant. La chaleur du soleil en activera l'effet.

Et essayez de vous détendre. Avec le stress et la tension, vous pouvez vraiment vous faire des cheveux !

Des huiles essentielles pour d'autres problèmes capillaires

Chute de cheveux

Ces huiles essentielles peuvent être ajoutées à vos produits de soin habituels pour stimuler la croissance : achillée millefeuille, basilic, camomille allemande ou romaine, cèdre, cyprès, encens, géranium, gingembre, lavande, menthe poivrée, romarin, sauge sclarée et thym.

Pellicules

Basilic, camomille allemande ou romaine, cyprès, eucalyptus, graine de carotte, menthe poivrée, patchouli, romarin et thym sont toutes très efficaces contre les pellicules. Ajoutez-les au shampooing, dans le rinçage et les soins. Et rincez bien les cheveux.

Poux

En tant que mère de deux enfants, j'ai une grande expérience de la lutte anti-poux. Et j'ai découvert que ces huiles étaient très efficaces : bergamote, citron, eucalyptus, géranium, lavande, niaouli, romarin et arbre à thé.

Au cours de leur scolarité, la plupart des enfants attraperont des poux, un jour ou l'autre. Ces huiles, mélangées au shampooing, sont un bon traitement préventif. Vous pouvez aussi ajouter une goutte de romarin et une goutte d'arbre à thé à la dernière eau de rinçage.

Traitement anti-poux pour enfant

- 2 cuillères à soupe d'huile de support
- 1 goutte de lavande
- 1 goutte de citron
- 1 goutte de romarin
- 1 goutte d'arbre à thé.

Mélangez bien ces ingrédients et appliquez sur les cheveux. Couvrez avec un bonnet de douche en plastique et laissez agir toute une nuit, pour un effet maximal. Peignez soigneusement les cheveux, avec un peigne spécial à fines dents (disponible en pharmacie), pour éliminer poux et lentes. Shampouinez et rincez comme d'habitude.

N'ayez surtout pas honte si votre enfant attrape des poux. Tous nos chers petits y sont exposés.

**Dans ce chapitre,
vous apprendrez :**
- les causes et les effets des problèmes féminins les plus courants ;
- les traitements médicaux habituellement prescrits ;
- quelles huiles essentielles utiliser pour ces « problèmes de femmes » ;
- quelles Fleurs de Bach prendre ;
- quel régime et quel mode de vie adopter en liaison avec votre traitement aromathérapique.

Problèmes féminins

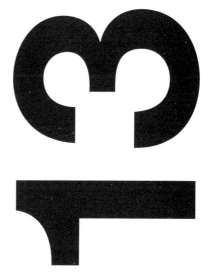

Les femmes sont exposées à quantité de maux. Dans ce chapitre, je me suis intéressée particulièrement au syndrome prémenstruel (SPM) et à la ménopause. Ce sont, en effet, les difficultés dont mes patientes se plaignent le plus souvent. J'ai traité plus succinctement les autres « problèmes féminins ».

Si les symptômes sont sérieux ou se prolongent, consultez un gynécologue pour vous assurer que vous n'avez aucune maladie grave.

Aménorrhées (absence de règles)

L'aménorrhée, absence ou perte de règles, peut être causée par de nombreux facteurs tels l'anorexie, un régime amaigrissant, un entraînement physique exigeant (pour des athlètes de haut niveau, par exemple), une maladie des ovaires ou même l'arrêt de la pilule. Mais elle peut aussi résulter de perturbations émotionnelles, stress, choc ou changement brutal.

Traitement

Traitement médical

Il faut toujours identifier la cause de l'aménorrhée, le traitement en dépend : opération chirurgicale pour un kyste ovarien, prise en charge par un spécialiste pour l'anorexie ou, dans d'autres cas, traitement hormonal destiné à provoquer l'ovulation.

Traitement aromathérapique

Si les problèmes ont une cause émotionnelle, ils se résoudront d'eux-mêmes avec le temps. Néanmoins, il existe des huiles essentielles qui peuvent stimuler la reprise du cycle menstruel.

Quelque huiles essentielles : basilic, camomille allemande ou romaine, cyprès, fenouil, genièvre, géranium, graine de carotte, hysope, marjolaine, menthe poivrée, myrrhe, niaouli, rose, romarin, sauge sclarée et thym.

Bains et bains de siège

Vous pouvez utiliser les huiles ci-dessus en les combinant à votre guise. Versez six gouttes, tous les jours, dans votre bain ou votre bain de siège. Je recommande la formule suivante :

2 gouttes de sauge sclarée
2 gouttes de cyprès
2 gouttes de marjolaine
1 goutte de rose

Aromamassage

Tous les jours, pendant environ un mois, massez-vous l'abdomen et le bas du dos avec un de ces mélanges (à diluer dans 20 ml d'huile de support) :

2 gouttes de cyprès		1 goutte de graine
2 gouttes de fenouil		de carotte
2 gouttes de genièvre	ou	3 gouttes de géranium
1 goutte marjolaine		2 gouttes de rose

Si l'aménorrhée résulte du stress, un massage aromathérapique complet du corps, une fois par semaine, vous fera beaucoup de bien.

Contre-indications

En cas d'épilepsie, utilisez modérément le fenouil. Le thym peut faire monter la tension artérielle.

Fleurs de Bach

Star of Bethlehem (Étoile de Bethléem) est excellent pour les chocs émotionnels, tout comme Rescue Remedy dans les situations de stress. L'aménorrhée, induite par l'anorexie, nécessite des élixirs différents selon les cas – Mimulus (Mimule) agit sur la peur (ici, peur de grossir), Crab Apple (Pommier sauvage) aide à éliminer la sensation de dégoût de soi et la répugnance envers la nourriture. Beech (Hêtre) est excellent pour les individus critiques envers eux-mêmes. Pine (Pin) combat le sentiment de culpabilité et Agrimony (Aigremoine), les tourments intérieurs.

Régime

Il est essentiel d'adopter une alimentation saine pour venir à bout des problèmes d'aménorrhée. En premier lieu, bouillons et soupes vous aideront à nettoyer votre organisme en douceur. Évitez toutes les nourritures industrielles et la « junk food ». Pensez aux poissons gras ou aux compléments d'acide gras essentiel, ainsi qu'aux baies de gattilier (en extrait), qui soulagent dans deux tiers des cas. L'actée à grappes (*Actaea racemosa*) et la réglisse sont aussi efficaces. Buvez de la camomille et du jus de betterave.

Essayez la camomille en infusion, la réglisse associée l'actée à grappes (plantes ou teintures).

Dysménorrhée (règles douloureuses)

La dysménorrhée, ou règles douloureuses, est un problème assez courant. Les symptômes peuvent varier d'une légère douleur à de violents spasmes qui vous clouent au lit. Ces crises sont causées par des crampes utérines. Il existe deux types de dysménorrhée – les crampes spasmodiques, une douleur aiguë qui apparaît souvent le premier jour des règles, et la dysménorrhée congestive, une douleur sourde et continue, qui se déclare en général avant les règles.

Traitement

Traitement médical

La dysménorrhée est le plus souvent soulagée par la prise d'analgésiques (antidouleur) type paracétamol. Quand la douleur est très forte, le médecin peut prescrire un contraceptif oral pour supprimer l'ovulation.

Traitement aromathérapique

Quelques huiles utiles : camomille allemande ou romaine, cajeput, cyprès, fenouil, genièvre, gingembre, graine d'angélique, jasmin, lavande, marjolaine, mélisse, menthe poivrée, niaouli, romarin, rose et sauge sclarée.

Bains

Vous pouvez tester différents mélanges pour trouver celui qui vous convient le mieux, ou essayer la formule suivante :

2 gouttes de camomille
    allemande ou romaine
2 gouttes de sauge sclarée
2 gouttes de marjolaine

Compresses

Les compresses à bases d'huiles essentielles sont le meilleur moyen de soulager les troubles menstruels. Essayez l'une ou l'autre de ces essences, elles sont toutes antispasmodiques. La lavande et la menthe poivrée forment une bonne combinaison (trois gouttes de chaque), tout comme la camomille allemande ou romaine et la marjolaine. On peut aussi utiliser la sauge sclarée avec la rose.

Aromamassage

Ils sont particulièrement efficaces sur l'abdomen et le bas du dos. L'ostéopathie peut aussi, parfois, soulager la dysménorrhée. Massez l'abdomen, tous les jours, avec l'un de ces mélanges (à diluer dans 20 ml d'huile de support) :

2 gouttes de sauge sclarée
2 gouttes de cyprès
2 gouttes de marjolaine
1 goutte de rose

ou

2 gouttes de fenouil
2 gouttes de genièvre
2 gouttes de menthe poivrée
1 goutte de sauge

Contre-indications

Évitez l'usage excessif du fenouil en cas d'épilepsie.

Fleurs de Bach

Rescue Remedy peut être utile pour calmer la douleur. Crab Apple (Pommier sauvage) est recommandé en cas de congestion.

Régime

Il essentiel d'avoir une nourriture saine, composée de fruits et de légumes en quantité. Supprimez le sucre et les aliments transformés. L'huile d'onagre, le calcium, le magnésium, les vitamines B-complexe et E sont des compléments fort utiles.

Le jus de mûre, le gingembre, la feuille de framboisier, la fleur de la passion et l'angélique (qui régule l'activité musculaire de l'utérus) font tous beaucoup de bien. Mangez davantage de poissons gras ou prenez un complément alimentaire.

Endométriose

Ce trouble se caractérise par l'apparition et la prolifération des cellules endométriales, qui normalement tapissent l'utérus (endomètre), en dehors de l'utérus, dans les ovaires, les trompes de Fallope, la vessie, les intestins, les poumons ou ailleurs dans le corps. On s'explique encore mal les causes de ce disfonctionnement.

Symptômes

En France, cette maladie touche au moins 60 % des femmes en âge de procréer – au moins car, dans de nombreux cas, l'endométriose reste non diagnostiquée pendant des années. Il est surprenant de voir que ce trouble suscite aussi peu d'intérêt. Les symptômes sont variables, mais on peut citer : règles pénibles, douleurs pendant l'ovulations et les rapports sexuels, saignements importants, saignements occasionnels, douleurs en déféquant ou en urinant, infertilité, nausées, anxiété et dépression. La souffrance atteint parfois la limite du supportable.

Traitement

Traitement médical

On prescrit souvent du danazol, un dérivé de testostérone qui n'est pas sans effets secondaires déplaisants. On peut aussi pratiquer une laparoscopie pour examiner l'abdomen. On a même parfois recours à la chirurgie.

Traitement aromathérapique

L'aromathérapie peut aider, dans certains cas, à soulager et à calmer la malade. Il ne fait aucun doute que le stress aggrave la douleur.

Quelques huiles efficaces : achillée millefeuille, bergamote, camomille allemande ou romaine, cyprès, géranium, lavande, menthe poivrée et rose.

Bains de siège

Si les bains aux huiles essentielles sont relaxants, les bains de siège chauds et froids sont particulièrement indiqués en cas d'endométriose. Ce traitement a pour but de stimuler la contraction et la dilatation des vaisseaux. Vous aurez besoin de deux bassines (ou des baignoires pour bébé). Remplissez l'une d'eau chaude et l'autre d'eau froide. Asseyez-vous dix minutes dans l'eau chaude, puis cinq minutes dans l'eau froide, et répétez deux ou trois fois de suite (vous aurez sans doute besoin de rajouter de l'eau chaude dans la bassine idoine).

Versez ce mélange uniquement dans la bassine d'eau chaude :

1 goutte de camomille
   allemande ou romaine
1 goutte de sauge sclarée
2 gouttes de cyprès
2 gouttes de géranium
1 goutte de rose

Ce protocole doit être répété tous les jours. Si cela vous paraît difficile, prenez un bain avec ces mêmes huiles.

Aromamassage

Massez l'abdomen et le bas du dos quotidiennement avec l'un des mélanges suivants (à diluer dans 20 ml d'huile de support) :

2 gouttes de camomille allemande ou romaine 3 gouttes de cyprès 2 gouttes d'achillée millefeuille	ou	2 gouttes de sauge sclarée 3 gouttes de géranium 1 goutte de rose

Ces bains et massages quotidiens doivent être poursuivis pendant plusieurs mois pour porter leurs fruits. Alors persévérez !

Compresses

On peut alterner les compresses chaudes et froides peut calmer la douleur. Les huiles les plus efficaces sont, sans conteste, la menthe poivrée, la sauge sclarée et la lavande. Mélangez deux gouttes de sauge sclarée, deux gouttes de lavande et deux gouttes de menthe poivrée dans un bol d'eau. Trempez la compresse dans cette solution et appliquez-la sur l'abdomen ou le bas du dos – là où la douleur est la plus forte.

En cas de nausée, faites une compresse de menthe poivrée.

Contre-indications

Le fenouil est déconseillé aux personnes épileptiques. Évitez la menthe poivrée si vous prenez de l'homéopathie.

Fleurs de Bach

Essayez Rescue Remedy pour calmer la tension physique et psychologique.

Régime

Les femmes souffrant d'endométriose doivent avoir une alimentation saine, faire de l'exercice et de la relaxation. Et, bien sûr, éviter le stress ! L'huile d'onagre peut contribuer à calmer douleur et crampes. On a constaté que la progestérone naturelle était efficace, tout comme l'extrait de pépins de raisin, l'actée à grappes (*Actaea racemosa*) et le gattilier.

Les bouillons et les soupes nettoient l'organisme en douceur, ils sont faciles à digérer et réconfortants. Augmentez les apports en huile de poisson et en EPA (acide eicosapentaénoïque), cette substance réduit l'étendue des zones affectées par l'endométriose.

Ménopause

La ménopause, qui est l'arrêt des cycles menstruels, survient généralement entre 45 et 55 ans. Certaines femmes voient leurs règles cesser brusquement, mais la plupart ont des cycles capricieux pendant plusieurs années avant la disparition complète des menstrues. C'est un processus progressif. Aujourd'hui, nous considérons souvent la ménopause comme une maladie, alors qu'il s'agit d'un état normal dans la vie de la femme.

Symptômes

Parmi les symptômes les plus courants, citons : les bouffées de chaleur, les suées nocturnes, les règles irrégulières avec des saignements peu ou trop abondants, les vertiges et étourdissements, l'irritabilité, l'insomnie, la dépression, les pertes de mémoire, les maux de tête, la constipation, la prise de poids, les extrémités froides, ainsi qu'une libido en hausse ou en chute. Après la ménopause, la tension artérielle a parfois tendance à augmenter et certaines femmes peuvent souffrir de sécheresse vaginal ou perdre leurs cheveux.

Notons que les sujets stressés ou qui mènent une vie physiquement et sexuellement peu active, rencontrent plus de problèmes pendant cette période.

Traitement

Traitement médical

Mise en place d'un traitement hormonal substitutif (THS). Même si cette thérapie augmente la densité osseuse – mais seulement pendant que vous prenez les médicaments – elle a aussi des effets secondaires. Elle peut provoquer de l'hypertension, une prise de poids et on la soupçonne d'être à l'origine de certains cancers du sein et de l'utérus. Des recherches plus approfondies sont nécessaires pour étudier tous les effets secondaires.

Traitement aromathérapique

Les huiles essentielles régulent remarquablement l'activité hormonale. L'aromathérapie, associée à un bon régime et à un programme d'activité physique, offre une excellente alternative au THS. Il faut aborder la ménopause avec une attitude positive, au lieu de la craindre.

Bien que cet état diffère suivant les femmes, les huiles suivantes se sont révélées assez efficaces sur mes patientes : achillée millefeuille, bergamote, camomille allemande ou romaine, citron, cyprès, encens, fenouil, genièvre, géranium, jasmin, lavande, mélisse, menthe poivrée, néroli, romarin, rose, santal, sauge sclarée et ylang ylang.

Sur le plan émotionnel, de nombreuses huiles essentielles peuvent atténuer la dépression et l'irritabilité liées à la ménopause. La bergamote est une huile très stimulante qui, tout comme la sauge sclarée, induit un sentiment de bien-être. La camomille permet d'apaiser la tension nerveuse associée à cette condition. Le cyprès ne calme pas seulement l'irritabilité et le stress, il se montre aussi très efficace dans les périodes de changements, car il facilite la transition.

La ménopause est souvent présentée comme « le changement ». L'encens vous permettra d'aller de l'avant et de jouir pleinement de la liberté et de la joie de vivre que cet état peut apporter. Le géranium calme et stimule tout à la fois, il contribue aussi à l'équilibre des hormones et de la peau. Les délicieux arômes du jasmin, du néroli et de la rose chassent la dépression et suscitent optimisme, euphorie et assurance.

Sur le plan physique, les huiles réussissent à combattre l'inconfort et la gêne causés par les bouffées de chaleur, troubles provoqués par un disfonctionnement du mécanisme de dilatation des vaisseaux sanguins. La menthe poivrée, le cyprès, la sauge sclarée, le géranium et le citron atténuent ces symptômes. Le cyprès, le fenouil, le géranium, le genièvre, le citron et le romarin ont une certaine efficacité sur la rétention d'eau, les ballonnements et la constipation. On peut soulager l'insomnie en déposant quelques gouttes de sauge sclarée, de camomille, de lavande ou de ylang ylang, sur l'oreiller. Camomille, géranium, rose et achillée millefeuille régulent le cycle menstruel. Géranium, menthe poivrée et romarin améliorent la circulation.

Bains

Les bains aromatiques quotidiens aident à traverser cette période en toute quiétude. Essayez quelques-uns de ces mélanges ou composez les vôtres à partir de cette liste :

Formules pour équilibrer l'humeur

2 gouttes de camomille allemande ou romaine 3 gouttes de cyprès 2 gouttes de rose	ou	2 gouttes de sauge sclarée 2 gouttes d'encens 2 gouttes de lavande

Formule pour les bouffées de chaleur

3 gouttes de cyprès
3 gouttes de menthe poivrée

Formule pour les ballonnements et la constipation
2 gouttes de fenouil
2 gouttes de romarin
2 gouttes de cardamome

Aromamassage

L'aromamassage est le moyen idéal pour se faire chouchouter et materner tout au long de ce grand chambardement. Il stimule l'estime de soi, la femme se sent alors plus optimiste, plus confiante et sûre de sa féminité. C'est aussi une excellente façon d'atténuer les troubles physiques. Essayez donc les formules suivantes :

Formules stimulantes pour le moral
(à diluer dans 20 ml d'huile de support)

2 gouttes de bergamote
1 goutte de camomille
   allemande ou romaine
2 gouttes de cyprès
2 gouttes de rose

ou

2 gouttes d'encens
2 gouttes de géranium
1 goutte de jasmin
1 goutte de mélisse

Formule pour les bouffées de chaleur et les suées nocturnes
(à diluer dans 20 ml d'huile de support)

2 gouttes de cyprès
2 gouttes de citron
2 gouttes de menthe poivrée

Gardez un flacon d'huile essentielle de menthe poivrée dans votre sac, inhalez pour faire passer une bouffée de chaleur.

Formule pour les mains et les pieds froids
(à diluer dans 20 ml d'huile de support)

1 goutte de poivre noir
2 gouttes de mandarine
2 gouttes de géranium
2 gouttes de romarin

Formule pour la rétention d'eau et les ballonnements
(à diluer dans 20 ml d'huile de support)

2 gouttes de cyprès
2 gouttes de mandarine
2 gouttes de genièvre
1 goutte de romarin

Si vous avez une impression de confusion mentale ou des troubles de mémoire, respirez tous les jours quelques gouttes de romarin sur un mouchoir. Pour la sécheresse vaginale et la perte de libido, reportez-vous au chapitre 15. Pour les chutes de cheveux et les problèmes de peau, référez-vous au chapitre 12. Pour les troubles de la circulation et l'hypertension, voyez le chapitre 9.

Contre-indications

En cas d'épilepsie, utilisez le fenouil avec modération. N'appliquez ni bergamote, ni citron avant un bain de soleil. Évitez la menthe poivrée si vous prenez des médicaments homéopathiques.

Fleurs de Bach

Walnut (Noyer) est l'élixir de la ménopause, car il soutient pendant les phases de changement. Larch (Mélèze) est excellent pour redonner confiance. En cas de pessimisme et de désespoir, essayez Gorse (Ajonc). Pour les sautes d'humeur et l'indécision, Scleranthus (Alène) peut être d'un grand secours. Prenez Impatiens (Impatience) pour l'irritabilité et Willow (Saule) pour le ressentiment. Olive (Olivier) combat épuisement et fatigue.

Régime

Pendant cette période, il faut faire très attention à l'alimentation pour prévenir l'ostéoporose. Augmentez les nourritures riches en calcium pour conserver des os sains et forts. Pensez aux poissons dont on consomme les arêtes tels les sardines, aux graines de tournesol, de citrouille et de sésame, aux noix et aux amandes ainsi qu'aux laitages, si vous les tolérez. Pour être assimilé, le calcium a besoin de vitamine D, il est donc vital d'aller au soleil ! L'exercice physique – surtout le saut à la corde ou sur place – permet d'accroître la densité osseuse.

Mangez moins, car les besoins en calories déclinent avec la ménopause. Évitez le sel et les sucres raffinés. Réduisez thé, café et alcool. Augmentez les quantités de fruits, légumes et fibres. Essayez la vitamine C (1 g par jour) et l'huile d'onagre pour les bouffées de chaleur. Prenez des suppléments de fer, si vous avez des règles trop abondantes, et de vitamine B-complexe, zinc, vitamine C, calcium et magnésium pour le stress. Le calcium et le magnésium sont, par ailleurs, essentiels pour éviter la perte de densité osseuse.

La tisane d'anis, l'actée à grappes, le gattilier et le wild yam contribuent aussi à atténuer les symptômes.

Détendez-vous – bains et massages aromatiques sont idéals. Mais surtout, n'oubliez pas de penser positivement !

Ménorragie (règles trop abondantes)

La ménorragie se caractérise pas un saignement excessif, souvent accompagné de caillots. Ces pertes anormales peuvent survenir à n'importe quel moment de la vie, mais elles sont particulièrement courantes à la ménopause. Néanmoins, des saignements excessifs ou survenant entre les règles doivent toujours être signalés à un médecin pour s'assurer qu'ils ne sont pas le symptôme d'une pathologie grave.

Traitement

Traitement médical

Quand la femme est jeune, on prescrit souvent des hormones pour réduire l'abondance des saignements. Autrement, on peut procéder à une dilatation et à un curetage de l'utérus et, dans certains cas graves, on est parfois amené à pratiquer une hystérectomie (ablation de l'utérus).

Traitement aromathérapique

Une fois la ménorragie diagnostiquée, on peut entreprendre une traitement aromathérapique afin de ramener les règles à la normale.

Voici quelques huiles essentielles efficaces : achillée millefeuille, camomille allemande ou romaine, citron, cyprès, encens, genièvre, géranium et rose.

Bains et bains de siège

Chacune des huiles ci-dessus convient autant aux bains qu'aux bains de siège.

3 gouttes de géranium 3 gouttes de citron	**ou**	2 gouttes de cyprès 2 gouttes d'encens 2 gouttes d'achillée millefeuille	**ou**	3 gouttes de genièvre 3 gouttes de citron

Utilisez ces formules quand l'utérus a besoin d'être nettoyé.

Aromamassage

Massez doucement l'abdomen et le bas du dos, tous les jours, avec l'un de ces mélanges (à diluer dans 20 ml d'huile de support).

2 gouttes de camomille allemande ou romaine 2 gouttes d'encens 2 gouttes de géranium 1 goutte d'achillée millefeuille	ou	2 gouttes de cyprès 2 gouttes de citron 2 gouttes de rose

Contre-indications

Évitez le citron avant de vous exposer au soleil.

Fleurs de Bach

S'il faut purifier, pensez à Crab Apple (Pommier sauvage). Utilisez Rescue Remedy pour soulager la douleur.

Régime

Il est capital d'avoir une alimentation saine. N'oubliez pas que des règles trop abondantes risquent de provoquer un déficit en fer (anémie). Reportez-vous au chapitre 9 pour plus de précisions sur ces problèmes. La ménorragie est aussi parfois due à un manque chronique de fer. Le kelp (une algue marine à haute teneur en iode), peut remédier aux saignements excessifs causés par une insuffisance thyroïdienne et augmenter le taux d'acide folique, de vitamines A, B12 et C. La farine de châtaigne réduit le volume des pertes de sang liées à la ménorragie.

Syndrome prémenstruel (SPM)

On emploie ce terme pour décrire toute une variété de symptômes qui affectent les femmes durant la seconde moitié du cycle menstruel. Ces troubles se manifestent de trois à quinze jours avant les règles.

Symptômes

On a recensé plus de 150 symptômes attribuables au SPM. Heureusement, la plupart des femmes n'en ressentent que quelques-uns ! Voici les plus communs, tant sur le plan physique que psychologique :

• anxiété, irritabilité et sautes d'humeur
• ballonnements
• sensibilité des seins
• fatigue, étourdissement et vertiges
• agressivité, violence, idées de suicide

- rétention d'eau
- maux de tête et migraine
- augmentation de l'appétit et envie de sucreries
- manque de concentration, confusion, maladresse et oubli
- problèmes cutanés
- prise de poids.

On constate une forte augmentation du SPM dans les sociétés occidentales.

Traitement

Traitement médical

On prescrit souvent un contraceptif oral et un anxiolytique. Aujourd'hui, certains médecins recommandent des compléments alimentaires comme l'huile d'onagre.

Traitement aromathérapique

L'aromathérapie donne de très bons résultats et elle a aidé un grand nombre de femmes à surmonter leurs problèmes. Gardez à l'esprit que les huiles essentielles choisies doivent traiter les troubles physiques autant qu'émotionnels. Pour qu'elles portent tous leurs fruits, il est indispensable de les associer à un programme nutritionnel.

Le syndrome prémenstruel se manifeste différemment selon les sujets, il est donc impossible de proposer une seule solution à ce déséquilibre hormonal. Néanmoins, les huiles suivantes ont prouvé leur efficacité : benjoin, bergamote, camomille allemande ou romaine, cèdre, citron, cyprès, encens, fenouil, genièvre, géranium, graine de carotte, jasmin, mélisse, néroli, pamplemousse, romarin, rose, santal, sauge sclarée et ylang ylang.

Sur le plan émotionnel, de nombreuses huiles contribuent à réduire l'anxiété et à soulager les états dépressifs. Le benjoin est réputé pour ses effets consolateurs et la bergamote combat les idées noires. Le cèdre calme la nervosité et la graine de carotte atténue tension et fatigue. La camomille égalise les sautes d'humeur. La sauge sclarée est une merveilleuse huile euphorisante et sédative, qui apaise les esprits surmenés et suscite un sentiment d'optimisme. Le cyprès est une huile qui réconforte, idéale pour soulager colère et irritabilité. L'encens induit calme et sérénité et le géranium rééquilibre le système nerveux. Le pamplemousse est rafraîchissant et vivifiant, il combat l'apathie. Le jasmin est une huile exceptionnelle qui chasse les idées dépressives, provoque pensées et actions positives. La mélisse, apaisante et calmante, balaye la mélancolie et le néroli ramène paix et tranquillité dans un esprit agité. L'huile de palmarosa regonfle l'estime de soi, le persil neutralise l'agressivité. La rose agit profondément sur les émotions, elle est recommandée aux cas particulièrement difficiles ! Le santal et l'ylang ylang sont hyper relaxants, ils dénouent colère et tension.

Sur le plan physique, le cyprès, le fenouil, le géranium, le genièvre, le citron et le romarin aident à résorber la rétention d'eau et vont même jusqu'à la faire disparaître. Ce sont d'excellentes huiles détoxifiantes.

On peut atténuer l'hypersensibilité des seins grâce à la camomille allemande ou romaine, au cyprès, au géranium et à la rose.

Pour rééquilibrer l'appétit et ne plus craquer sur les gâteaux, le chocolat et autres sucreries (un des symptômes du SPM), le fenouil est l'huile la plus efficace. Elle évite aussi la prise de poids ! Les maux de tête sont calmés par des compresses de camomille allemande ou romaine, de menthe poivrée et de lavande.

Bains

Les bains aromathérapiques doivent être pris à un rythme quotidien. Essayez les mélanges suivants, mais n'hésitez pas à tester d'autres combinaisons en choisissant parmi les huiles de la liste, jusqu'à ce que vous trouviez celle qui vous convient parfaitement.

Formules pour la rétention d'eau

2 gouttes de cyprès		2 gouttes de géranium
1 goutte de fenouil	ou	2 gouttes de citron
2 gouttes de genièvre		2 gouttes de romarin

Formules pour la colère et l'irritabilité

2 gouttes de camomille allemande ou romaine		2 gouttes de bergamote
2 gouttes de géranium	ou	3 gouttes de palmarosa
2 gouttes d'ylang ylang		1 goutte de lavande

Formules pour la dépression

2 gouttes de bergamote		2 gouttes de cèdre
2 gouttes de sauge sclarée	ou	2 gouttes de jasmin
1 goutte de rose		2 gouttes de mélisse

Formules pour la fatigue

2 gouttes de graine de carotte		3 gouttes de citron
2 gouttes de pamplemousse	ou	2 gouttes de romarin
2 gouttes de citron		1 goutte de citron vert

Aromamassage

L'aromamassage, surtout avec la technique du drainage lymphatique, est d'un grand bénéfice en cas de rétention d'eau. Idéalement, il faudrait pratiquer un massage complet du corps un jour ou deux avant que le trouble ne se déclare. Ne négligez pas l'automassage des zones affectées, c'est très efficace.

C'est aussi le meilleur moyen d'atténuer les symptômes psychologiques. Il offre un moment de relaxation et de détente qui permet de relativiser les problèmes. Essayez donc les mélanges suivants :

Formules pour la rétention d'eau
(à diluer dans 20 ml d'huile de support)

2 gouttes de cyprès
2 gouttes de géranium
2 gouttes de genièvre
1 goutte de romarin

Formules pour l'anxiété et les sautes d'humeur
(à diluer dans 20 ml d'huile de support)

3 gouttes de camomille
allemande ou romaine
1 goutte de palmarosa   ou
2 gouttes de rose

2 gouttes de bergamote
2 gouttes de sauge sclarée
2 gouttes de géranium
1 goutte de rose

L'association quotidienne de massages et de bains semble la plus efficace pour combattre le syndrome prémenstruel. Vous pouvez aussi respirer les huiles essentielles sur un mouchoir ou les mettre dans un diffuseur en terre, leur fragrance agit profondément sur le système nerveux.

Contre-indications

Utilisez le fenouil avec modération en cas d'épilepsie. Évitez bergamote, pamplemousse et citron avant un bain de soleil.

Fleurs de Bach

Prenez Walnut (Noyer) tout au long du cycle menstruel ; cet élixir aide à s'adapter aux changements, ce qui correspond parfaitement aux bouleversements hormonaux. Impatiens (Impatience) permet de résister à la colère, à l'irritabilité et… à l'impatience, symptômes principaux du SPM. Mustard (Moutarde) agit sur les idées dépressives qui sont aussi associées à ce trouble. Cherry Plum (Prunier Myrobolan) combat les tendances suicidaires et la peur de perdre le contrôle. Crab Apple (Pommier sauvage) apaise le sentiment de dégoût de soi fréquemment suscité par les ballonnements, boutons et autres désagréments. Willow (Saule) soulage la tendance à s'apitoyer sur leur sort que certaines femmes ressentent avant leurs règles. Hornbeam (Charme), enfin, s'attaque à la fatigue et à la léthargie, pousse à l'optimisme et à l'enthousiasme.

Régime

Le nombre de femmes souffrant de syndrome prémenstruel ayant considérablement augmenté, en particulier du fait de la modification de nos habitudes alimentaires, tout traitement doit reposer sur un régime approprié. Le docteur Guy Abraham, pionnier en la matière, a constaté que 90 % des cas réagissaient à un programme nutritionnel adapté.

Les points suivants font partie de ces recommandations diététiques.

• Réduisez la consommation de sel qui provoque rétention d'eau et prise de poids.
• Réduisez la consommation de sucres raffinés, cause des symptômes psychologiques.
• Réduisez les boissons contenant caféine (café, thé, cola) et alcool qui aggravent ces mêmes problèmes.
• Réduisez graisses et protéines.
• Augmentez les apports de fibres en mangeant beaucoup de légumes verts, de légumineuses et de fruits qui aident à éliminer les toxines.

Les compléments alimentaires comme l'huile d'onagre, les vitamines B (surtout B6), les vitamines C, D, E, le calcium (1 200 mg par jour) et le magnésium (qui combat irritabilité, fatigue, dépression et œdème) ont prouvé leur efficacité face au syndrome prémenstruel.

L'huile de poisson et l'huile de graine de lin sont intéressantes, mais le cassis et l'huile de bourrache semblent plus efficaces. En effet, chez beaucoup de femmes souffrant de ces désordres, l'organisme est incapable de synthétiser l'acide linoléique et gamma-linolénique, or l'huile de bourrache et le cassis sont riches en acide gamma linolénique (GLA). Enfin, évitez le stress – l'aromathérapie est, évidemment, un excellent moyen de relaxation. Une activité physique modérée comme le yoga, la natation ou la marche peut aussi diminuer la tension nerveuse, améliorer la circulation et empêcher la rétention d'eau.

Des huiles pour d'autres problèmes

Vous pouvez appliquer les huiles suivantes avec l'une des méthodes décrites au chapitre 3. Les bains de siège, compresses, massages doux de l'abdomen et du bas du dos sont particulièrement recommandés pour traiter les troubles gynécologiques.

Cystite

Arbre à thé, bergamote, cajeput, cèdre, encens, eucalyptus, genièvre, graine d'angélique, lavande, myrte, niaouli, pin, santal et thym.

Herpès

Ail, bergamote, citron, eucalyptus, géranium, immortelle, lavande, niaouli et ravensare.

Infertilité

Basilic, géranium, graine d'angélique, graine de carotte, jasmin, mélisse, rose et sauge sclarée.

Leucorrhées (pertes vaginales blanches ou jaunes)

Benjoin, bergamote, cèdre, eucalyptus, genièvre, hysope, lavande, myrrhe, myrte, niaouli, romarin, rose, santal et thym.

Muguet (candidose)

Arbre à thé, bergamote, bois de rose, citron, encens, eucalyptus, lavande, myrrhe, patchouli, romarin et thym.

Vaginite (inflammation vaginale)

Arbre à thé, camomille allemande ou romaine, lavande, santal, sauge sclarée et thym.

**Dans ce chapitre,
vous apprendrez :**
- comment l'aromathérapie peut soigner, avec efficacité et sans risque, une grande variété de problèmes tout au long de la grossesse ;
- comment les huiles essentielles peuvent aider les femmes pendant et après l'accouchement ;
- comment bébés et enfants peuvent tirer profit de l'aromathérapie ;
- quelles Fleurs de Bach prendre ;
- l'importance de l'alimentation pendant la grossesse et pour les enfants.

Grossesse, accouchement, bébés et enfants

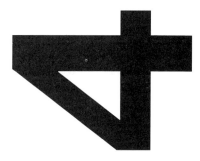

L'aromathérapie peut traiter avec succès quantité de malaises, tout au long des quarante semaines que dure la grossesse. Même si nul ne peut garantir un bébé normal et en bonne santé, les risques sont réduits quand la mère a une bonne hygiène de vie et un bon mental (voir dans ce même chapitre, les conseils concernant l'alimentation et les Fleurs de Bach). Il y a de nombreuses controverses concernant les huiles à éviter aux différentes étapes de la grossesse et surtout au cours des trois premiers mois. Dans la mesure où les huiles essentielles sont utilisées correctement et dans les dilutions appropriées, le risque est minime. Dans ma pratique, j'ai traité de nombreuses femmes enceintes avec d'excellents résultats et sans aucun effet secondaire. Quand j'étais moi-même enceinte, j'ai continué de pratiquer l'aromathérapie jusqu'au jour de l'accouchement. Toutes les semaines, j'utilisais en moyenne de 20 à 30 mélanges d'huiles essentielles sur mes patients. Mes deux grossesses se sont déroulées sans problème et j'ai donné naissance, sans aucun moyen analgésique médical, à deux beaux bébés en parfaite santé. Je suis certaine que je n'y serais pas arrivée sans mes précieuses huiles essentielles.

Quelques huiles peuvent présenter des risques, mais il convient de les relativiser. Plutôt que de vous donner une longue liste d'huiles prétendument dangereuses – certaines sont d'ailleurs accusées sans preuve – je vous recommande de n'utiliser que celles dont je préconise l'emploi pour chaque cas. Naturellement, si les symptômes sont graves ou persistants, il faut toujours consulter un médecin.

Les maux de la grossesse les plus courants

Constipation

Une femme enceinte devrait de préférence manger bio, en insistant sur les fruits, les légumes et les fibres, et boire de l'eau en quantité. Ce n'est pas le moment de prendre des laxatifs chimiques qui pourraient être dangereux. Les laxatifs naturels comme les pruneaux, associés à l'aromathérapie, assurent un bon transit intestinal.

Huiles essentielles pour la constipation : camomille allemande ou romaine, citron, lavande, marjolaine, patchouli, poivre noir et rose.

Vous pouvez ajouter ces huiles à votre bain, sans dépasser six gouttes en tout. Mais le plus efficace est encore de vous frictionner l'abdomen, dans le sens des aiguilles d'une montre, avec un mélange pour massage.

Formules aromatiques contre la constipation
(à diluer dans 10 ml d'huile de support)

2 gouttes de poivre noir 1 goutte de lavande **ou** 1 goutte de marjolaine	2 gouttes de camomille allemande ou romaine 1 goutte de patchouli 1 goutte de rose

Crampes

Les crampes dans les jambes semblent plus fréquentes pendant les derniers mois de grossesse et sont souvent pires pendant la nuit. Une des causes pourrait en être le manque de calcium.

Huiles essentielles pour les crampes : camomille allemande ou romaine, cyprès, encens, géranium, lavande, marjolaine et romarin.

Les bains de pied sont assez efficaces. Massez doucement la jambe, de la cheville vers la cuisse.

Bain de pieds pour les crampes des jambes

2 gouttes de cyprès
1 goutte d'encens
1 goutte de géranium
2 gouttes de lavande

Formules aromatiques pour les crampes des jambes
(à diluer dans 10 ml d'huile de support)

2 gouttes de camomille
   allemande ou romaine
2 gouttes de cyprès   **ou**
2 gouttes de lavande
	2 gouttes de camomille
	   allemande ou romaine
	2 gouttes de géranium
	2 gouttes de marjolaine

Fatigue

L'extrême fatigue peut être un problème pendant la grossesse, surtout si la mère a d'autres enfants.

Huiles essentielles pour la fatigue : bergamote, citron, citron vert, géranium, lavande, lemongrass, mandarine, néroli, pamplemousse et romarin.

Pour donner un « coup de fouet », la meilleures méthode reste encore l'inhalation. Déposez deux gouttes de ces huiles sur un mouchoir – celles d'agrumes sont particulièrement efficaces –et inspirez profondément.

Prenez des bains ou des bains de pied, auxquels vous ajouterez six gouttes d'une des huiles conseillées ou massez-vous avec l'un de ces mélanges (à diluer dans 10 ml d'huile de support) :

2 gouttes de bergamote		2 gouttes de pamplemousse
2 gouttes de géranium	ou	2 gouttes de citron vert
2 gouttes de citron		2 gouttes de néroli

Mal de dos

Le mal de dos est parfois si douloureux qu'il devient un handi-cap pour la mère. Les huiles soulagent parfaitement ce type de problème. On peut les employer dans le bain, en friction ou en compresses.

Huiles essentielles pour le mal de dos : camomille allemande ou romaine, encens, géranium, gingembre, lavande, marjolaine, niaouli et poivre noir.

Ajoutez six gouttes d'une de ces huiles à un bain chaud et re-laxez-vous ou faites une compresse. Pour un massage du dos, vous pouvez utiliser les combinaisons suivantes diluée dans 10 ml d'huile de support) :

2 gouttes de camomille		1 goutte d'encens
allemande ou romaine	ou	1 goutte de gingembre
1 goutte de géranium		1 goutte de rose
1 goutte de lavande		

Nausées matinales

Les nausées sont courantes en début de grossesse mais, malheu-reusement, certaines femmes en souffrent jusqu'à la fin.

Huiles essentielles pour les nausées : bois de rose, citron, gingem-bre, lavande, mandarine, mélisse, menthe poivrée et petitgrain.

Pour soulager les nausées matinales grâce aux huiles essentiel-les, la meilleure méthode reste l'inhalation. Mettez deux ou trois gouttes d'une de ces huiles sur un mouchoir et respirez à fond. Vous pouvez aussi les ajouter à votre bain matinal. Deux gout-tes de gingembre, deux gouttes de mandarine et deux gouttes de petitgrain composent une formule particulièrement agréable. Prenez quelques gorgées de jus de pomme ou d'orange avant de vous lever, vous éviterez ainsi cette brusque chute du taux de sucre dans le sang qui provoque les nausées. Un toast grillé ou un biscuit auront le même effet.

Varices

Les varices sont causées par un excès de pression du sang dans les jambes. Pour les éviter, une femme enceinte devrait quotidiennement se reposer, les jambes surélevées, pendant au moins une demi-heure. Le soulagement est très sensible, même si on ne peut le faire que cinq à dix minutes plusieurs fois par jour.

Huiles essentielles pour les varices : citron, cyprès, géranium, lavande et santal.

Massez-vous doucement les jambes deux fois par jour, c'est aussi un excellent moyen de prévention.

Formule aromatique pour les varices
(à diluer dans 10 ml d'huile de support)

1 goutte de cyprès
1 goutte de géranium
1 goutte de citron
1 goutte de santal

Vergetures

Pour empêcher l'apparition de vergetures inesthétiques, massez-vous l'abdomen dans le sens des aiguilles d'une montre deux fois par jour. Cette méthode s'est révélée efficace pour mes patientes comme pour moi. C'est aussi une merveilleuse façon d'établir un contact et de tisser un lien fort avec votre bébé.

Huiles essentielles pour empêcher les vergetures : camomille allemande ou romaine, citron, encens, géranium, graine de carotte, lavande, mandarine, néroli et rose.

N'oubliez pas de masser les autres parties du corps sujettes aux vergetures comme les cuisses, les fesses, la poitrine et le décolleté.

Formules aromatiques pour les vergetures
(à diluer dans 30 ml d'huile de support)

1 goutte de graine de carotte
2 gouttes d'encens
2 gouttes de lavande
2 gouttes de mandarine
2 gouttes de néroli
1 goutte de rose

Mélangez bien tous ces ingrédients et conservez dans un flacon en verre brun. Ajoutez un peu d'huile de germe de blé à l'huile ou aux huiles de support choisies.

Des Fleurs de Bach pour la grossesse

Au cours de la grossesse, les femmes subissent – en même temps que les troubles physiques déjà cités – de fréquentes sautes d'humeur. Les Fleurs de Bach sont un excellent moyen de préserver la stabilité émotionnelle, tout au long de ces neuf mois. Elles sont inoffensives et sans effet secondaire. Walnut (Noyer) est indispensable pour affronter les changements physiques et émotionnels qui vous submergent durant cette période.

Star of Bethlehem (Étoile de Bethléem) neutralise les chocs – une grossesse, même désirée, bouleverse toujours quand elle survient effectivement. Mimulus (Mimule) apaisent les craintes qui peuvent envahir la mère. Le bébé sera t-il normal ? Est-ce que je supporterai la douleur ? Est-ce qu'il y aura des complications ? Olive (Olivier) combat la fatigue et l'épuisement. Red Chestnut (Marronnier rouge) atténue les inquiétudes concernant la santé du bébé (j'ai traité certaines femmes qui refusaient de prendre un bain par crainte de faire du mal à l'enfant). Impatiens (Impatience) est particulièrement utile pour aider à supporter les dernières longueurs. Rescue est idéal pendant l'accouchement, au moment où la femme panique et n'est plus maîtresse d'elle-même. Si l'esprit n'est pas détendu, les contractions seront plus douloureuses. Mustard (Moutarde) est le remède classique pour le fameux « baby blues » qui survient sans prévenir. Prenez Star of Bethlehem (Étoile de Bethléem) si la naissance a été difficile, ainsi que Walnut (Noyer) qui facilite la transition.

L'alimentation pendant la grossesse

Pour que votre bébé prenne un bon départ dans la vie, suivez ces conseils.

- Consommez beaucoup de fruits et de légumes (surtout à feuilles vert foncé), des céréales et graines complètes et une quantité adéquate de protéines.
- Évitez les sucres raffinés (gâteaux, biscuits, friandises), les aliments industriels et ceux qui contiennent des additifs artificiels, ainsi que l'excès de thé et de café.
- Prenez des suppléments de vitamines, minéraux et acide folique, si possible avant la conception.

- Évitez l'alcool, responsable de graves atteintes fœtales.
- Arrêtez le tabac qui peut affecter le poids de l'enfant à naître.
- Évitez les médicaments. Vérifiez tous ceux que vous avez, qu'ils aient été prescrits par le médecin ou achetés sans ordonnance.
- Évitez les fromages à pâte molle (comme le camembert), le pâté, les œufs crus, la mayonnaise (sauf si vous utilisez une mayonnaise sans œuf, les viandes saignantes ou crues et le lait non pasteurisé.
- Lavez vos mains après avoir été en contact avec un animal.
- De l'eau ! On pense que les nausées matinales pourraient survenir quand la mère ne boit pas assez d'eau, elles seraient alors le symptôme d'une soif fœtale.
- Consommez d'avantage de basilic, cette herbe améliore la circulation.
- Augmentez les apports de magnésium qui soulage et prévient les crampes.
- Maximisez votre consommation de calcium, un élément essentiel pendant la grossesse.
- Buvez beaucoup de jus (fruits et légumes) et de smoothies, cela fait du bien.

Des huiles pour d'autres maux de la grossesse

Brûlures d'estomac

Bergamote, coriandre, gingembre, mandarine, menthe poivrée et santal. Meilleure méthode : massage de l'abdomen.

Hémorroïdes

Cyprès, encens, géranium, lavande, myrrhe et santal. Meilleure méthode : bain de siège.

Hypertension (tension artérielle élevée)

Camomille allemande ou romaine, lavande, santal et ylang ylang. Meilleures méthodes : inhalation, bain, massage.

Infections urinaires

Arbre à thé, bergamote, camomille allemande ou romaine, genièvre et santal. Meilleure méthode : bain de siège.

Infections vaginales

Arbre à thé, bergamote, lavande et myrrhe. Meilleure méthode : bain de siège.

Insomnie

Camomille allemande ou romaine, lavande, mandarine, marjolaine (douce), néroli, santal et ylang ylang. Meilleures méthodes : inhalation, bain, massage.

Œdème

Citron, cyprès, géranium et mandarine. Meilleure méthode : massage.

Sautes d'humeur, dépression

Bergamote, bois de rose, cèdre, cyprès, géranium, mandarine, néroli, rose et sauge sclarée. Meilleure méthode : massage.

Accouchement

Les huiles essentielles intéressent de plus en plus les sages-femmes et certains hôpitaux en ont même dans leur pharmacie. Donner naissance est un travail pénible, mais c'est aussi une merveilleuse expérience. Les huiles essentielles peuvent stimuler les contractions utérines et faciliter la sortie de l'enfant. Elles permettent à la mère de se détendre et, de ce fait, soulagent la douleur.

Huiles essentielles pour l'accouchement : bergamote, encens, géranium, jasmin, lavande, mandarine, marjolaine, menthe poivrée, néroli, palmarosa, petitgrain, rose otto, sauge sclarée et ylang ylang.

Formules aromatiques pour l'accouchement
(à diluer dans 10 ml d'huile de support)

3 gouttes de sauge sclarée		2 gouttes d'encens	
2 gouttes de mandarine		2 gouttes de lavande	
1 goutte de rose	**ou**	2 gouttes de néroli	
2 gouttes d'ylang ylang		2 gouttes de palmarosa	

On peut masser les pieds de la maman avec ces huiles, ou son dos quand elle est allongée sur le côté ou à quatre pattes. Il est possible d'en faire respirer sur un mouchoir ou un morceau de coton (une alternative à la péridurale et à l'oxygène) ou bien de les utiliser dans un diffuseur ou un vaporisateur. Les compresses sont, elles aussi, excellentes contre la douleur.

Soins post-natals

Après la naissance, les huiles essentielles se révèlent très efficaces, pas seulement pour les problèmes physiques, mais aussi pour éviter ou apaiser stress, anxiété et dépression post-natale.

Nourrir au sein

Le lait maternel est, évidemment, ce qu'il y a de mieux pour votre bébé. Il lui apporte des anticorps pour résister aux maladies et réduit les risques d'allergies. Mais il n'est pas toujours facile de nourrir au sein. Les huiles essentielles vous y aideront.

Provoquer la montée de lait

Le fenouil, la sauge sclarée, le jasmin et le lemongrass stimulent la lactation. Autrefois, nos grand-mères mâchaient des graines de fenouil. Buvez quotidiennement de la tisane de fenouil et massez vos seins (pas les tétons) trois fois par jour après la tétée. Appliquez de l'huile d'amande douce ou de germe de blé sur les tétons pour éviter les crevasses, mais lavez-vous les seins avant de nourrir l'enfant. Évitez l'huile essentielle de fenouil en cas d'épilepsie.

Formule aromatique pour augmenter la production de lait (à diluer dans 20 ml d'huile de support)

3 gouttes de fenouil
2 gouttes de lemongrass
1 goutte de sauge sclarée

Ces huiles augmentent la production de lait. Si vous ne souhaitez pas donner le sein ou si vous voulez arrêter, les huiles suivantes vous aideront à stopper la lactation : cyprès, géranium, lavande et menthe poivrée.

Formule aromatique pour diminuer la production de lait (à diluer dans 20 ml d'huile de support)

2 gouttes de cyprès
3 gouttes de menthe poivrée

Vous pouvez aussi utiliser des compresses de menthe poivrée et de géranium.

Mastite

C'est une infection courante, mais assez douloureuse, du sein. Une compresse, avec deux gouttes de camomille allemande ou romaine, une goutte de géranium, une goutte de lavande et une goutte de menthe poivrée, vous aidera à calmer l'inflammation.

Soigner le périnée

Le périnée peut être traumatisé au cours de l'accouchement, particulièrement si vous avez été déchirée ou si vous avez subi une délivrance au forceps. Les bains de siège aromathérapiques facilitent la guérison, atténuent la douleur et combattent les infections. Les compresses font aussi beaucoup de bien.

Bain de siège aromatique pour le périnée

2 gouttes de camomille allemande ou romaine 2 gouttes de lavande 2 gouttes d'arbre à thé	ou	2 gouttes de cyprès 1 goutte d'encens 1 goutte de myrrhe 2 gouttes d'arbre à thé

Si vous avez subi une césarienne, bains et compresses avec trois gouttes de lavande et trois gouttes d'arbre à thé aideront la cicatrisation.

Dépression post-natale

Bien que certaines femmes ne ressentent aucun déséquilibre émotionnel, la plupart souffrent du « baby blues », quelques jours après la naissance. De nombreuses huiles essentielles peuvent renforcer le système nerveux et atténuer abattement et désespoir.

Huiles essentielles pour le « baby blues » : bergamote, encens, géranium, jasmin, mandarine, mélisse, néroli, pamplemousse, rose et sauge sclarée.

Mettez dans votre bain une de ces huiles ou une combinaison de plusieurs choisies sur la liste, sans dépasser six gouttes en tout. Une jeune mère devrait aussi s'accorder le temps, chaque semaine, d'un massage aromathérapique.

Aromathérapie pour bébés

Les bébés aiment les huiles essentielles, surtout si leur mère en a employées pendant sa grossesse, et ils y sont très réceptifs. Leur usage aide à stimuler le système immunitaire du tout petit. Quand il tombe malade, elles facilitent la récupération et atténuent le malaise. Le massage permet d'établir un lien extraordinaire entre parents et enfant.

Pour un aromamassage ou un bain, les huiles essentielles doivent toujours être très fortement diluées. Il ne faut jamais donner d'huile essentielle à un bébé par voie interne.

Voici les dilutions à respecter jusqu'à l'âge de 12 mois

- Bébés (0-2 mois) : en massage, 1 goutte pour 15 ml d'huile de support ; 1 goutte dans un bain.
- Bébés (2-12 mois) : en massage, 1 goutte pour 10 ml d'huile de support ; 1 goutte dans un bain.

Coliques

Les coliques sont extrêmement pénibles pour le bébé comme pour ses parents. Le nourrisson pleure sans arrêt, même quand on le prend dans les bras, et les parents se sentent désarmés. Les huiles essentielles apportent souvent la bonne réponse.

Massez doucement le ventre du petit avec une goutte de camomille allemande ou romaine ou une goutte de mandarine ajoutée à 15 ml d'huile de support.

Si le bébé continue à pleurer, essayez une compresse de camomille allemande ou romaine. Mettez une goutte de camomille dans un bol d'eau. Imbibez bien un gant de toilette et appliquez-le sur le ventre de l'enfant.

Si les coliques persistent, la mère devra faire attention à son alimentation. Le bébé est peut-être allergique aux laitages qu'elle consomme. Dans ce cas, il serait sans doute utile d'envisager une visite chez un ostéopathe qualifié, spécialisé dans le travail sur le crâne des nouveau-nés.

Croûtes de lait

C'est le nom qu'on donne à une dermatite du cuir chevelu. Il est très facile de s'en débarrasser grâce aux huiles essentielles. Ma préférence va au géranium. Ajoutez une goutte de géranium à 15 ml d'huile d'amande douce et massez doucement le cuir chevelu. Utilisez cette préparation tous les jours, jusqu'à disparition des pellicules.

Érythème fessier

Les huiles essentielles peuvent éviter ou guérir cette irritation. Quand vous changez votre bébé, évitez d'utiliser des lingettes de toilette parfumées. Mettez plutôt une goutte de camomille allemande ou romaine, de lavande ou d'achillée millefeuille dans un demi-litre d'eau, et remuez bien. Pour mes deux enfants, je versais une goutte d'huile dans le lavabo plein d'eau et je les y plongeais pour leur laver les fesses. Vous pouvez aussi ajouter les huiles essentielles à une crème neutre bio, ou à une pommade à base de zinc et d'huile de ricin (environ une goutte pour 15 g). Pour 60 g de crème, vous utiliserez deux gouttes de camomille allemande ou romaine, une goutte de lavande et une goutte d'achillée ; pour 100 g, deux gouttes de camomille, deux gouttes de lavande et deux gouttes d'achillée.

Insomnie et agitation

Un nourrisson a souvent du mal à adopter un rythme de sommeil qui convient aux parents. Certains nouveau-nés aiment dormir pendant la journée et se réveillent la nuit. Pour établir de bonnes habitudes, versez une goutte de lavande et une goutte de camomille allemande ou romaine dans un vaporisateur ou diffuseur que vous allumerez environ une demie heure avant le coucher et n'oubliez pas de fermer la porte de la chambre !

Vous pouvez aussi mettre deux gouttes de camomille allemande ou romaine dans un petit bol d'eau bouillante, que vous placerez par terre, sous le berceau.

Poussée dentaire

En général, les poussées dentaires commencent à se manifester vers l'âge de 6 mois. Mais ces indications sont très variables et on cite même le cas d'enfants nés avec des dents ! L'événement se révèle souvent pénible pour le bébé comme pour les parents, qui doivent supporter des nuits sans sommeil. Camomille allemande ou romaine, lavande et achillée millefeuille sont particulièrement efficaces. Mettez une goutte d'une de ces huiles essentielles dans un coquetier plein d'huile de support. Mélangez bien et badigeonnez les gencives de votre enfant avec un bâtonnet de coton ou le doigt, massez aussi l'endroit douloureux à l'extérieur.

Toux et rhumes

L'aromathérapie est un excellent moyen pour éviter que les petits ne s'enrhument et toussent. Si un membre de la famille est malade, on peut protéger le bébé en utilisant des huiles essentielles dans un diffuseur ou un vaporisateur. Arbre à thé, eucalyptus, cajeput, myrte et niaouli sont très efficaces en diffusion.

Placer, sous le berceau, un petit bol d'eau bouillante dans lequel on aura versé une goutte de cajeput ou de myrte et une goutte d'arbre à thé. Mettre au fond du lit un morceau de coton avec une goutte de lavande. Toutes ces solutions aideront l'enfant à respirer plus facilement et à mieux dormir.

Des Fleurs de Bach pour les bébés

Les Fleurs de Bach sont d'une aide considérable, car les enfants y répondent souvent plus rapidement que nous. Ils n'ont pas encore accumulé le même « bagage émotionnel » que certains adultes et les élixirs peuvent agir directement.

On devrait toujours donner Star of Bethlehem (Étoile de Bethléem) après un accouchement difficile. Même sans complication, la naissance est déjà une expérience traumatisante. Olive (Olivier) est l'élixir des parents, puisqu'il combat fatigue et épuisement. Toute la famille devrait prendre Walnut (Noyer) pour s'habituer à l'idée d'un nouvel arrivant dans la maison. Chicory (Chicorée) est fait pour les bébés endormis, somnolents, toujours dans les bras et qui refusent de rester seuls. Clematis (Clématite) est conseillé aux bébés qui ne se réveillent même pas pour téter. Ces enfants ont un regard lointain et ne semblent pas s'intéresser à ce qui les entoure. Mimulus (Mimule) peut être administré aux nourrissons craintifs et nerveux qui sursautent au moindre bruit et se réveillent en pleurant. Vervain (Verveine) est préconisé aux hyperactifs, incapables de se détendre et qui s'endorment difficilement.

L'aromathérapie pour les enfants

Les enfants sont, eux aussi, extrêmement réceptifs aux huiles essentielles. Jouissant d'une capacité innée d'autoguérison, ils évacuent rapidement les toxines. Leur organisme n'est pas encore altéré par des années de nourriture industrielle, de manque d'exercice, de pensées négatives, de pollution et de stress.

On ne doit jamais administrer aux enfants d'huiles essentielles par voie interne, ni soigner de maladie grave, ni même traiter une quelconque maladie avant d'avoir consulté un médecin.

Dilutions adaptées aux enfants

• Jeunes enfants (1-5 ans) : 1 ou 2 gouttes pour 10 ml d'huile de support pour un massage ; 2 gouttes dans une cuillère à café d'huile de support pour un bain.

- Enfants (5-12 ans) : 2 ou 3 gouttes pour 10 ml d'huile de support pour un massage ; 3 ou 4 gouttes ajoutées à une cuillère à café d'huile de support pour un bain.

- Adolescents (12 ans et +) : 3 gouttes pour 10 ml d'huile de support pour un massage ; 4 ou 5 gouttes dans l'eau pour un bain.

Allergies (eczéma, etc.)

Les allergies alimentaires, très courantes chez les enfants, peuvent provoquer hyperactivité et troubles du comportement. Les additifs, conservateurs, laitages, sucre et blé en sont, le plus souvent, responsables.

Essayez les bains aux huiles essentielles de camomille allemande ou romaine, lavande et achillée millefeuille (dans la dilution appropriée). Il est aussi possible d'ajouter ces huiles à une crème pour la peau ou une lotion hydratante bio. On appliquera ces préparations plusieurs fois par jour, suivant la gravité du problème, pour calmer la gêne, l'inflammation et les démangeaisons. Les huiles essentielles de géranium, mélisse, néroli, rose et santal sont utiles quand l'allergie est liée au stress. Dans ce cas, il faut les ajouter au bain, tous les jours.

Essayez, dans la mesure du possible, d'identifier et d'éliminer les aliments ou autres substances responsables de la réaction allergique.

Asthme

Les crises d'asthme sont très angoissantes pour les jeunes enfants comme pour leurs parents. Elles peuvent être déclenchées par des allergies à la nourriture ou à des facteurs environnementaux, tels la poussière domestique. Le stress augmente la gravité et la fréquence des crises.

Le traitement aromathérapique vise à réduire l'anxiété et à améliorer les fonctions pulmonaires. Voici quelques huiles essentielles efficaces pour l'asthme : cyprès, encens, lavande, marjolaine, mélisse, néroli, camomille allemande ou romaine et rose. On peut masser la poitrine et le haut du dos avec un mélange composé de quelques-unes de ces huiles, au choix. Une autre solution consiste à verser une goutte d'huile essentielle sur un mouchoir et à respirer profondément.

Formules pour l'asthme
(à diluer dans 10 ml d'huile de support)

Enfant (1-5 ans)

1 goutte de lavande
1 goutte de camomille
  allemande ou romaine
ou
1 goutte de camomille
  allemande ou romaine
1 goutte de néroli

Enfant (5-12 ans)

1 goutte d'encens
1 goutte de lavande
1 goutte de marjolaine

1 goutte de cyprès
1 goutte d'encens
1 goutte de camomille
  allemande ou romaine

Brûlures

Maintenez la zone touchée sous le robinet d'eau froide, puis posez une compresse à laquelle vous aurez ajouté deux gouttes d'huile essentielle de lavande. Vous pouvez aussi utiliser de la camomille allemande ou romaine et de l'achillée millefeuille.

Contusions

Après un coup, on peut appliquer une compresse glacée aux huiles essentielles. Versez une goutte de lavande et une goutte de camomille allemande ou romaine dans un bol d'eau très froide. Imbibez un gant de toilette que vous mettrez sur la zone contusionnée.

Coupures et écorchures

Il est important de nettoyer parfaitement la blessure pour éviter l'infection. Les huiles essentielles les plus utiles sont la lavande, le citron et l'arbre à thé. Lavez la zone affectée à l'eau chaude additionnée d'une goutte de lavande et d'une goutte d'arbre à thé. Cela calmera l'enfant sans le piquer comme un antiseptique normal. S'il faut couvrir la plaie, versez une goutte de lavande pure sur un pansement adhésif pour accélérer la cicatrisation.

Maux d'oreille

Mélangez une goutte de lavande ou de camomille allemande ou romaine à une cuillère à café d'huile d'olive. Imbibez un morceau de coton hydrophile et mettez-le dans l'oreille. Quand la douleur est forte, frictionnez les glandes gonflées, en utilisant le nombre approprié de gouttes de lavande ou de camomille. Si le problème est récurrent, consultez un ostéopathe spécialiste des enfants.

Pied d'athlète (*Tinea pedis*)

Cette mycose se développe entre les doigts de pied. Les enfants sont souvent infectés à la piscine et dans les vestiaires. La peau devient humide, spongieuse et blanche, se met à peler et à démanger.

Quelques huiles essentielles utiles : cyprès, lavande, citron et arbre à thé. Incitez votre enfant à prendre, quotidiennement, au moins deux bains de pieds auxquels vous aurez ajouté une ou plusieurs des huiles citées. On peut aussi appliquer, entre les doigts de pied, ces mêmes essences mélangées à deux cuillères à café d'huile de support.

Enfin, maintenez les pieds le plus au sec possible et portez des chaussettes en laine ou en coton (jamais de Nylon ni de fibres synthétiques).

Poux

Reportez-vous au chapitre 12.

Toux et rhume

Les propriétés antibactériennes et antivirales des huiles essentielles sont particulièrement efficaces pour soigner toux et rhumes.

Si l'enfant a de la fièvre, utilisez la lavande, la camomille allemande ou romaine et l'arbre à thé. Versez une goutte de chaque dans un bol d'eau tiède, imbibez une éponge ou un gant, humectez le corps et la tête jusqu'à ce que la fièvre baisse ; ou bien, faites une compresse froide imprégnée de ces mêmes huiles et appliquez-la sur la nuque, le front ou en enveloppement sur les pieds.

Pour la toux, massez la poitrine, la gorge et le haut du dos avec un mélange composé d'une ou de plusieurs de ces huiles : cajeput, cyprès, eucalyptus, encens, lavande, myrte, camomille allemande ou romaine, romarin ou arbre à thé. Ces essences aident à combattre l'infection, à expectorer les mucosités, à calmer les spasmes bronchiques et procurent une certaine détente.

Formules pour toux et rhume
(à diluer dans 10 ml d'huile de support)

Enfant (1-5 ans)

1 goutte de lavande
1 goutte d'arbre à thé } **ou** 1 goutte de lavande
1 goutte de myrte }

Enfant (5-12 ans)

1 goutte de cajeput
1 goutte de lavande
1 goutte d'arbre à thé

ou

1 goutte d'encens
1 goutte de myrte
1 goutte de camomille
allemande ou romaine

Troubles digestifs

Chez les enfants, la constipation peut provenir d'une mauvaise alimentation ou même du stress. Poussez vos chers petits à manger des fruits et des légumes frais en quantité, plutôt que de la « junk food », et à boire beaucoup d'eau et de jus de fruits pour éviter la déshydratation des selles ; mais surtout, ne les forcez pas à aller aux toilettes !

Quelques huiles essentielles efficaces pour soigner la constipation : géranium, mandarine, marjolaine, camomille allemande ou romaine et romarin. La meilleure méthode reste encore de masser quotidiennement le ventre, dans le sens des aiguilles d'une montre.

Formules pour la constipation
(à diluer dans 10 ml d'huile de support)

Enfant (1-5 ans)

1 goutte de mandarine
1 goutte de camomille
allemande ou romaine

ou

Enfant (5-12 ans)

2 gouttes de mandarine
1 goutte de marjolaine

La diarrhée peut être causée par une infection, une allergie alimentaire, certains médicaments ou par le stress. Il est indispensable de compenser la perte de liquide pour empêcher la déshydratation. Évitez la nourriture, mais faites boire autant que possible. Si la diarrhée persiste, consultez un médecin.

Quelques huiles essentielles pour la diarrhée : géranium, gingembre, lavande, néroli, camomille allemande ou romaine et santal. On peut frictionner doucement l'abdomen avec une huile de massage et appliquer des compresses pour soulager la douleur.

Formules pour la diarrhée
(à diluer dans 10 ml d'huile de support)

Enfant (1-5 ans)

1 goutte de lavande
1 goutte de néroli

ou

Enfant (5-12 ans)

1 goutte de gingembre
1 goutte de néroli
1 goutte de camomille
allemande ou romaine

Quelques conseils alimentaires pour les enfants

- Bâtonnets de légumes ; rangés dans un cornet de fast food, ils ressemblent à des frites, mais sont bien plus sains ! La variété c'est vital, alors donnez-leur poivrons, carottes, céleri, etc.
- Sandwichs : si vous les faites vous-même, prenez du pain complet et mettez des légumes (concombre, cresson, salade de chou). Changez les garnitures : thon, œufs, jambon, houmous, fromage, salade, poulet. Coupez le pain en formes rigolotes ou bien roulez des galettes pour tortillas.
- Chips saines : le problème avec la plupart des chips, c'est qu'elles font grossir et sont frites dans de l'huile végétale hydrogénée (cancérigène). Mais il existe maintenant des chips de fruits (banane, pomme, etc.), bien meilleures pour la santé.
- Barres de céréales et gâteaux divers : comme les chips, la plupart sont gras et contiennent des huiles végétales hydrogénées. Alors, achetez-les en magasin bio ou faites-les vous-mêmes, c'est encore mieux !
- Fruits : optez encore pour la diversité. Choisissez un fruit différent par jour et testez les brochettes de fruits mélangés. Après l'école, les smoothies remporteront un franc succès et, pour les grandes occasions, pourquoi pas une fondue au chocolat bio et une assiette de fruits frais ?
- La variété, c'est le sel de la vie ! Avec la multitude de processus biochimiques qui surviennent quotidiennement dans notre organisme, il est essentiel d'engranger une grande diversité de vitamines et de minéraux. Comment y réussir, sinon en consommant le plus possible de fruits et de légumes différents ?
- Misez sur les couleurs ! Les enfants les adorent, alors profitez-en pour leur faire manger tous les jours des fruits et des légumes multicolores.
- L'eau – c'est un élément vital ! Avec un fruit fraîchement pressé c'est bien aussi, mais évitez boissons gazeuses et jus sucrés. Souvenez-vous que vos petits anges sont faits de 70 % d'eau, pas de bulles !
- Préparez un planning hebdomadaire – demandez à vos enfants de prévoir leurs snacks santé. Emmenez-les au supermarché et voyez s'ils peuvent trouver les ingrédients. Soyez créatif et rendez la chose ludique ! Apprenez ensemble à faire germer des graines, à fabriquer des jus de légumes dans une centrifugeuse.

Essayez les muffins aux myrtilles, les pizzas individuelles, les tacos avec une dizaine de garnitures différentes, pour qu'ils puissent créer la leur, les cookies à la farine d'avoine et aux graines de lin. Soyez enthousiaste, ils le seront aussi !

• Vendredi, c'est sucreries : si vos enfants ne peuvent pas vivre sans leurs barres chocolatées et leurs sodas (ils le peuvent !), promettez-leur qu'ils en auront le vendredi (mais seulement s'ils ont respecté les règles pendant la semaine !). Cela peut sembler dur, mais vous en savez plus qu'eux en matière de nutrition !

Maladies infectieuses

Coqueluche

Mettez le nombre de gouttes approprié à l'âge de l'enfant dans une huile de massage et frictionnez·la poitrine, déposez aussi une goutte sur l'oreiller. Utilisez cyprès, lavande, romarin ou arbre à thé.

Oreillons

Ajoutez le nombre approprié de gouttes de lavande, citron ou arbre à thé à une huile de support et massez doucement.

Rougeole

Utilisez de la camomille allemande ou romaine et de la lavande dans une huile de support ou une lotion hydratante et massez doucement.

Rubéole

Mélangez le nombre approprié de gouttes à une huile de massage, en utilisant lavande, camomille allemande ou romaine ou arbre à thé.

Varicelle

Mettez de la lavande et de la camomille allemande ou romaine dans le bain. Ajoutez de la camomille et de la lavande, ou de la camomille et de l'arbre à thé dans une lotion hydratante et faites un massage.

Aromathérapie sensuelle pour les couples

Dans ce chapitre, vous apprendrez :
- comment l'aromathérapie peut vous rendre sexuellement plus attirant ;
- comment pimenter votre vie amoureuse grâce à l'aromathérapie ;
- comment l'aromathérapie peut vous aider à surmonter des difficultés d'ordre sexuel ;
- quelles Fleurs de Bach prendre.

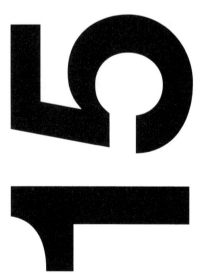

Nous avons tous notre propre identité olfactive et un autre être peut nous attirer par sa seule odeur. Les parfums ont une connotation érotique. L'excitation sexuelle libère de mystérieuses senteurs corporelles par la peau, le souffle et les organes sexuels eux-mêmes. Il est possible d'utiliser les huiles essentielles pour intensifier ces fragrances et augmenter notre pouvoir d'attraction.

L'arôme de ce « philtre d'amour » doit, bien sûr, convenir aux deux partenaires. Les préférences olfactives ont leur importance quand on choisit les huiles à mélanger, puisque nous sommes instinctivement attirés par les essences dont nous avons besoin.

Il existe de multiples façons de se servir des huiles essentielles pour enrichir notre vie amoureuse et atteindre la plénitude sexuelle.

Parfumer

Parfumer la lingerie

Il est très facile de parfumer sa lingerie. Quand vous lavez à la main ces délicats articles de séduction, ajoutez juste deux gouttes d'huile essentielle à la dernière eau de rinçage.

En machine, mettez quatre gouttes d'huile dans un peu d'eau que vous verserez dans le bac réservé à l'adoucissant.

Des huiles sensuelles pour votre lingerie

La bergamote, le géranium, le néroli et l'ylang ylang sont d'excellents choix. N'utilisez ni absolus, ni huiles épaisses, vous risquez de tacher le tissu.

Vous pouvez aussi parfumer tiroirs et placards. Déposez environ six gouttes de rose, de myrte, de jasmin, de néroli, de bergamote, de géranium, d'ylang ylang, de patchouli, d'encens, de santal ou de toute autre huile de votre choix sur un morceau de coton que vous placerez dans un sachet percé de trous, pour que le délicieux bouquet imprègne vos vêtements. Accrochez ces sachets dans la penderie ou posez-les dans la commode.

Les sachets de senteur en soie font de très jolis cadeaux. Découpez un cercle dans un morceau de soie et passez un solide fil de fronce sur la circonférence. Placez au milieu le ou les coton(s) imprégné(s) d'huiles essentielles et fermez en tirant sur les deux bouts du cordonnet. Cousez un morceau de ruban pour suspendre votre sachet. Choisissez l'encens, le patchouli, la rose, le jasmin, le vétiver et l'ylang ylang, ils diffuseront un arôme qui se prolongera longtemps

Vous pouvez aussi tapisser vos tiroirs de papiers odorants. Déposez simplement six gouttes d'huile essentielle sur des feuilles de buvard ou de tout autre type de papier absorbant.

Parfumer le linge de lit

Parfumer ses draps est extrêmement sensuel et facile à réaliser. Il existe plusieurs méthodes.

- Mélangez quatre gouttes d'huile essentielle à un peu d'eau que vous verserez dans le bac à adoucissant de votre machine à laver.
- Remplissez un petit pulvérisateur d'eau minérale, ajoutez dix gouttes d'huiles de votre choix et vaporisez légèrement le drap du dessous.
- Déposez quelques gouttes de vos huiles essentielles préférées sur des morceaux de coton (ou de toute autre matière absorbante naturelle) que vous glisserez entre les draps dans votre séche-linge ou à l'intérieur de votre taie d'oreiller.

Parfumer la chambre

Un brûle-parfum en terre ou un saturateur de radiateur distilleront une fragrance propice à créer une atmosphère romantique et sensuelle. Versez un peu d'eau additionnée de six gouttes d'huile dans le réservoir de votre diffuseur et allumez la veilleuse pour que les senteurs se répandent dans la pièce.

Quelques recettes pour votre diffuseur :

| 2 gouttes de rose 2 gouttes de géranium 2 gouttes de santal | ou | 2 gouttes de jasmin 2 gouttes de patchouli 2 gouttes d'ylang ylang | ou | 2 gouttes de benjoin 2 gouttes de rose 2 gouttes de néroli | ou | 2 gouttes de sauge sclarée 2 gouttes d'encens 2 gouttes d'ylang ylang |

Pour un arôme plus masculin, essayez :

| 3 gouttes de cèdre 3 gouttes de santal | ou | 2 gouttes de poivre noir 2 gouttes d'ylang ylang 2 gouttes de citron ou mandarine | ou | 3 gouttes de benjoin 3 gouttes de santal 2 gouttes de vétiver | ou | 2 gouttes de bergamote 2 gouttes de gingembre |

Pensez aussi aux bougies, parfaites pour parfumer une chambre et créer une ambiance romantique. Allumez votre bougie, attendez que la cire soit légèrement fondue et versez avec précaution une ou deux gouttes d'huile dans la cire molle, en prenant soin d'éviter la mèche. Voici quelques suggestions qui peuvent vous être utiles.

- Ajoutez quelques gouttes d'huile essentielle de rose à une bougie rose pour encourager un nouvel amour, inspirer charme et douceur.
- Répandez quelques gouttes d'ylang ylang sur une bougie rouge pour exalter la passion et la sexualité.
- Déposez de l'encens sur une bougie violette pour susciter le mystère.

Massage

Le massage est idéal pour exciter son partenaire et point n'est besoin d'un entraînement particulier pour arriver au résultat désiré. Suivez juste votre instinct. Concentrez-vous sur le ventre, du nombril au pubis, sur le bas du dos et les fesses. Il y a là quelques points particulièrement efficaces pour stimuler l'énergie et intensifier la réponse sexuelle.

Pour créer l'ambiance, parfumez la pièce avec l'une des formules suggérées et allumez quelques bougies. Quant aux techniques spécifiques de massage, référez-vous au chapitre 7.

Huiles essentielles pour exalter le désir sexuel : benjoin, bergamote, cannelle, encens, gingembre, jasmin, mélisse, myrte, néroli, palmarosa, patchouli, petitgrain, poivre noir, rose, santal, sauge sclarée, vétiver et ylang ylang.

Quelques suggestions de mélanges pour massage
(à diluer dans 10 ml d'huile de support)

Pour les femmes

2 gouttes de jasmin
2 gouttes de rose
3 gouttes de santal
2 gouttes d'ylang ylang

Pour les hommes

2 gouttes de sauge sclarée
2 gouttes de gingembre
  ou poivre noir
3 gouttes de santal
2 gouttes d'ylang ylang

Difficultés sexuelles

Sécheresse vaginale

L'absence de sécrétion vaginale peut rendre les rapports difficiles, sinon douloureux ou impossibles. Certains facteurs tels un déséquilibre hormonal (comme lors de la ménopause), la pilule contraceptive ou des émotions négatives peuvent affecter les sécrétions.

Il est possible d'appliquer un peu d'huile de jojoba dans le vagin, mais il s'agit d'une solution ponctuelle. Pour un traitement à long terme, il existe des huiles essentielles (surtout celles imitant les oestrogènes) qui peuvent accroître les sécrétions vaginales. Elles sont à utiliser dans le bain (6 gouttes) ou en massage (3 ou 4 gouttes dans 10 ml d'huile de support).

Pendant une semaine, prenez tous les jours un bain avec l'une de ces formules et massez-vous avec le mélange indiqué ; vous devriez remarquer une augmentation des sécrétions.

Formules pour le bain

2 gouttes de sauge sclarée	2 gouttes de fenouil	1 goutte de mélisse
1 goutte de géranium	2 gouttes de géranium	2 gouttes de néroli
3 gouttes de rose	2 gouttes de lavande	3 gouttes de santal

ou ... ou

Vous pouvez n'utilisez qu'une de ces huiles.

Formule de massage
(à diluer dans 30 ml d'huile de support)

2 gouttes de sauge sclarée
2 gouttes de fenouil
2 gouttes de rose
2 gouttes de santal

Impuissance

Tout homme peut être victime d'une impuissance passagère. Elle est parfois causée par l'épuisement physique ou émotionnel, la tension nerveuse, un manque de confiance en soi ou une maladie. Certains médicaments comme le valium ou le librium affectent la libido. Quelles qu'en soient les raisons, les huiles suivantes sont particulièrement utiles. Choisissez trois d'entre elles ou suivez l'une de mes recettes : basilic, bois de rose, cardamome, coriandre, cannelle, géranium, gingembre, jasmin, lavande, patchouli, poivre noir, romarin, rose, santal, sauge sclarée, thym, ylang ylang.

Formules de massage
(à diluer dans 15 ml d'huile de support)

1 goutte
  de cannelle
1 goutte
  de coriandre
2 gouttes
  de gingembre
1 goutte
  de romarin

ou

1 goutte
  de sauge sclarée
2 gouttes
  de gingembre
1 goutte
  de jasmin
2 gouttes
  de santal

ou

2 gouttes
  de poivre noir
2 gouttes
  de gingembre
2 gouttes
  de bois de rose

Massez votre partenaire avec l'une de ces formules en vous concentrant sur le bas du dos, le haut de l'abdomen et le haut des cuisses. Prenez soin d'éviter les parties génitales. Appliquez ces huiles pendant une dizaine de jours et mettez quatre gouttes de gingembre et deux gouttes de poivre noir, tous les jours, dans le bain.

Pour les hommes qui souffrent d'éjaculation précoce, le mélange suivant devrait être efficace (à diluer dans 30 ml d'huile de support) :

1 goutte de benjoin
2 gouttes de marjolaine
1 goutte de vétiver

Fleurs de Bach
L'impuissance, mot tabou, peut mettre à l'épreuve un mariage ou une relation en provoquant des disputes à répétitions et, parfois, conduire à la rupture. L'impuissance ayant souvent une origine émotionnelle, les Fleurs de Bach sont particulièrement indiquées.

Larch (Mélèze) est un excellent élixir qui booste la confiance en soi et neutralise la crainte de ne pas être à la hauteur ; White Chestnut (Marronnier blanc) s'attaque aux inquiétudes du sujet concernant sa virilité ; Olive (Olivier) combat l'épuisement, tant physique qu'émotionnel ; Mimulus (Mimule) est idéal pour la peur de l'échec.

Frigidité
L'absence de satisfaction sexuelle au cours des rapports peut être imputée à de nombreux facteurs. Chez l'homme comme chez la femme, l'hormone responsable de la libido est la testostérone. Les niveaux de testostérone ne varient pas seulement entre les sexes,

mais entre les femmes elles-mêmes. Celles qui en ont un taux élevé sont dotées d'un fort appétit sexuel. L'anxiété ou la peur, dues parfois à une expérience traumatisante dans le passé, peuvent faire chuter cette hormone. Fatigue et stress, provoqués par des soucis de travail, d'argent ou de famille influent aussi sur la libido.

L'ennui et l'absence de satisfaction sexuelle risquent évidemment de conduire à la frigidité. Certaines femmes n'ont jamais eu d'orgasme. Si un homme accorde peu d'attention à sa parte naire, allant même jusqu'à négliger les préliminaires, son attitude provoquera au mieux un manque de réaction sexuelle, au pire de l'aversion. L'absence de libido peut aussi résulter du stress ou de l'épuisement. Quand une femme doit travailler et s'occuper en même temps de ses enfants, pas étonnant que le sexe passe au second plan !

Certaines huiles essentielles s'attaquent à la frigidité : la sauge sclarée, le gingembre, jasmin, néroli, santal et ylang ylang. Chacune de ces huiles, utilisée quotidiennement dans le bain, stimule et réactive l'appétit sexuel.

Formules de massage contre la frigidité
(à diluer dans 30 ml d'huile de support)

2 gouttes de sauge sclarée		1 goutte de gingembre
2 gouttes de jasmin	ou	2 gouttes de rose
2 gouttes d'ylang ylang		2 gouttes d'ylang ylang

Utilisez l'une de ces recettes, au choix, pendant une dizaine de jours. Vous masserez tout particulièrement le haut des cuisses, l'abdomen et le bas du dos.

Fleurs de Bach

Chez la majorité des femmes, la frigidité est d'origine émotionnelle et les Fleurs de Bach peuvent les aider. Si l'absence de désir provient de l'épuisement, prenez Olive (Olivier). Pour la peur du sexe, Mimulus (Mimule) contribue à résoudre le problème. Honeysuckle (Chèvrefeuille) sera bénéfique pour la femme qui a souffert d'une expérience traumatisante par le passé, tel un viol. Si elle se sent « salie » et « contaminée », Crab Apple (Pommier sauvage) lui fera du bien. Wild Rose (Églantine) sera d'un grand secours pour celles qui s'ennuient et se sentent soumises. Willow (Saule) combat l'irritation et le ressentiment provoqués par un partenaire incapable de donner satisfaction.

**Dans ce chapitre,
vous apprendrez :**

- comment suivre une bonne formation en aromathérapie ;
- qu'attendre d'une consultation chez un aromathérapeute.

Où aller après cette lecture

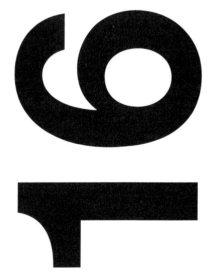

Quelle formation professionnelle ?

Si ce livre vous a intéressé, vous aurez peut-être envie de suivre des cours d'aromathérapie. Il en existe de nombreux, prévus sur une semaine ou sur un week-end, qui vous permettront d'acquérir des bases suffisantes pour soigner les petits maux de votre entourage. Vérifiez toutefois que l'enseignement est dispensé par un aromathérapeute qualifié (malheureusement, beaucoup ne le sont pas).

Toutefois, sachez qu'aucun stage ne vous permettra d'exercer, à titre professionnel, pour une clientèle publique. Un bon praticien doit avoir suivi une formation complète, de plusieurs mois à plusieurs années, et posséder des connaissances approfondies en anatomie, en physiologie et en psychologie aussi bien qu'en massage et en huiles essentielles.

En France, cette discipline n'est pas reconnue comme spécialité médicale et aucun diplôme d'État ne sanctionne les études. Les cours sont donc dispensés par des établissements privés. L'aromathérapie est cependant fréquemment associée à la phytothérapie qui, elle, est enseignée dans un cursus complémentaire aux études médicales, dans certaines facultés, et sanctionnée par un diplôme universitaire. Pour plus de renseignements, vous pouvez vous reporter aux adresses répertoriées à la fin de cet ouvrage.

Consulter un aromathérapeute

Si vous avez envie d'essayer par vous-même un traitement aromathérapique, il vous faudra trouver un bon praticien pour éviter les déconvenues. Cela se fait souvent par recommandation. Vous aurez peut-être à patienter pour décrocher une première consultation, mais c'est plutôt bon signe !

N'ayez pas peur de poser des questions quand vous téléphonerez pour prendre rendez-vous. Demandez si le thérapeute appartient à une association professionnelle.

La première visite peut durer jusqu'à une heure et demie, bien qu'un soignant expérimenté ait en général besoin de beaucoup moins de temps. La première demi-heure sera réservée à une série de questions détaillées permettant à l'aromathérapeute de cerner précisément le cas de son patient. Il cherchera, avant tout, à comprendre les causes du problème plutôt qu'à traiter simplement les symptômes. Après cette première évaluation, il établira une sélection d'huiles essentielles. Le mélange choisi doit répondre à chacun de vos besoins afin de procurer un bénéfice holistique. C'est tout votre être – physique, émotionnel et spirituel – qui est pris en compte.

Un massage aromathérapique implique une variété de techniques adaptées à votre personne. De mon point de vue, il ne peut y avoir de massage aromathérapique standard. Comment un même traitement conviendrait-il à tout le monde ?

À la fin de la séance, vous devez ressentir une profonde sensation de détente. Il est possible, mais pas inévitable, que des réactions se manifestent par la suite. Elles sont dues à l'évacuation des toxines. Considérez-les comme positives et bénéfiques, dans la mesure où elles révèlent les capacités d'autoguérison de votre organisme et manifestent l'action des huiles essentielles.

La fréquence et le volume des selles peuvent augmenter. C'est la preuve évidente que le corps évacue tous ses déchets. Il est parfois nécessaire d'uriner plus souvent après un soin, surtout si on souffrait de rétention d'eau. Un rhume n'est pas à exclure, en particulier si les fosses nasales et les bronches ont besoin d'être dégagées. Enfin, vous éprouverez peut-être des changements émotionnels ou des modifications plus sensibles de votre attitude face à la vie. Mais ne vous inquiétez pas, toutes ces réactions ne surviennent pas en même temps et celles qui se manifestent ne seront que temporaires. Il se peut d'ailleurs qu'aucune réaction n'apparaisse.

La plupart des patients se sentent merveilleusement bien après un traitement et connaissent un surcroît de vitalité. Ils se plaignent seulement d'être devenus « accros » à l'aromathérapie après une seule séance !

Vous repartirez sans doute avec des prescriptions concernant votre hygiène de vie et votre alimentation, mais aussi muni d'un mélange pour massage ou d'huiles essentielles à mettre tous les jours dans votre bain.

En résumé, un traitement aromathérapique se doit d'être une expérience agréable. J'ai essayé une grande variété de médecines douces, mais je reste une inconditionnelle de mes séances mensuelle qui me font un bien fou.

Alors, vous aussi, profitez bien de l'aromathérapie dans votre vie quotidienne !

INDEX THÉRAPEUTIQUE

AFFECTIONS TOUCHANT TÊTE ET CUIR CHEVELU

Bouton de fièvre arbre à thé, bergamote, camomilles, citron, lavande, mélisse

Cheveux et cuir chevelu Pellicules : arbre à thé, camomilles, citron, cyprès, genièvre, graine de carotte, lavande, patchouli, thym. Cheveux gras : achillée millefeuille, bergamote, cèdre, citron, cyprès, encens, genièvre, géranium, lemongrass, romarin, sauge sclarée, thym. Cheveux secs : bois de rose, géranium, graine de carotte, lavande, palmarosa, romarin, santal. Poux : arbre à thé, bergamote, citron, eucalyptus, géranium, lavande, romarin. Chute de cheveux : achillée millefeuille, camomilles, cèdre, encens, géranium, gingembre, lavande, romarin, sauge sclarée. Cuir chevelu sensible : camomilles, lavande

Étourdissement, vertiges basilic, lavande, menthe poivrée, poivre noir, romarin

Infection de la bouche et aphtes arbre à thé, citron, myrrhe, thym

Irritation des gencives (gingivite) arbre à thé, camomilles, citron, myrrhe, thym

Maux d'oreille basilic, camomilles, lavande

Maux de dents cajeput, camomilles, menthe poivrée

Maux de tête et migraine basilic, camomilles, lavande, marjolaine, menthe poivrée, romarin

Névralgie basilic, camomilles, eucalyptus, géranium, menthe poivrée, poivre noir

Perte d'odorat romarin

Polype nasal basilic

Rhinite et sinusite arbre à thé, basilic, cajeput, eucalyptus, lavande, menthe poivrée, thym

Rhume de cerveau arbre à thé, basilic, cèdre, citron, citron vert, encens, eucalyptus, lavande, myrrhe, poivre noir

PEAU

Abcès et furoncle arbre à thé, bergamote, camomilles, citron, citron vert, lavande, romarin, thym

Acné achillée millefeuille, arbre à thé, bergamote, camomilles, cèdre, citron vert, genièvre, graine de carotte, lavande, lemongrass, mandarine, menthe poivrée, niaouli, patchouli, palmarosa, pamplemousse, romarin, santal

Allergie camomilles, lavande, mélisse, patchouli

Blessure et ulcération arbre à thé, benjoin, genièvre, géranium, encens, myrrhe, patchouli, thym

Brûlure achillée millefeuille, camomilles, eucalyptus, géranium, lavande

Cellulite cèdre, citron, citron vert, cyprès, fenouil, genièvre, géranium, graine d'angélique, pamplemousse, romarin, sauge

Cicatrice graine de carotte, jasmin, mandarine, néroli, patchouli

Contusion camomilles, fenouil, géranium, hysope, lavande, marjolaine

Coup de soleil lavande, menthe poivrée, sauge sclarée

Couperose camomilles, citron, cyprès, encens, néroli, rose, santal

Coupure arbre à thé, citron, eucalyptus, géranium, lavande

Dermatite benjoin, genièvre, lavande, menthe poivrée, myrrhe, patchouli, romarin

Eczéma achillée millefeuille, bergamote, genièvre, géranium, graine d'angélique, lavande, myrrhe, palmarosa, patchouli, romarin

Gale citron, lemongrass, menthe poivrée, romarin, thym

Gerçure et crevasse arbre à thé, benjoin, myrrhe, palmarosa, patchouli, santal

Herpès arbre à thé, bergamote, citron, citron vert, eucalyptus, lavande, mélisse, ravensare

Peau enflammée, rouge, irritée benjoin, camomilles, géranium, lavande, menthe poivrée, myrrhe, néroli, patchouli, rose, sauge sclarée

Peau grasse et pores dilatés arbre à thé, bergamote, bois de rose, cajeput, cèdre, citron, citron vert, citronnelle, cyprès, encens, genièvre, géranium, hysope, lavande, lemongrass, mandarine, menthe poivrée, palmarosa, santal, sauge sclarée, ylang ylang

Peau mature achillée millefeuille, bois de rose, encens, géranium, graine de carotte, jasmin, lavande, myrrhe, myrte, néroli, palmarosa, patchouli, rose, santal, sauge sclarée

Peau mixte géranium, lavande, néroli

Peau sèche benjoin, bois de rose, camomilles, encens, géranium, graine de carotte, jasmin, lavande, néroli, palmarosa, rose, santal, sauge sclarée, vétiver, ylang ylang

Peau sensible camomilles, géranium, jasmin, néroli, lavande, rose

Peau vieillissante citron, encens, lavande, myrrhe, myrte, néroli, patchouli, rose, romarin, sauge sclarée

Pied d'athlète (mycose) arbre à thé, lavande, lemongrass, myrrhe, patchouli

Psoriasis achillée millefeuille, arbre à thé, benjoin, bergamote, camomilles, lavande, niaouli

Rajeunissement bois de rose, encens, graine de carotte, lavande, myrrhe, myrte, néroli

Rides bois de rose, encens, graine de carotte, myrrhe, palmarosa, patchouli, romarin, rose, sauge sclarée

Rougeole (et autres maladies infectieuses) arbre à thé, bergamote, citron, eucalyptus, géranium, lemongrass, ravensare, romarin,

Saignement géranium

Transpiration arbre à thé, cyprès, lemongrass,

Ulcère arbre à thé, encens, genièvre, géranium, lavande, myrrhe

Varice achillée millefeuille, arbre à thé, citron, cyprès, géranium, gingembre, néroli

Verrue arbre à thé, citron, citron vert

SYSTÈMES CIRCULATOIRE ET IMMUNITAIRE

Anémie camomilles, citron, citron vert, graine de carotte, menthe poivrée, poivre noir, romarin, thym

Artériosclérose achillée millefeuille, cèdre, citron, gingembre, genièvre, poivre noir, romarin

Cœur Angine de poitrine : néroli. Rythme cardiaque irrégulier (tachycardie) : marjolaine, mélisse, petitgrain, santal, ylang ylang . Tonique : lavande, marjolaine, néroli, rose

Congestion lymphatique cèdre, cyprès, fenouil, genièvre, graine de carotte, mandarine, pamplemousse, pin, romarin

Encéphalomyélite myalgique arbre à thé, bois de rose, cyprès, graine d'angélique, lavande, lemongrass, pamplemousse, pin, ravensare, romarin, thym

Engelures citron, gingembre, poivre noir

Fièvre camomilles, eucalyptus, genièvre, gingembre, graine d'angélique, lavande, menthe poivrée, poivre noir

Hémorroïdes achillée millefeuille, cyprès, genièvre, géranium, myrrhe,

Hypercholestérolémie cèdre, citron, genièvre, gingembre, romarin, thym

Hypertension achillée millefeuille, citron, lavande, marjolaine, mélisse, néroli, sauge sclarée, ylang ylang

Hypotension romarin, thym

Mauvaise circulation benjoin, cannelle, cardamome, cèdre, citron, citron vert, coriandre, cyprès, eucalyptus, graine d'angélique, graine de carotte, gingembre, hysope, lemongrass, mandarine, marjolaine, niaouli, pin, poivre noir, romarin, thym

Mononucléose arbre à thé, citron, cyprès, graine d'angélique, lavande, ravensare, thym

Palpitations lavande, néroli, petitgrain, romarin, rose, sauge sclarée, ylang ylang

Sida arbre à thé, camomilles, citron, graine d'angélique, lavande, thym

Stimulant du système immunitaire arbre à thé, cannelle, camomilles, cardamome, citron, graine de carotte, lavande, lemongrass, mandarine, myrte, niaouli, petitgrain, ravensare, thym, vétiver

Varice achillée millefeuille, arbre à thé, citron, cyprès, géranium, gingembre, néroli

SYSTÈME DIGESTIF

Anorexie bergamote, coriandre, fenouil, graine d'angélique, graine de carotte, lavande, néroli, palmarosa, thym

Appétit (équilibre) fenouil, patchouli

Appétit (perte) bergamote, camomilles, cannelle, cardamome, citron vert, fenouil, genièvre, gingembre, graine d'angélique, hysope, menthe poivrée, palmarosa, poivre noir, thym

Boulimie bergamote, géranium, jasmin, lavande, néroli, rose

Brûlures d'estomac citron (antiacide gastrique), citron vert, poivre noir

Candidose achillée millefeuille, arbre à thé, camomilles, cannelle, citronnelle, gingembre, myrrhe, patchouli, romarin, thym

Colique bergamote, camomilles, fenouil, genièvre, lavande, lemongrass, marjolaine, menthe poivrée, poivre noir, sauge sclarée

Colite bergamote, camomilles, lavande, lemongrass, neroli, poivre noir, romarin

Constipation cannelle, cardamome, fenouil, gingembre, graine de carotte, hysope, marjolaine, patchouli, poivre noir, romarin, rose, thym

Diabète eucalyptus, genièvre, géranium

Diarrhée cajeput, camomille, cannelle, citron, coriandre, cyprès, eucalyptus, géranium, gingembre, lavande, mandarine, menthe poivrée, myrrhe, myrte, néroli (causée par le stress), patchouli, petitgrain, poivre noir, romarin, santal

Digestion paresseuse citron, fenouil, genièvre, gingembre, menthe poivrée, pamplemousse, poivre noir

Douleurs d'estomac camomilles, fenouil, gingembre, lavande, marjolaine, mélisse, menthe poivrée, romarin

Fistule (anale) lavande

Flatulences basilic, bergamote, camomilles, cardamome, citron, coriandre, fenouil, genièvre, gingembre, graine d'angélique, graine de carotte, hysope, lavande, lemongrass, mandarine, marjolaine, myrrhe, néroli, menthe poivrée, poivre noir, romarin, thym

Foie camomilles, citron, cyprès, géranium, graine de carotte, lavande, mandarine, mélisse, menthe poivrée, pamplemousse, romarin, rose

Gueule de bois fenouil, genièvre, romarin

Hoquet basilic, fenouil, mandarine

Indigestion basilic, bergamote, camomilles, cajeput, cannelle, cardamome, citron vert, coriandre, fenouil, genièvre, gingembre, graine d'angélique, lavande, lemongrass, mandarine, marjolaine, mélisse, myrrhe, néroli (nerveuse), menthe poivrée, romarin

Intoxication alimentaire fenouil, genièvre, pamplemousse, poivre noir, romarin

Mal des transports gingembre, menthe poivrée

Nausée et vomissement basilic, camomilles, cannelle, cardamome, coriandre, fenouil, gingembre, lavande, mélisse, menthe poivrée, poivre noir

Obésité cardamome, citron, cyprès, fenouil, genièvre, gingembre, pamplemousse, poivre noir, romarin

Rate camomilles

Syndrome de l'intestin irritable camomilles, gingembre, graine de carotte, myrrhe, patchouli, petitgrain

Ulcère de l'estomac camomilles, citron, marjolaine

Vers et parasites intestinaux arbre à thé, bergamote, camomilles, eucalyptus, genièvre, géranium, lavande, myrrhe, romarin, thym

Vésicule biliaire bergamote, camomilles, citron, géranium, mandarine, menthe poivrée, pamplemousse, romarin, rose

SYSTÈME GÉNITO-URINAIRE

Accouchement jasmin, lavande, néroli, palmarosa, sauge sclarée

Cystite achillée millefeuille, arbre à thé, bergamote, cajeput, encens,eucalyptus, genièvre, géranium, graine d'angélique, lavande, myrte, niaouli, palmarosa, pin, ravensare, santal

Difficulté à uriner genièvre

Énurésie (incontinence urinaire) cyprès

Frigidité et impuissance gingembre, jasmin, néroli, rose, santal, sauge sclarée, ylang ylang

Infection rénale et calculs camomilles, citron, eucalyptus, fenouil, genièvre, géranium, santal

Infection urinaire bergamote, cajeput, eucalyptus, genièvre, santal, thym

Insuffisance de lait chez la mère qui allaite fenouil, jasmin, lemongrass

Ménopause camomilles, cyprès, encens,fenouil, géranium, graine de carotte, jasmin, lavande, néroli, rose

Menstruation Pertes de sang importantes : achillée millefeuille, camomille, cyprès, géranium, rose. Irrégulière : achillée, camomilles, marjolaine, mélisse, niaouli, rose. Douloureuse : achillée, camomilles, cajeput, cyprès, jasmin, genièvre, lavande, marjolaine, myrrhe, menthe poivrée, niaouli, romarin, rose, sauge sclarée. Peu abondante : achillée, camomilles, cannelle, fenouil, genièvre, hysope, lavande, menthe poivrée, myrrhe, niaouli, romarin, rose, sauge sclarée, thym

Muguet arbre à thé, bergamote, citron, encens, eucalyptus, lavande, myrrhe

Œstrogène (stimuler la production) fenouil

Pertes vaginales arbre à thé, bergamote, cannelle, lavande, marjolaine, myrrhe, pin, romarin, rose, santal, thym

Prostate (hypertrophie) genièvre, jasmin

Prurit (vaginal) arbre à thé, bergamote, camomilles, cèdre

Pulsions sexuelles excessives marjolaine

Rétention d'eau achillée millefeuille, benjoin, camomilles, cèdre, citron, cyprès, eucalyptus, fenouil, genièvre, géranium, graine d'angélique, graine de carotte, hysope, lavande, lemongrass, pin, romarin, santal, thym

Infertilité géranium, graine d'angélique, jasmin, mélisse, rose

Syndrome prémenstruel camomilles, cyprès, géranium, lavande, marjolaine, néroli, rose

Tonique de l'utérus coriandre, jasmin, myrte, rose, sauge sclarée

SYSTÈME NERVEUX

Alcoolisme fenouil, genièvre (détoxifiant)

Anorexie nerveuse basilic, benjoin, bergamote, genièvre, géranium, jasmin, lavande, mandarine, marjolaine, néroli, patchouli, santal, thym, ylang ylang

Apathie et léthargie citron vert, gingembre, jasmin, lemongrass, myrrhe, patchouli, romarin

Calmant bergamote, camomilles, encens, marjolaine, santal, sauge sclarée, vétiver

Chagrin benjoin, cyprès, encens, mandarine, marjolaine, mélisse, néroli, rose

Changement cyprès (favorise l'acceptation), encens (pousse à aller de l'avant)

Choc (état de) benjoin, mandarine, néroli, menthe poivrée, rose, ylang ylang

Colère achillée millefeuille, camomille, cyprès, myrte, ylang ylang

Confiance en soi (manque de) cardamome, coriandre, gingembre, jasmin

Courage coriandre, fenouil, gingembre, poivre noir

Dépression basilic, bergamote, cardamome, camomilles, citron vert, géranium, jasmin, lavande, lemongrass, mandarine, mélisse, néroli, pamplemousse, patchouli, rose, santal, sauge sclarée, thym, ylang ylang

Difficulté de concentration basilic, cajeput, cardamome, citron, coriandre, hysope, menthe poivrée, niaouli, ravensare, romarin

Égocentrisme rose

Épuisement benjoin, graine d'angélique (mental, émotionnel et physique), sauge sclarée (nerveux, physique, sexuel), citronnelle, coriandre, eucalyptus, genièvre, hysope, pamplemousse (fatigue émotionnelle et nerveuse), citron, citron vert, lavande, pin, ravensare, thym

Fatigue mentale (éclaircit l'esprit) basilic, cannelle, menthe poivrée, romarin

Frigidité et impuissance bois de rose, gingembre, jasmin, menthe poivrée, néroli, patchouli, rose, santal, sauge sclarée, ylang ylang

Froideur benjoin, encens, marjolaine, poivre noir, rose

Hypersensibilité basilic, camomilles, cyprès, géranium, lavande, poivre noir

Hystérie et panique camomilles, lavande, marjolaine, mélisse, néroli, sauge sclarée

Indécision basilic, graine de carotte, patchouli

Insomnie camomilles, lavande, mandarine, marjolaine, néroli, rose, santal, ylang ylang

Irritabilité achillée millefeuille, camomilles, cyprès, lavande, thym

Jalousie rose

Mémoire (mauvaise) basilic, genièvre, gingembre, hysope, poivre noir, romarin, thym

Négativité coriandre, genièvre, jasmin, mandarine, palmarosa

Névralgie basilic, camomilles, eucalyptus, géranium, menthe poivrée, poivre noir

Obsession encens, vétiver

Peur encens, jasmin, lavande, mélisse, néroli, santal, sauge sclarée, ylang ylang

Réconfort benjoin, bois de rose, cyprès, marjolaine, poivre noir, rose

Ressentiment pamplemousse

Sautes d'humeur camomilles, géranium, lavande

Solitude benjoin, coriandre, rose

Tension nerveuse basilic, cèdre, cyprès, géranium, mandarine, marjolaine, néroli, palmarosa, pamplemousse, patchouli, petitgrain, rose, santal, sauge sclarée

Tristesse benjoin, coriandre, jasmin, rose

SYSTÈME RESPIRATOIRE

Angine et maux de gorge benjoin, bergamote, bois de rose, cajeput, citron, citron vert, eucalyptus, géranium, gingembre, hysope, lavande, myrrhe, niaouli, ravensare, santal

Asthme basilic, benjoin, cajeput, citron, citron vert, cyprès, encens, eucalyptus, hysope, lavande, mélisse, menthe poivrée, myrrhe, niaouli, pin, romarin, thym

Bronchite arbre à thé, basilic, benjoin, cajeput, citron, citron vert, cyprès, encens, eucalyptus, fenouil, gingembre, hysope, lavande, mélisse, menthe poivrée, myrrhe, myrte, niaouli, ravensare, romarin, santal, thym

Emphysème encens, eucalyptus

Enrouement, extinction de voix myrrhe, santal

Essoufflement fenouil, encens, lavande

Grippe arbre à thé, benjoin, bergamote, bois de rose, cannelle, citron, ciron vert, encens, eucalyptus, fenouil, gingembre, lavande, menthe poivrée, myrte, niaouli, pamplemousse, poivre noir, romarin

Laryngite benjoin, bergamote, cajeput, citron, eucalyptus, myrrhe, niaouli, pin, santal

Respiration rapide encens, lavande

Rhume de cerveau basilic, benjoin, poivre noir, cajeput, cardamome, cèdre, eucalyptus, encens, gingembre, lavande, citron, myrrhe, myrte, niaouli, ravensare, romarin, santal, arbre à thé

Sinusite arbre à thé, basilic, cajeput, citron, eucalyptus, hysope, lavande, myrte, niaouli, pin, ravensare, thym

Toux et coup de froid arbre à thé, benjoin, bergamote, bois de rose, cajeput, cannelle, citron, citron vert, coriandre, encens, eucalyptus, gingembre, lavande, mélisse, myrrhe, myrte, menthe poivrée, niaouli, pamplemousse, poivre noir, romarin, santal, thym

Toux (coqueluche) cyprès, lavande, romarin, thym

TROUBLES MUSCULAIRES ET ARTICULAIRES

Aponévrosite (douleur du talon) benjoin, eucalyptus, lavande, menthe poivrée, poivre noir, romarin

Arthrite basilic, benjoin, cajeput, camomilles, citron, eucalyptus, genièvre, gingembre, graine d'angélique, hysope, lavande, marjolaine, menthe poivrée, niaouli, pamplemousse, pin, poivre noir, romarin, thym, vétiver

Contractures et douleurs cajeput, camomilles, cannelle, cardamome, citron, citron vert, coriandre, encens, eucalyptus, genièvre, gingembre, lavande, lemongrass, marjolaine, menthe poivrée, niaouli, pin, poivre noir, ravensare, romarin, thym

Contusion camomilles, géranium, hysope, lavande, marjolaine

Crampe basilic, camomilles, cardamome, gingembre, lavande, marjolaine, romarin, vétiver

Entorse et foulure achillée millefeuille, cajeput, camomilles, eucalyptus, gingembre, lavande, lemongrass, marjolaine, menthe poivrée, poivre noir, ravensare, romarin, vétiver

Goutte basilic, benjoin, cajeput, camomilles, citron, citron vert, genièvre, graine d'angélique, hysope, pamplemousse, romarin, thym

Inflammation achillée millefeuille, camomilles, lavande, pin,

Manque de tonus musculaire lavande, lemongrass, poivre noir, romarin

Raideur camomilles, eucalyptus, lavande, marjolaine, palmarosa, pamplemousse,poivre noir, romarin

Rhumatisme basilic, cajeput, camomilles, cannelle, citron, citron vert, encens, eucalyptus, genièvre, gingembre, hysope, graine d'angélique, lavande, marjolaine, menthe poivrée, niaouli, pin, poivre noir, romarin, thym, vétiver

Certaines universités proposent aux étudiants et professionnels de santé des cursus de phytothérapie sanctionnés par un diplôme d'État (diplôme d'université) :

- Université Paris 13 Bobigny ; UFR Santé, Médecine, Biologie humaine – D.U de conseil et information en phytothérapie ; D.U de pratique médicale en phyto-aromathérapie

- Université Claude Bernard, Lyon 1 ; D.U plantes médicinales et phytothérapie

- Faculté de pharmacie de Montpellier ; D.U en phytothérapie et plantes médicinales

- Université de Picardie Jules Verne ; formation continue, D.U plantes médicinales (phytothérapie-aromathérapie, homéopathie, risque végétal et fongique)

Quelques adresses et sites Internet pour en savoir plus :

Société française de phytothérapie et d'aromathérapie
19, bd de Beauséjour – 75016 Paris
Tél. 01 43 58 66 48
http://sfpa.club.fr

http://www.medecine

http://www.doctissimo.fr/html/sante/sante.htm»
http://www.doctissimo.fr/html/sante/sa

Quant aux sites de vente, conseil et description d'huiles essentielles, ils sont très nombreux

http://www.neroliane.com/
http://www.neroliane.com/ présente des fiches techniques détaillées sur les huils essentielles

A

absolus 13, 14
accouchement 241, 248
      soins post-natals 249-251
acné 209-213
Aesculus hippocastanum voir Chestnut Bud, White Chestnut
Agrimonia eupatoria voir Agrimony
Agrimony (Fleur de Bach) 124, 188, 202
Aigremoine voir Agrimony
allergies 207, 214
      chez l'enfant 256
aménorrhée 226-227
anémie 161-163, 165
      régime 165
      symptômes 163
      traitement 164
angine de poitrine 165-168
      régime 167
      symptômes 166
      traitement 166-167
animaux et Rescue Remedy 142
anneau d'ampoule électrique, huiles essentielles sur 26
anorexie nerveuse/boulimie 181-183
      Fleurs de Bach 183
      régime 183
      symptômes 181
      traitement 181-182
appétit (perte d') 196
Aqua petra voir Rock Water
aromamassage 144
      attitude et état d'esprit 146
      chaleur 144-145
      contre-indications 147-148
      couleurs dans la pièce 145
      cristaux 145
      éclairage 145
      équipement 146
      posture 146
      pour l'arthrite 191, 198-200
      pour difficultés sexuelles 266-268
      pour l'endométriose 230-231
      pour la goutte 204
      pour la ménopause 234-235
      pour le syndrome prémenstruel 240
      pour le système digestif 194-196

pour les troubles de circulation 164, 166, 169, 170, 172
174, 177
pour les troubles menstruels 227, 228, 230, 234, 236 240
solitude et tranquillité 144
vêtements 145
traitement 147-153
abdomen 152
dos 148-149
visage 152-153
pieds 151
jambes 150-151
aromamassage des jambes 150-151
aromamassage du dos 148-149
aromamassage du visage 152-153
aromathérapie sensuelle 262-268
difficultés sexuelles 266-268
massage 265
parfumer 263-265
artériosclérose 178
arthrite 191, 198-200
ostéoarthrite 198
polyarthrite rhumatoïde 200-202
Aspen (Fleur de Bach) 124-125
asthme 256-257
aubépine (extrait d') 168
Avicenne 8, 12

B
Bach, Dr Edward 125
baignoires d'hydrothérapie 22
bains 22-23
Fleurs de Bach (dans bain) 141
pour anorexie nerveuse/boulimie 181-182
pour l'arthrite 199
pour candida et candidoses 184
pour la constipation 187
pour la goutte 204
pour la ménopause 233-234
pour la sécheresse vaginale 266
pour les troubles circulatoires 164, 166, 169, 172
174, 176
pour les troubles de menstruation 226, 228, 230, 233-
234, 236, 239
voir aussi bains de siège 226, 230, 236
bains de bouche 24
bains de mains 22

bains de pieds 22
bains de siège 22-23
        pour les soins post-natals 252
        pour les troubles de menstruation 226, 228, 230, 233-234, 236, 239
bébés 252-255
        coliques 253
        érythème fessier 253-254
        Fleurs de Bach pour 255
        huiles essentielles pour 252-256
        insomnie-agitation 254
        massage 253
        poussée dentaire 254
        toux et rhumes 254-255
bidets 22-23
bouffées de chaleur 232-235
bougie, huile essentielle sur 26
boulimie voir anorexie nerveuse/boulimie 181-183
bouton de fièvre (herpès) 217
Braunschweig 9
Bromus ramosus voir Wild Oat
Bruyère voir Heather
brûle-parfum 26
brûlure 257
brûlures d'estomac 184, 249

C

Calluna vulgaris voir Heather
Camomille allemande voir huile de camomille 61-62
Camomille romaine voir huile de camomille 62-64
candidose (candida) 183-186, 242
Carpinus betulus voir Hornbean
Castanea sativa voir Chestnut
cellulite 215-216
Centaurée voir Centaury
Centaurium umbellatum voir Centaury
Centaury 125-126
Cerato 126
Cherry Plum 126
Chestnut Bud 127
cheveux 218-224
        brossage 218
        chute 223
        gras 221-222
        lavage 219
        pellicules 223

poux 223
régime pour cheveux sains 219
shampoing 219
soin nourrissant 220-221
cheveux gras 221-222
Chêne voir Oak
Chèvrefeuille voir Honeysuckle
Cichorium intybus voir Chicory
Chicorée voir Chicory
Chicory 127
Chine 6
Clematis vitalba voir Clematis
Clematis 128
Clématite blanche voir Clematis
coliques 194, 253
colite 194
compresses 23-24, 190
pour l'endométriose 231
pour la mastite 252
pour les muscles et articulations 199, 201, 204
pour les peaux sèches 208
constipation 186-189
causes 186
chez les enfants 259
pendant la grossesse 188, 244-245
régime 188-189
traitement 187
consultation aromathérapique 270-271
courbatures et douleurs 205
contusion 205
coqueluche 261
cosmétiques 207
coupures et écorchures 257
Crab Apple 128, 177, 183, 185, 188,
crampe 205
pendant la grossesse 245
crèmes
fabrication 28
Fleurs de Bach mélangées à 141
cristaux d'améthyste 145
cristaux de quartz rose 145
croûtes de lait 253
Culpepper, Nicholas 9
cystite 22, 242

D

De materia medica 7
densité osseuse 232, 235
dépression 250
   post-natale 252
diabète 191, 195, 203
diarrhée 195

diffuseurs 26
   en terre (brûle parfum) 264
digestion paresseuse 195
distillation 12, 15
douches 23
dysménorrhée 228-229

E

Eau de roche voir Rock Water
écorchures 257
eczéma 214, 256
Églantier voir Wild Rose
Égyptiens 4-6
éjaculation précoce 267
Elm 128-129
encéphalomyélite myalgique (syndrome de fatigue chronique)
178
endométriose 229-231
enfants 255-261
   allergies 256
   asthme 256
   brûlure 257
   conseils alimentaires 260-261
   contusion 257
   coupures et écorchures 257
   huiles essentielles pour 255-256
   maladies infectieuses 261
   maux d'oreille 257
   pied d'athlète 258
   poux 258
   toux et rhumes 258-259
   troubles digestifs 259
enfleurage 15
engelures 179
entorse 205
épilepsie 199, 202
érythème fessier 253-254
Étoile de Bethléem voir Star of Bethlehem

exercice
>et densité osseuse 235
>et cellulite 216

expression des huiles 13
extraction des huiles 13
>distillation 10-11
>enfleurage 15
>extraction par solvant 13
>extraction et percolation au dioxyde de carbone 15
>hydrodiffusion 15
>macération 16
>percolation 14

extraction par solvant 13
extraction supercritique au dioxyde de carbone 15

F

Fagus sylvatica voir Beech
fatigue pendant la grossesse 245-246
feux, huiles essentielles sur un feu dans une cheminée 26
fièvre 179
fistule anale 195
flatulence 195
Fleurs de Bach élixirs 122-142
>Agrimony 124
>Aspen 124-125
>Beech 125
>Centaury 125-126
>Cerato 126
>Cherry Plum 126
>Chestnut Bud 127
>Chicory 127
>Clematis 128
>Crab Apple 128
>Elm 128-129
>Gentian 129
>Gorse 129-130
>Heather 130
>Holly 130
>Honeysuckle 130-131
>Hornbeam 131
>Impatiens 131
>Larch 132
>Mimulus 132
>Mustard 132-133
>Oak 133
>Olive 133

Pin 134
    pour l'arthrite 198, 204-205
    pour le système digestif 188
    pour les troubles circulatoires 174, 178
    pour les troubles de menstruation 224
Red Chestnut 134
Rescue Remedy voir Rescue Élixir
Rock Rose 134
Rock Water 135
Scleranthus 135
Star of Bethlehem 136
Sweet Chestnut 136
Vervain 136-137
Vine 137
Walnut 137
Water Violet 138
White Chestnut 138
Wild Oat 138-139
Wild Rose 139
Willow 139
Folle Avoine voir Wild Oat
formation professionnelle 270
foulure 205
frigidité 267-268

G

gale 217
Galien 7
gargarisme 24, 185
gastrite 195
gastro-entérite 195
Gattefossé, René Maurice 9
Gentian 126
Gentiana amarella voir Gentian
Gentiane voir Gentian
Gorse 129-130
goutte 203-204
graines germées 156, 158
grossesse 244-252
    Fleurs de Bach 248
    huiles à éviter 50, 54, 62, 65, 69, 80, 82-83, 86, 93, 98,
    112, 117-118
    malaises courants 244
    massage pendant 147
    alimentation et régime 248-249
gueule de bois 195

H

Heather 130
hémorroïdes 249
herpès 217
Hildegarde, abbesse 8
Hippocrate X, 7
histoire de l'aromathérapie 1-8
Holly 130
hommes, difficultés sexuelles des 266-267
Honeysuckle 130-131
hoquet 196
Hornbeam 131
Hottonia Palustris voir Water Violet
Houx voir Holly
Huang Ti, empereur chinois 4, 10
huile d'onagre 41-42, 208-214
huile d'achillée millefeuille 49-50
       pour l'arthrite 201-202
       pour l'endométriose 231
       pour la ménopause 232-233
       pour le candida (candidose) 184
       pour les bébés 254
       pour les cheveux 214, 221-223
       pour les enfants 256-257
       pour les problèmes dermatologiques 212, 214-215
       pour les soins de la peau 210, 214-215, 217
       pour les troubles de menstruation 236-237
huile d'amande douce 32, 220
huile d'arbre à thé 52-53
       pour les bébés 254
       pour les enfants 257-259, 261
       pour les cheveux 223-224
       pour les soins post-natals 250, 252
       pour les soins de la peau 210, 214-215, 217
       pour les problèmes dermatologiques 212, 214-215
huile d'avocat 33
huile de baie de genièvre 81-82
       pour l'anorexie nerveuse 182
       pour l'arthrite 198
       pour les cheveux 221
       pour la constipation 187-188
       pour la ménopause 232-233
       pour l'obésité 192
       pour les problèmes dermatologiques 212, 214-215
       pour les soins de la peau 210, 214
       pour le syndrome prémenstruel 238-239

pour les troubles circulatoires 169, 174
pour les troubles de menstruation 236-237
huile de basilic 53-54, 185, 194-196, 227-229, 238
huile de benjoin 21
pour les troubles circulatoires 174
pour l'arthrite 198
pour la cellulite 215
pour parfumer une chambre 256, 257
pour les problèmes dermatologiques 217
pour les soins de la peau 208
pour le syndrome prémenstruel 238-239
huile de bergamote 56-57
parfumer la lingerie et la chambre avec 264
pendant la grossesse 245-246
pour l'accouchement 250
pour l'angine de poitrine 166-167
pour l'anorexie nerveuse 182
pour les cheveux 221-223
pour la dépression post-natale 252
pour l'endométriose 230
pour massage sensuel 265
pour la ménopause 232-233
pour l'obésité 192
pour les problèmes dermatologiques 217
pour les soins de la peau 210
pour le syndrome prémenstruel 238-239
pour le système digestif 192-196
huile de bois de rose 58-59
et grossesse 245-246
pour les cheveux 219-220
pour les difficultés sexuelles 266
pour les problèmes dermatologiques 212, 214-215
huile de bourrache 34
huile de bouton de rose 44
huile de cajeput 59-60
huile de calendula (souci) 35-36
huile de camomille 61-64
pour candida (candidose) 184
pour anémie 164
pour angine de poitrine 166-167
pour anorexie nerveuse 182
pour arthrite 198
pour bébés 253
pour cheveux 218, 220, 223
pour endométriose 229
pour enfants 255

pour grossesse 248
pour hypertension 169
pour mastite 252
pour ménopause 232
pour problèmes dermatologiques 217-218
pour soins de la peau 208-209, 212
pour soins post-natals 251
pour syndrome prémenstruel 238
pour système digestif 187-188
pour troubles de menstruation 226-228
huile de cannelle 64-65
et candida 184
pour difficultés sexuelles 266
pour massage sensuel 265
huile de cardamome 66-67
huile de carotte 67-68
huile de carthame 44-45
huile de cassis 241
huile de cèdre 68-69
pour les cheveux 218-222
parfumer la chambre avec 264-265
pour les problèmes dermatologiques 217-218
pour le syndrome prémenstruel 238
huile de citron 70-71
et grossesse 244-247, 250, 257-258, 261
parfumer chambre 264-265
pour l'anémie 164
pour l'arthrite 198
pour les cheveux 219-224
pour l'hypertension 169
pour la ménopause 232-233
pour l'obésité 192
pour les problèmes dermatologiques 212-214
pour les soins de la peau 210
pour le syndrome prémenstruel 238
pour le système digestif 189-191
pour les troubles de menstruation 226-228
pour les varices 247
huile de citron vert 71-72
huile de citronnelle 73-74
huile de coco 36
huile de coriandre 74-75
huile de cyprès 75-76
et la grossesse 245-261
et nourrir au sein 251
pour l'arthrite 229

pour l'endométriose 229
pour les cheveux 221-223
pour les enfants 255
pour la ménopause 232
pour l'obésité 192
pour les problèmes dermatologiques 214
pour les soins de la peau 210
pour les soins post-natals 250-252
pour le syndrome prémenstruel 238
pour les troubles de menstruation 226-228
pour les varices 247

huile d'encens 76-77
et la grossesse 245, 252, 256-259
parfumer lingerie et chambre 264-265
pour l'angine de poitrine 166-167
pour l'anorexie nerveuse 182
pour l'arthrite 198
pour les cheveux 218-222
pour la dépression post-natale 252
pour les enfants 257-261
pour l'hypertension 169
pour massage sensuel 265
pour la ménopause 232
pour les problèmes dermatologiques 212-214
pour les soins de la peau 208-209
pour les soins post-natals 250-255
pour le syndrome prémenstruel 238
pour les troubles de menstruation 226-228

huile d'eucalyptus 78-79
pour l'arthrite 198
pour les bébés 253
pour les boutons de fièvre 217
pour les cheveux 218-222
pour les enfants 256-257

huile de fenouil 79-80
et nourrir au sein 251
pour l'arthrite 198
pour la constipation 187-188
pour les difficultés sexuelles 266
pour la ménopause 232
pour l'obésité 192
pour les problèmes dermatologiques 212-214
pour les soins de la peau 208-210
pour le syndrome prémenstruel 238
pour le système digestif 188-191
pour les troubles de menstruation 226-228

huile de fleur d'oranger 99-100
huile de géranium 82-83
       et grossesse 248
       pour les bébés 253
       pour les cheveux 218-222
       pour la dépression post-natale 255
       pour les difficultés sexuelles 266
       pour l'endométriose 229
       pour les enfants 255-257
       pour la mastite 252
       pour la ménopause 232
       pour l'obésité 192
       pour parfumer lingerie et chambre 264-265
       pour les problèmes dermatologiques 212-214
       pour les soins de la peau 208-210
       pour le syndrome prémenstruel 238
       pour les troubles circulatoires 174
       pour les troubles de menstruation 226-228
       pour les varices 247
huile de germe de blé 37
huile de gingembre 84-85
       et grossesse 246, 249, 259
       parfumer la chambre 264-265
       pour l'arthrite 198
       pour candida (candidose) 184
       pour les cheveux 218-222
       pour les difficultés sexuelles 266
       pour les enfants 257-261
       pour massage sensuel 265
       pour les problèmes dermatologiques 214
       pour le système digestif 192-196
       pour les troubles circulatoires 174
       pour les troubles de menstruation 226-228
huile de graine d'angélique 47-49, 176
       pour l'arthrite 198
       pour la cellulite 215
       pour les troubles menstruels 226-228
huile de graine de carotte 67-68
       et la grossesse 247
       pour les cheveux 218-222
       pour les problèmes dermatologiques 214
       pour les soins de la peau 208-210
       pour le syndrome prémenstruel 238
       pour les troubles de menstruation 226-228
huile d'hysope 85-86
huile de jasmin 87-88

parfumer lingerie et chambre 264-265
pour l'anorexie nerveuse 182
pour la dépression post-natale 255
pour les difficultés sexuelles 266
pour massage sensuel 265
pour la ménopause 232
pour les soins de la peau 208-210
pour le syndrome prémenstruel 238
pour les troubles de menstruation 226-228
huile de jojoba 37-38
huile de lavande 88-89
et grossesse 250
pour l'angine de poitrine 166-167
pour l'anorexie nerveuse 182
pour l'arthrite 198
pour les bébés 253
pour le candida (candidose) 184
pour les cheveux 218-222
pour les difficultés sexuelles 266
pour l'endométriose 229
pour les enfants 255-257
pour l'hypertension 169
pour la mastite 252
pour la ménopause 232
pour les problèmes dermatologiques 212-214
pour les soins de la peau 208-210
pour les soins post-natals 250-252
pour les troubles de la menstruation 226-228
huile de lemongrass 90-91
huile de macadamia 45
huile de mandarine 91-92
et grossesse 245
parfumer la chambre 264-265
pour l'accouchement 250
pour les bébés 253
pour la dépression post-natale 255
pour les enfants 255-257
pour la ménopause 232
pour l'obésité 192
pour les problèmes dermatologiques 212-214
huile de marjolaine 92-93
et grossesse 245
et troubles circulatoires 174
pour l'arthrite 198
pour la constipation 187-188
pour les enfants 255-257

pour les soins de la peau 201
pour le système digestif 192-196
pour les troubles de menstruation 226-228
huile de mélisse 94-95
et grossesse 246
pour la dépression post-natale 255
pour les difficultés sexuelles 255-257
pour les enfants 255-257
pour massage sensuel 265
pour la ménopause 232
pour le syndrome prémenstruel 238
pour les troubles de menstruation 226-228
huile de menthe poivrée 95-96
et grossesse 246
pour l'arthrite 198
pour le candida 184
pour les cheveux 218-222
pour l'endométriose 229
pour la mastite 252
pour la ménopause 232
pour l'obésité 192
pour le système digestif 192-196
pour les troubles circulatoires 174
pour les troubles de la menstruation 226-228
huile de myrrhe 96-97
pour les problèmes dermatologiques 212-214
pour les soins post-natals 250-255
pour les troubles de menstruation 226-228
huile de myrte 98-99
parfumer la lingerie 264-265
pour les bébés 253
pour les enfants 255-257
pour massage sensuel 265
pour les problèmes dermatologiques 212-214
huile de neem 45
huile de néroli 99-100
et grossesse 247
parfumer lingerie et chambre 264-265
pour l'angine de poitrine 166-167
pour l'anorexie nerveuse 182
pour la dépression post-natale 252
pour les difficultés sexuelles 266
pour les enfants 255-257
pour l'hypertension 169
pour massage sensuel 265
pour la ménopause 232

pour les problèmes dermatologiques 212-214
pour les soins de la peau 208-210
pour le syndrome prémenstruel 238
pour le système digestif 192-196
huile de niaouli 101-102
et grossesse 246
pour les bébés 254
pour les cheveux 218-222
pour les problèmes dermatologiques 212-214
pour les problèmes de menstruation 226-228
huile de noisette 46
huile de noix de kukui 46
huile de noyau d'abricot 39
huile de noyau de pêche 39-40
huile d'olive 40-41
huile de palmarosa 102-103
pour les cheveux 218-222
pour massage sensuel 265
pour les problèmes dermatologiques 212-214
pour les soins de la peau 212-214
pour le syndrome prémenstruel 238
huile de pamplemousse 103-104
et grossesse 245
pour la dépression post-natale 255
pour l'obésité 185, 186
pour les problèmes dermatologiques 212-214
pour le syndrome prémenstruel 238
huile de patchouli 99-100
parfumer lingerie et chambre 264-265
pour l'arthrite 198
pour le candida 184
pour les cheveux 218-222
pour la constipation 187-188
pour les difficultés sexuelles 266
pour massage sensuel 265
pour les problèmes dermatologiques 212-214
huile de pépin de raisin 42
huile de petitgrain 106-107
huile de pin 107-108
huile de poivre noir 108-109
parfumer une chambre avec 264-265
pour l'anorexie nerveuse 182
pour l'arthrite 198
pour le candida 184
pour la constipation 187-188
pour les difficultés sexuelles 266

pour la grossesse 246
pour massage sensuel 265
pour la ménopause 232
pour l'obésité 192
pour les problèmes dermatologiques 212-214
pour les troubles circulatoires 174
huile de ravensare 110-111
huile de romarin 111-112
et la grossesse 246
et les troubles circulatoires 174
pour l'arthrite 198
pour le candida (candidose) 184
pour les cheveux 218-222
pour la constipation 187-188
pour les difficultés sexuelles 266
pour les enfants 255-257
pour la ménopause 232
pour l'obésité 192
pour les problèmes dermatologiques 212-214
pour les soins de la peau 208-210
pour le syndrome prémenstruel 238-239
pour les troubles de menstruation 226-228
huile de rose 112-113
et grossesse 246-247
pour les troubles de menstruation 226-228
pour l'accouchement 250
pour l'anorexie nerveuse 182
pour la dépression post-natale 252
pour les difficultés sexuelles 266
pour l'endométriose 229
pour les enfants 255-257
pour massage sensuel 265
pour la ménopause 232
pour l'obésité 192
pour parfumer lingerie et chambre 264-265
pour les problèmes dermatologiques 212-214
pour le syndrome prémenstruel 238-239
pour le système digestif 192-196
huile de santal 114-115
et grossesse 247
parfumer lingerie et chambre 264-265
pour les cheveux 218-222
pour les difficultés sexuelles 266
pour les enfants 255-257
pour massage sensuel 257
pour la ménopause 232

pour les problèmes dermatologiques 212-214
pour les soins de la peau 208-210
pour le syndrome prémenstruel 238-239
huile de sauge sclarée 116-117
et nourrir au sein 251
massage sensuel avec 265
parfumer la chambre avec 264-265
pour l'accouchement 250
pour l'angine de poitrine 166-167
pour l'anorexie nerveuse 182
pour les cheveux 218-222
pour la dépression post-natale 255
pour les difficultés sexuelles 266
pour l'endométriose 229
pour l'hypertension 169
pour la ménopause 232
pour les problèmes dermatologiques 212-214
pour les soins de la peau 210
pour le syndrome prémenstruel 238
pour les troubles de menstruation 226-228
huile de sésame 43
huile de tamanu 47
huile de thym 117-118
et candida 184
et système digestif 192-196
et troubles circulatoires 174
pour les cheveux 218-222
pour les difficultés sexuelles 266
pour les trouble de menstruation 226-228
huile de tournesol 47
huile de verveine des Indes voir huile de lemongrass 90
huile de vétiver 118-119
huile d'ylang ylang 120-121
parfumer lingerie et chambre 264-265
pour l'accouchement 250
pour l'angine de poitrine 166-167
pour l'anorexie nerveuse 182
pour les difficultés sexuelles 266
pour l'hypertension 169
pour massage sensuel 265
pour la ménopause 232
pour les problèmes dermatologiques 212-214
pour le syndrome prémenstruel 238
huile minérale 31
huiles de base voir huiles de support
huiles de support 30-47

pour les cheveux 218-224
pour la peau 207-218
huiles essentielles 17-29
    achat et conservation 18-19
    et consultation aromathérapique 270-271
    extraction 13, 15
    pendant la grossesse 248-250
    pour l'accouchement 250
    pour anorexie nerveuse 182
    pour une aromathérapie sensuelle 262-268
    pour les bébés 252-255
    pour brûlures d'estomac/indigestion 192-196
    pour candida (candidose) 184
    pour les cheveux 218-224
    pour la constipation 186-189
    pour l'endométriose 229
    pour les enfants 255-261
    pour la ménopause 232
    pour l'obésité 192
    pour la peau
        peau sèche 208-209
        peau normale 211-213
        peau grasse 209-211
    problèmes dermatologiques 213-217
    pour les problèmes musculaires, articulaires 197-205
        arthrite 198-200
        goutte 203-205
    pour le syndrome prémenstruel 237-241
    pour les troubles circulatoires 162-179
        anémie 163
        angine de poitrine 165
        hypertension 168
        hypotension 172
        mauvaise circulation 173
    pour les troubles digestifs 194
    pour les troubles de menstruation 225-241
huiles essentielles en usage interne 28
huiles fixes voir huiles de support
huiles pour la congestion lymphatique 178
huiles stimulantes du système immunitaire 179
hydrodiffusion 15
hypertension 168
    Fleurs de Bach 170
    régime 170-172
    symptômes 168
    traitements 169-170

hypotension 172
>Fleurs de Bach 173
>régime 173
>traitements 172

I

Ilex aquifolium voir Holly
Impatience voir Impatiens
Impatiens glandulifera voir Impatiens
Impatiens 131-132, 167, 170, 177
impuissance 266-267
Inde 6
indigestion 189-190
inhalation 24-25
insomnie 232-233, 250
intoxication alimentaire 196

J

jacuzzis 22
Jonc voir Gorse
jus de fruits et de légumes 159-161
>pomme, carotte et betterave 160
>spécial Popeye 160-161
Jungluns regia voir Walnut

K

Kyphi (parfum et encens égyptiens) 5

L

Larch 132, 183, 193
Larix decidua voir Larch
Lascaux, peintures rupestres 4
leucorrhée 242
limonade 160
linge de lit et chambre, parfumer 264-265
linge de nuit, huiles essentielles sur 264
lingerie, parfumer 263-264
Lonicera caprifolium voir Honeysuckle

M

macération 16
mains, huiles essentielles sur 22, 25
mal de dos pendant la grossesse 246
mal des transports 196
Malus pumila voir Crab Apple

Marronier d'Inde voir White Chesnut
Marronier rouge voir Red Chesnut
masque de beauté
        peau âgée 213
        peau grasse 210
        peau normale 211
massage de l'abdomen 152
massage du pied 151
massage voir aromamassage 143-153
mastite 252
Maury, Madame Marguerite 10
mauvaise circulation 173-175
        et exercice 175
        et réflexologie 175
        traitements aromathérapiques 174
        régime 175
        symptômes 173
maux d'oreille 257
Mélèze voir Larch
ménopause 231-235
ménorragie (pertes abondantes) 236-237
Mimulus guttatus voir Mimulus
Mimulus 132
momification 5
mouchoirs, inhaler des huiles essentielles sur 25
Moutarde voir Mustard
Moyen Âge 8-9
muguet voir candidose
muscles et articulations 197-205
        arthrite 198-200
        goutte 203-205
        polyarthrite rhumatoïde 200-203
Mustard 132-133
mycose 214

N
nausées 196
nausées matinales 246-247
Noyer voir Walnut

O
Oak 133
obésité 191-194
        et polyarthrite 200
        traitements 191-192

œdème 250
Olea europaea voir Olive
Olive 133
Olivier voir Olive
oreiller, huiles essentielles sur 26
oreillons 261
Orme champêtre voir Elme
Ornithogalum umbellatum voir Star of Bethlehem
ostéoarthrite 198
       régime 200
       symptômes 198
       traitements 198
ostéoporose 235

P

palpitations 179
Papyrus d'Ebers 4
Paracelse 9
parasites intestinaux 196
peau 207-218
       acné 213-214
       allergies 214
       boutons de fièvre (herpès) 217
       causes des problèmes de peau 207
       cellulite 215
       couperose 215-216
       grasse 209-211
       maladies de peau infectieuses 217
       mature, âgée 212
       normale 211-212
       pied d'athlète 214-215, 258
       psoriasis 217-218
       sèche 208-209
pellicules 223
percolation 15
perte d'appétit 196
pertes vaginales/infections 242
pied d'athlète 214-215, 258
Pin voir Pine
Pine 134
Pinus sylvestrus voir Pine
poivre voir huile de poivre noir
polyarthrite rhumatoïde (PR) 200
       Fleurs de Bach 202
       régime 202-203
       symptômes 200

traitements 200-201
pommades 28
pomme, carotte et betterave, jus de 160
Pommier sauvage voir Crab Apple
Populus tremula voir Aspen
poussée dentaire 254
poux 223
premières civilisations 4
problèmes féminins 225-242
    endométriose 229-231
    frigidité 267-268
    ménopause 231-235
    troubles de menstruation 228, 237, 242
    sécheresse vaginale 266
Prunier myrobolan voir Cherry Plum
Prunus Cerasifera voir Cherry Plum
psoriasis 217-218
purification du sang (huiles pour la) 179

R
Red Chestnut 134
réflexologie 175
régime
    anorexie 182
    et arthrite 200
    et candidose 186
    et cellulite 215-216
    et cheveux 223
    et constipation 188
    et endométriose 231
    et goutte 204
    et ménopause 235
    et obésité 193
    et ostéoarthrite 200
    et peau 209, 211, 213, 218
    et polyarthrite 202
    et psoriasis 218
    et syndrome prémenstruel 241
    et système digestif 190
    et troubles circulatoires
        anémie 165
        angine de poitrine 167
        hypertension 170-171
        hypotension 173
        varices 177
    et troubles de menstruation 227, 229, 237

manger sain 154-161
    à faire et à ne pas faire 155-156
    graines germées 156
règles douloureuses (dysménorrhées) 228
Rescue Élixir 140
résinoïdes 13-14
rhumatisme 205
rhumes
    bébés 254
    enfants 258-259
Rock Rose 134-135
Rock Water 135
Romains 7-8
Rosa canina voir Wild Rose
rougeole 261
rubéole 261

S

sachet en soie, aromatique 263
salade, graines germées 158
Salix vitellina voir Willow
saturateurs de radiateur 26
Saule voir Willow
sauna facial, peau grasse 209
Scleranthus 135
Scleranthus anuus voir Scleranthus
sécheresse vaginale 266
sécurité et usage interne des huiles essentielles 28-29
shampoings 219-220, 221
Sheng Nung, empereur de Chine 6
Sinapsis arvensis voir Mustard
soin du périnée après l'accouchement 252
soins intimes 23
soins post-natals 251
spécial Popeye 160
SPM (syndrome prémenstruel) 237-241
    Fleurs de Bach 240-241
    régime 241
    symptômes 237
    traitements 238
Star of Bethlehem 136
Sweet Chestnut 136
système circulatoire 162-179
    anémie 163
    angine de poitrine 165
    hypertension 168

hypotension 172
mauvaise circulation 173
varice 175
système digestif 180-196
anorexie nerveuse/boulimie 181
brûlures d'estomac et indigestion 189
candidose 183
constipation 186
enfants 259
obésité 191

T
tapisser les tiroirs 264
Théophraste 7
THS (traitement hormonal de substitution) 232
tonique cardiaque, huiles 179
toux 258
toxines, évacuation des 271
Tremble voir Aspen
troubles de la rate 196
troubles de la vésicule biliaire 196
troubles de menstruation 228, 237, 242
troubles du foie 195

U
ulcères de l'estomac 196
Ulex europaus voir Gorse
Ulmus procera voir Elm

V
vaginite 242
Valnet, Jean 10
vaporisateurs 25-26
pour l'accouchement 251
pour les enfants 254
pour l'obésité 185, 186
pour parfumer lingerie et chambre 264
pour le syndrome prémenstruel 231, 232
varicelle 261
varices 175-178
pendant la grossesse 247
Verbena officinalis voir Verveine
vergetures 247
vers intestinaux196
Vervain 136

Verveine voir Vervain
Vigne voir vine
Vine 137
vingtième siècle 9-10
Violette d'eau voir Water Violet
vitamine 160
Vitis vinifera voir Vine
vomissement 196

W
Walnut 137
Water Violet 138
White Chestnut 138
Wild Oat 138-139
Wild Rose 139
Willow 139, 177, 227, 233, 260

Y
yaourt, et candidose 185

Mes remèdes :

....

....

....

....

....

....

....

....

....

....

....

....

....

....

....

....

....

....

Mes remèdes :

....

....

....

....

....

....

....

....

....

....

....

....

....

....

....

....

....

....

Mes remèdes :

mes remèdes

Mes remèdes :

311

mes remèdes

Dépôt légal : octobre 2008
Imprimé en Italie par Rotolito Lombarda, Seggiano di Pioltello
302076/03 - 11013770 février 2011